中医处方系列丛书

总主编　姚乃礼　刘绍能

中医心血管科医师处方手册

ZHONGYI XINXUEGUANKE YISHI CHUFANG SHOUCE

主　　编　李海霞
副 主 编　佟　喆　傅建平
编　　者　孙伯菊　钱　梦
　　　　　焦　倩　李梓宁

河南科学技术出版社
·郑州·

内容提要

　　《中医心血管科医师处方手册》为中国中医科学院广安门医院部分专家、科主任及主任医师编写。本册选择了高血压病、窦性心动过速、室性心律失常、预激综合征、房室传导阻滞、心绞痛、急性冠脉综合征、急性心肌梗死、陈旧性心肌梗死、冠心病术后、风湿性心脏病、扩张性心肌病、肥厚性心肌病、限制性心肌病、心肌炎、急性心包炎、慢性心包炎、慢性心力衰竭、急性心力衰竭等常见病、多发病，按照辨病与辨证相结合的原则，详细介绍了具体病种的中医辨证方剂、中成药，见病则知辨证分型，明确证型则给出多个处方及多种中成药治疗方案。本书适合临床中医师、中医院校学生及西医学习中医的医师参考阅读。

图书在版编目（CIP）数据

　　中医心血管科医师处方手册/李海霞主编. －郑州：河南科学技术出版社，2021.4

　　ISBN 978-7-5725-0363-4

　　Ⅰ.①中…　Ⅱ.①李…　Ⅲ.①心脏血管疾病－处方－手册　Ⅳ.①R259.540.5-62

　　中国版本图书馆 CIP 数据核字（2021）第 051952 号

出版发行：河南科学技术出版社
　　　　　　北京名医世纪文化传媒有限公司
　　　　　　地址：北京市丰台区万丰路 316 号万开基地 B 座 1-115　　邮编：100161
　　　　　　电话：010-63863186　010-63863168
策划编辑：焦万田
文字编辑：焦万田
责任审读：周晓洲
责任校对：龚利霞
封面设计：中通世奥
版式设计：崔刚工作室
责任印制：苟小红
印　　刷：河南瑞之光印刷股份有限公司
经　　销：全国新华书店、医学书店、网店
开　　本：720 mm×1020 mm　1/16　　**印张**：18.5　　**字数**：310 千字
版　　次：2021 年 4 月第 1 版　　2021 年 4 月第 1 次印刷
定　　价：85.00 元

如发现印、装质量问题，影响阅读，请与出版社联系并调换

中医处方系列丛书总主编、副总主编名单

总 主 编 姚乃礼 中国中医科学院院长、首都国医名医、主任医师、博士研究生导师

刘绍能 中国中医科学院广安门医院消化科主任、主任医师、博士研究生导师

副总主编 （以姓氏笔画为序）

王　蕾 中国中医科学院广安门医院呼吸科 主任医师

孙书臣 中国中医科学院广安门医院耳鼻喉科 主任医师

李艳红 中国中医科学院广安门医院妇科 副主任医师

李海霞 中国中医科学院广安门医院心内科 主任医师

陈兰羽 中国中医科学院广安门医院肝病科 主任医师

段　娟 中国中医科学院广安门医院儿科 副主任医师

贺用和 中国中医科学院广安门医院肿瘤科 主任医师

饶向荣 中国中医科学院广安门医院肾病科 主任医师

莫爵飞 中国中医科学院广安门医院外科 主任医师

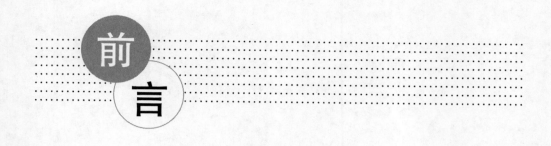

前言

开处方是临床中医师应具备的能力，但有部分医师由于临床经验不足，往往不能依证型开出好的处方、合理使用中成药，因此我们组织了中国中医科学院广安门医院部分专家、科室主任及主任医师编写了一套《中医处方系列丛书》，包括消化科、呼吸科、肝胆科、肾病科、外科、心血管科、儿科、妇科、耳鼻喉科、肿瘤科，每科一书，共10种。《中医心血管科医师处方手册》选择心血管系统中的高血压病、窦性心动过速、室性心律失常、预激综合征、房室传导阻滞、心绞痛、急性冠脉综合征、急性心肌梗死、陈旧性心肌梗死、冠心病术后、风湿性心脏病、扩张性心肌病、肥厚性心肌病、限制性心肌病、心肌炎、急性心包炎、慢性心包炎、慢性心力衰竭、急性心力衰竭等临床常见病、多发病，按照辨病与辨证相结合的原则，详细介绍了具体病种的中医辨证治疗方剂及中成药治疗，能够见病则知辨证分型，明确证型后则给出多个处方、多种中成药治疗方案，以方便临床医师选择使用。

《中医处方系列丛书》主要为辨证处方及中成药治疗两大部分。辨证治疗针对具体病种选择临床常见中医证型，介绍疾病的辨证分型、临床表现和治疗方法，并以处方的形式介绍相关的中医方剂名称、出处、配伍组成、参考剂量、方解及加减，每个处方均融入了作者的临床经验和体会。中成药选择以《国家基本药物目录》《中华人民共和国药典》及2015版《中华人民共和国药典临床用药须知》为依据，选择疗效确切、不良反应少的中成药进行介绍，并详细介绍了中成药的处方、功能主治、临床应用、用量用法、注意事项，便于医师在该病中辨证选用中成药。

本书以西医病名为纲，中医证候为目，全面阐述了疾病的证型，依证开处方，辨证选用中成药为特点，同时本书内容十分丰富与临床联系紧密，编排规范，充分显示了本书的权威性、经典性、实用性，全面性，适合中医师、中医院校学生及西学中医师阅读。

由于编者水平有限，加之时间仓促，偏颇之处，恳请各位斧正。

李海霞

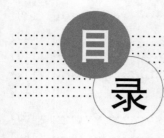

目录

第1章　高血压病

　　高血压是以体循环动脉压增高为主要表现的临床综合征。长期高血压还可成为多种心血管疾病的重要危险因素,并影响重要脏器如心、脑、肾的功能。流行病学调查证明,人群中血压水平呈连续性分布,正常血压与高血压的划分并无明确界限,高血压的水平是根据临床及流行病学资料界定的。目前,我国采用国际上统一的标准,即收缩压≥18.7千帕(140毫米汞柱)和(或)舒张压≥12.0千帕(90毫米汞柱),即诊断为高血压。高血压一般早期常无症状,中后期有头痛、眩晕、气急、疲劳、心悸、耳鸣等症状,体检时可听到主动脉瓣第二心音亢进,老年人可呈金属音,主动脉瓣区收缩期杂音或收缩早期喷射音。长期持续高血压可有左心室肥厚并可闻及第四心音。

　　高血压病归属于中医学的"眩晕""头痛""中风"等病证范畴。由于历代文献对疾病分类方法的差异,部分有关高血压的记载则散见于如"肝风""肝阳"及其他相关的病症中。眩晕是因清窍失养,临床上以头晕、眼花为主证的一类病症。眩即眼花,晕是头晕,两者常同时并见,故统称为眩晕。轻者闭目可止,重者如坐车船,旋转不定,不能站立,或伴有恶心、呕吐、汗出、面色苍白等症状,严重者可突然仆倒。病因关键:精神紧张,肝阳上亢;肾阴亏虚,阴虚阳亢;素食肥甘,痰湿内生,邪犯清窍,神机失常,脑髓失养。眩晕多本虚标实,实指风、火、痰、瘀,虚则气血阴阳之虚。其病变脏腑以肝、脾、肾为重点,三者之中,又以肝为主。

一、中医辨证治疗

1. 肝阳上亢证

【临床表现】　头痛而胀,头痛时常伴有烘热、面红、目赤,耳鸣如蝉,心烦口干。舌质红,苔黄,脉弦。

【治　法】　平肝潜阳,滋养肝肾。

【方药1】　天麻钩藤饮(《中医内科杂病证治新义》)加减。

天麻9克	川牛膝12克	钩藤12克	石决明18克
栀子9克	杜仲9克	黄芩9克	益母草9克
桑寄生9克	夜交藤9克	朱茯神9克	

【方　解】　本方证由肝肾不足,肝阳偏亢,生风化热所致。肝阳偏亢,风阳上扰,故头痛、眩晕;肝阳有余,化热扰心,故心神不安、失眠多梦等。证属本虚标实,而以标实为主,治以平肝潜阳为主,佐以清热安神、滋养肝肾之法。方中天麻、钩藤平肝息风,为君药。石决明咸寒质重,功能平肝潜阳,并能除热明目,与君药合用,加强平肝息风之力;川牛膝引血下行,并能活血利水,共为臣药。杜仲、桑寄生补益肝肾以治本;栀子、黄芩清肝降火,以折其亢阳;益母草合川牛膝活血利水,有利于平降肝阳;夜交藤、朱茯神宁心安神,均为佐药。

【加　减】　①眩晕头痛剧者,可酌加羚羊角3克,龙骨(先煎)9克,牡蛎9克。②若肝火盛,口苦面赤,心烦易怒,加龙胆草6克,夏枯草6克。③脉弦而细者,宜加生地黄、枸杞子各12克,何首乌12克。

【方药2】　杞菊地黄丸(《医级》)加减。

| 熟地黄12克 | 牡丹皮12克 | 白菊12克 | 茯苓12克 |
| 山萸肉16克 | 枸杞子12克 | 淮药16克 | 泽泻12克 |

【方　解】　由六味地黄丸加枸杞子、菊花而成。六味地黄丸补益肝肾,枸杞子甘平质润,入肺、肝、肾经,补肾益精,养肝明目;菊花辛、苦、甘,微寒,善清利头目,宣散肝经之热,平肝明目。全方共同发挥滋阴、养肝、明目的作用。

【加　减】　①目赤肿痛甚者,加青葙子12克,夏枯草12克,草决明12克,以清泻肝火。②口腔溃疡肿痛甚者,加龙胆草9克,虎杖15克,以清化肝经湿热。③女性患者月经不调者,加白芍12克,川芎9克,益母草15克,以活血调经。

【方药3】　羚羊角汤(《圣济总录》)加减。

水牛角10克	菊花10克	蝉蜕5克	生地黄15克
牡丹皮15克	石膏30克	黄芩10克	大黄5克
石菖蒲10克	远志10克	甘草5克	

【方　解】　水牛角为主药,配合菊花、蝉蜕以清肝息风;生地黄、牡丹皮清热凉血;石膏、黄芩、大黄清热泻火,其中大黄兼能泻下以通腑;石菖蒲、远志化痰开窍;甘草调和诸药。诸药合用,共奏清热涤痰,醒神开窍之功。

【加　减】　①聋,耳鸣,腰酸不寐,健忘,加磁石30克,朱茯神10克,并加服知柏地黄丸。②目赤,口苦,大便秘结者,加龙胆草12克,大黄10克,泽泻10克,栀子10克。③心烦失眠者,加夜交藤30克,远志10克。④面部烘热者,加地骨皮12克,白薇15克。⑤眩晕欲吐,四肢麻木,甚则手足震颤加龟甲20克,牡蛎(先煎)20克,磁石(先煎)20克。⑥半身不遂,口眼㖞斜,甚则神昏,抽搐者,加生赭石20克,生龙骨(先煎)20克,玄参15克,天冬10克。

【方药4】 龙胆泻肝汤(《医方集解》)加减。

龙胆草15克	栀子15克	黄芩10克	醋柴胡15克
生地黄10克	车前草10克	泽泻15克	通草10克
甘草10克	当归10克	藿香15克	焦山楂30克
珍珠母(先煎)40克	生姜3片		

【方 解】 本证多由肝胆实火上炎,肝胆湿热下注所致,治疗以清泻肝胆实火,清利肝经湿热为主。方中龙胆草大苦大寒,既能清利肝胆实火,又能清利肝经湿热,故为君药。黄芩、栀子苦寒泻火,燥湿清热,共为臣药。泽泻、车前子渗湿泄热,导热下行;当归、生地黄养血滋阴,邪去而不伤阴血;共为佐药。柴胡舒畅肝经之气,引诸药归肝经,甘草调和诸药,共为佐使药。

【加 减】 ①伴目睛黄染明显者加茵陈10克;②胁肋疼痛不适者加川楝子10克,玄胡10克;③头晕烦躁明显者加天麻15克,夏枯草15克;④舌苔厚腻者加白术15克;⑤大便溏稀者加炮姜15克;⑥饮食极差者加炒麦芽15克,鸡内金15克,枳壳15克;⑦腹胀明显者加良姜10克,厚朴10克。

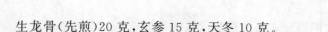 2. 气血亏虚证

【临床表现】 头痛绵绵,两目畏光,午后更甚,神疲乏力,面色㿠白,心悸寐少。舌淡,苔薄,脉弱。

【治 法】 益气补血,健脾养心。

【方药1】 归脾汤(《正体类要》)加减。

白术9克	当归9克	白茯苓9克	炒黄芪9克
桂圆肉9克	远志9克	炒酸枣仁9克	人参9克
木香5克	炙甘草3克		

【方 解】 本方多由思虑过度,劳伤心脾,气血亏虚所致,治疗以益气补血,健脾养心为主。人参、黄芪、白术、甘草甘温之品补脾益气以生血,使气旺而血生;当归、桂圆肉甘温补血养心;茯苓(多用茯神)、酸枣仁、远志宁心安神;木香辛香而散,理气醒脾,与大量益气健脾药配伍,复中焦运化之功,又能防大量益气补血药滋腻碍胃,使补而不滞,滋而不腻;姜、枣调和脾胃,以资化源。

【加 减】 ①崩漏下血偏寒者,可加艾叶炭5克,炮姜炭5克。②偏热者,加生地炭5克,阿胶珠5克,棕榈炭5克。

【方药2】 八珍汤(《丹溪心法》)加减。

人参15克	白术30克	茯苓30克	当归15克
川芎15克	白芍30克	熟地黄30克	炙甘草30克

【方　解】　本方所治气血两虚证多由久病失治或病后失调。方中人参与熟地黄相配,益气养血,共为君药。白术、茯苓健脾渗湿,助人参益气补脾,当归、白芍养血和营,助熟地黄滋养心肝,均为臣药。川芎为佐,活血行气,使熟地黄、当归、白芍补而不滞。炙甘草为使,益气和中,调和诸药。

【加　减】　①以血虚为主,眩晕心悸明显者,可加大熟地黄、白芍用量。②以气虚为主,气短乏力明显者,可加大人参、白术用量。③兼见不寐者,可加酸枣仁、五味子各 20 克。

【方药 3】　参苏饮(《太平惠民和剂局方》)加减。

木香 18 克	紫苏叶 6 克	葛根 6 克	姜半夏 6 克
前胡 6 克	人参 6 克	茯苓 6 克	枳壳 9 克
桔梗 9 克	炙甘草 9 克	陈皮 9 克	

【方　解】　见方药 2。

【加　减】　①胸闷症状较轻,可去木香。②恶寒发热、无汗,加防风 9 克,荆芥 9 克。③头痛厉害的,加白芷 9 克,川芎 9 克,藁本 9 克。

【方药 4】　炙甘草汤(《伤寒论》)加减。

炙甘草 12 克	生姜 9 克	人参 6 克	生地黄 30 克
桂枝 9 克	阿胶 6 克	麦冬 10 克	麻仁 10 克
生姜 2 片	大枣 6 克	黄酒 10 毫升	

【方　解】　炙甘草、人参、大枣益心气,补脾气,以资气血生化之源;阿胶、麦冬、麻仁滋心阴,养心血,充血脉,共为臣药。佐以桂枝、生姜辛行温通,温心阳,通血脉,诸厚味滋腻之品得姜、桂则滋而不腻。用法中加黄酒煎服,以黄酒辛热,可温通血脉,以行药力,是为使药。

【加　减】　①心气不足者,重用炙甘草、人参。②阴血虚者重用生地黄、麦冬。③心阳偏虚者,改桂枝为肉桂 6 克,加附子 6 克。④阴虚而内热较盛者,易人参为南沙参 9 克,并减去桂枝、生姜、大枣、黄酒,酌加知母 9 克,黄柏 9 克。

3. 肾精不足证

【临床表现】　头痛,眩晕,时轻时重,视物模糊,五心烦热,口干,腰酸腿软。舌红少苔,脉细弦。

【治　法】　滋养肝肾,益精填髓。

【方药 1】　左归丸(《景岳全书》)加减。

大怀熟地黄 24 克	山药 12 克	枸杞子 12 克	山茱萸 12 克
川牛膝 9 克	鹿角胶 12 克	龟甲胶 12 克	菟丝子 12 克

【方　解】　本方证为真阴不足,精髓亏损所致。方中重用熟地黄滋肾填精,大补真阴,为君药。山茱萸养肝滋肾,涩精敛汗;山药补脾益阴,滋肾固精;枸杞子补肾益精,养肝明目;龟甲胶、鹿角胶二胶,为血肉有情之品,峻补精髓,均为臣药。菟丝子、川牛膝益肝肾,强腰膝,健筋骨,均为佐药。诸药合用,共奏滋养肝肾,益精填髓之效。

【加　减】　小便不利、不清,加茯苓15克;大便燥结,去菟丝子,加肉苁蓉15克;兼气虚者可加人参10克。

【方药2】　柴胡加龙骨牡蛎汤(《伤寒论》)加减。

柴胡12克	龙骨(先煎)30克	牡蛎(先煎)30克	黄芩5克
生姜5克	铅丹5克	人参5克	桂枝5克
茯苓5克	半夏6克	大黄6克	大枣6枚

【方　解】　柴胡、桂枝、黄芩和里解外,以治寒热往来、身重;龙骨(先煎)、牡蛎、铅丹重镇安神,敛汗固精;半夏、生姜和胃降逆;大黄泻里热,和胃气;茯苓安心神,利小便;人参、大枣益气养营,扶正祛邪。

【加　减】　①脉滑数者,加石膏20克。②失眠重者,加朱砂5克,琥珀5克。

【方药3】　六味地黄丸(《医方考》)加减。

熟地黄20克	山药15克	茯苓15克	牡丹皮12克
泽泻12克	山茱萸10克	白芍12克	

【方　解】　熟地黄滋阴补血,益精填髓;山萸肉补益肝肾,涩精固脱;牡丹皮清热凉血,活血化瘀;山药补脾养胃,生津益肺,补肾涩精;茯苓利水渗湿,健脾宁心;泽泻利小便,清湿热。

【加　减】　①燥热明显加知母、黄柏、黄芩各10克,天花粉5克。②气虚血瘀明显加太子参10克,当归10克,桃仁10克,红花10克,水蛭5克。③痰浊明显加陈皮10克,半夏10克,胆南星10克,石菖蒲10克,天竺黄10克,竹茹10克。

【方药4】　知柏地黄丸(《景岳全书》)加减。

山萸肉6克	山药6克	熟地黄12克	牡丹皮5克
泽泻5克	茯苓5克	盐知母5克	盐黄柏5克

【方　解】　熟地黄滋肾阴,益精髓;山茱萸滋肾益肝,山药滋肾补脾;泽泻泻肾降浊;牡丹皮泻肝火;茯苓渗脾湿,知母、黄柏清肾中伏火,清肝火,因此知柏地黄丸具有滋阴降火的作用。

【加　减】　①咳嗽出汗明显加五味子15克。②气虚明显者加附子(先煎)15克,桂枝10克。

4. 痰浊中阻证

【临床表现】 头痛、头胀,或兼目眩,胸闷、胸腹胀满,恶心食少,痰多黏白。舌苔白腻,脉弦滑。

【治　法】 化痰息风,健脾祛湿。

【方药1】 半夏白术天麻汤(《医学心悟》)加减。

半夏9克	天麻6克	茯苓6克	橘红6克
白术18克	甘草3克	生姜2片	大枣4枚

【方　解】 本方证缘于脾湿生痰,湿痰壅遏,引动肝风,风痰上扰清空所致。治当化痰息风,健脾祛湿。方中半夏燥湿化痰,降逆止呕;天麻平肝息风,而止头眩,两者合用,为治风痰眩晕头痛之要药。以白术、茯苓为臣,健脾祛湿,能治生痰之源。佐以橘红理气化痰,俾气顺则痰消。使以甘草和中调药;煎加姜、枣调和脾胃,生姜兼制半夏之毒。

【加　减】 ①眩晕较甚者,可加僵蚕、胆南星等以加强化痰息风之力。②头痛甚者,加蔓荆子、白蒺藜等以祛风止痛。③呕吐甚者,可加代赭石、旋覆花以镇逆止呕。④兼气虚者,可加党参、生黄芪以益气。⑤湿痰偏盛,舌苔白滑者,可加泽泻、桂枝以渗湿化饮。

【方药2】 瓜蒂散(《伤寒论》)加减。

瓜蒂6克	赤小豆6克	党参15克	炙甘草15克
白术15克	干姜15克		

【方　解】 方中瓜蒂味苦性升而善吐;干姜温运中焦,祛散寒邪,恢复脾阳;以人参补气健脾,振奋脾胃;以白术健脾燥湿;以炙甘草调和诸药而兼补脾和中。

【加　减】 黄疸者可加丁香10克。

【方药3】 黄连温胆汤(《六因条辨》)加减。

黄连6克	半夏10克	竹茹12克	陈皮10克
甘草6克	茯苓10克	生姜3片	大枣2枚

【方　解】 黄连燥湿化痰、清心泻火,半夏降逆和胃、除湿化痰,竹茹清热化痰、止呕除烦,茯苓健脾渗湿,姜、枣、甘草益脾和胃而协调诸药。综合全方,共奏理气化痰、清胆和胃、养心安神之效。

【加　减】 ①肝郁者加柴胡10克,香附6克,川楝子6克。②多梦易惊、胆怯心悸者加龙骨(先煎)20克,牡蛎(先煎)20克,磁石(先煎)10克。③急躁易怒,口苦咽干者加栀子10克,龙胆草6克。

【方药4】 瓜蒌薤白半夏汤(《金匮要略》)加减。

栝蒌 12 克　　　薤白 9 克　　　半夏 9 克　　　白酒 10 毫升
丹参 12 克

【方　解】　瓜蒌,理气宽胸,涤痰散结,治胸痹胸痛之要药。薤白,温通滑利,通阳散结,行气止痛。半夏,燥湿化痰,降逆止呕,消痞散结。白酒,行气活血,增强薤白行气通阳之功。

【加　减】　①冠心病者加丹参 9 克,三七 9 克。②乳腺增生加浙贝母 9 克,乳香 9 克,没药 9 克。③咳喘加紫菀 12 克,款冬花 12 克。④慢性胆囊炎加枳壳 12 克,大腹皮 9 克,葛根 12 克,丹参 12 克。

二、中成药治疗

 1. 安宫降压丸

【药物组成】　人工牛黄、水牛角浓缩粉、天麻、黄连、黄芩、栀子、郁金、冰片、珍珠母、黄芪、党参、麦冬、白芍、醋五味子、川芎。

【功能主治】　清热镇惊,平肝潜阳。用于肝阳上亢、肝火上炎所致的眩晕,症见头晕、目眩、心烦、目赤、口苦、耳鸣耳聋;高血压病见上述证候者。

【临床应用】　高血压病辨证属肝阳上亢、肝火上炎者可用安宫降压丸治疗。症见头目眩晕,项强,脑胀,烦躁不安,目赤,口苦,耳鸣,耳聋,舌质红,苔黄少津,脉弦数有力。

【用法用量】　每丸重 3 克,口服,一次 1～2 丸,一日 2 次。

【注意事项】
(1)孕妇禁用。
(2)痰湿中阻,清阳不升之眩晕、头痛者慎用。
(3)忌食辛辣香燥、肥甘油腻食物。
(4)降压效果不明显时,宜配合其他降压药物。

2. 牛黄降压丸(胶囊)

【药物组成】　人工牛黄、羚羊角、珍珠、冰片、水牛角(浓缩粉)、黄芩提取物、黄芪、党参、白芍、郁金、川芎、决明子、薄荷、甘松。

【功能主治】　清心化痰,平肝安神。用于心肝火旺、痰热壅盛所致的头晕目眩、头痛失眠、烦躁不安;高血压病见上述证候者。

【临床应用】　高血压病辨证属肝阳上亢及痰火壅盛者可用牛黄降压丸(胶囊)治疗。症见眩晕,急躁易怒,面红,口苦,失眠,头痛,头晕,烦躁易怒,面红,目赤,舌红,苔黄,脉弦数。

【用法用量】 水蜜丸，每 20 丸重 1.3 克，一次 20～40 丸，一日 1 次；大蜜丸，每丸重 1.6 克，一次 1～2 丸，一日 1 次。胶囊剂：口服。一次 2～4 粒，一日 1 次。口服。

【注意事项】

(1)孕妇禁用。

(2)气血不足所致的晕眩、失眠患者慎用。

(3)服药期间忌寒凉、油腻食物。

(4)体弱、便溏者慎用。

3. 清脑降压片

【药物组成】 黄芩、夏枯草、决明子、槐米、钩藤、煅磁石、珍珠母、牛膝、地黄、当归、丹参、地龙、水蛭。

【功能主治】 平肝潜阳。用于肝阳上亢所致的眩晕，症见头晕、头痛、项强、血压偏高。

【临床应用】 高血压病辨证属肝阳上亢者可用清脑降压片治疗。症见头晕，头部胀痛，头昏，耳鸣，心烦易怒，目眩，项背强痛，目赤，耳鸣，聋，面部潮红，口苦，四肢发麻，大便干燥，舌红苔黄，脉弦数。

【用法用量】 口服。一次 4～6 片，一日 3 次。

【注意事项】

(1)气血不足所致头晕、头痛者慎用。

(2)有出血倾向者慎用。

(3)血压明显升高，或药后血压不降时，应配合其他降压药使用。

4. 复方羚角降压片

【药物组成】 羚羊角、夏枯草、黄芩、槲寄生。

【功能主治】 平肝泄热。用于肝火上炎、肝阳上亢所致的头晕、头胀、头痛、耳鸣；高血压病见上述证候者。

【临床应用】 高血压病辨证属肝火上炎者可用复方羚角降压片治疗。症见头痛，眩晕，面红，目赤，耳鸣，聋，时轻时重，每于郁怒之后加重，烦躁易怒，口苦而干，耳鸣，聋，舌红，苔黄，脉弦数。

【用法用量】 口服。一次 4 片，一日 2～3 次。

【注意事项】

(1)脾胃虚寒者慎用。

(2)服药期间忌食辛辣、油腻食物。

(3)本药中病即止，不可过量、久用。

5. 脑立清丸(胶囊)

【药物组成】 磁石、珍珠母、赭石、猪胆汁(或猪胆粉)、冰片、薄荷脑、清半夏、熟酒曲、酒曲、牛膝。

【功能主治】 平肝潜阳,醒脑安神。用于肝阳上亢,头晕目眩,耳鸣口苦,心烦难寐;高血压病见上述证候者。

【临床应用】 高血压病辨证属肝阳上亢者可用脑立清丸(胶囊)治疗。症见眩晕,耳鸣,头痛且胀,每因烦劳或恼怒而增剧,面色潮红,性急易怒,少寐多梦,心烦,口苦,舌红,苔黄,脉弦数。

【用法用量】 丸剂:口服。一次10丸,一日2次。胶囊剂:一次3粒,一日2次。

【注意事项】
(1)肾精亏虚所致头晕、耳鸣者慎用。
(2)服药期间忌食寒凉、油腻食物。
(3)体弱、虚寒者慎用。

6. 心脑静片

【药物组成】 钩藤、夏枯草、珍珠母、龙胆、槐米、黄芩、黄柏、莲子心、淡竹叶、人工牛黄、冰片、制天南星、朱砂、威灵仙、木香、甘草。

【功能主治】 平肝潜阳,清心安神。用于肝阳上亢所致的眩晕及中风,症见头晕目眩、烦躁不宁、言语不清、手足不遂。也可用于高血压肝阳上亢证。

【临床应用】 高血压病辨证属肝阳上亢或肝阳化风、风痰阻窍者可用心脑静片治疗。症见头晕目眩,烦躁不宁,心悸易惊,少寐多梦,胸闷痰多,口苦口干,舌质红苔黄腻,脉弦。

【用法用量】 口服。一次4片,一日1~3次。

【注意事项】
(1)气血不足眩晕者慎用。
(2)本品含有朱砂,不宜过量或长期服用。

7. 益脑宁片

【药物组成】 炙黄芪、党参、制何首乌、灵芝、女贞子、旱莲草、桑寄生、天麻、钩藤、丹参、赤芍、地龙、山楂、琥珀、麦芽。

【功能主治】 益气补肾,活血通脉。用于气虚血瘀,肝肾不足所致的中风、胸痹。症见半身不遂,口舌歪斜,言语謇涩,肢体麻木或胸痛,胸闷,憋气;中风后遗症、冠心病心绞痛及高血压病见上述证候者。

【临床应用】 高血压病辨证属气虚血瘀、肝肾不足或气虚血瘀、肝肾亏虚所致的胸痹。症见半身不遂,口舌歪斜,偏身麻木,言语謇涩,肢体肿胀或疼痛,关节屈伸不利,伴气短乏力,自汗出,下肢酸软,步态不稳,饮水呛咳,视物不清,头晕耳鸣。

【用法用量】 口服。一次 4～5 片,一日 3 次。

【注意事项】

(1)孕妇禁用。

(2)中风病属风火、痰热证者慎用。

(3)冠心病心绞痛发作时应根据病情采取相应的治疗措施。

(4)治疗高血压应根据病情轻重配合服用降压药。

8. 天母降压片

【药物组成】 天麻、珍珠母、钩藤、菊花、桑葚。

【功能主治】 平肝潜阳。用于高血压病肝阳上亢证,症见眩晕、头痛、心悸、心烦、失眠、脉弦。

【临床应用】 高血压病肝阳上亢所致的眩晕,头痛,心悸,心烦,失眠,脉弦。

【用法用量】 口服,一日 3 次,一次 4 片。

【注意事项】

(1)孕妇慎用。

(2)降压效果不明显时,应遵医嘱配合其他治疗措施。

9. 醒脑降压丸

【药物组成】 黄芩、黄连、栀子、郁金、玄精石、冰片、朱砂、珍珠母、辛夷花、零陵香、雄黄。

【功能主治】 高血压病通窍醒脑,清心镇静。用于火热上扰阻窍所致的眩晕头痛、言语不利、痰涎壅盛;高血压病见上述证候者。

【临床应用】 高血压病由肝经火热上扰清窍而致或由肝经火热上扰清窍而致;症见头痛,脑胀头晕目眩,面红,烦躁不宁,或伴短时言语不清,肢体麻木,胸闷,痰多,口苦口渴,舌红,苔黄,脉弦滑。

【用法用量】 口服。一次 10～15 粒,一日 1～2 次。

【注意事项】

(1)孕妇禁用;胃肠溃疡者禁用。

(2)阴虚阳亢者慎用。

(3)体虚者慎用。

(4)方中含有朱砂、雄黄,中病即止(病大体已去),不宜过量、久用。

10. 天麻首乌片

【药物组成】　天麻、何首乌、熟地黄、墨旱莲、女贞子、黄精、当归、白芍、桑叶、炒蒺藜、丹参、川芎、白芷、甘草。

【功能主治】　滋阴补肾,养血息风。用于肝肾阴虚所致的头晕目眩、头痛耳鸣、口苦咽干、腰膝酸软、脱发、白发;脑动脉硬化、早期高血压、血管神经性头痛、脂溢性脱发见上述证候者。

【临床应用】　高血压病证属肝肾阴虚,精血不足,肝阳上扰者,症见头痛,眩晕,耳鸣,心烦易怒,目赤,口苦,腰膝酸软,神疲乏力,舌红苔薄,脉沉细或弦。

【用法用量】　口服。一次 6 片,一日 3 次。

【注意事项】
(1)孕妇禁用。
(2)湿热内蕴、痰火壅盛者慎用。
(3)忌食生冷、辛辣、油腻食物,忌烟酒、浓茶。

11. 杜仲双降袋泡剂

【药物组成】　杜仲叶、苦丁茶。

【功能主治】　平肝清热。用于肝阳上亢所致的头痛,头晕;高血压、高脂血症见上述证候者。

【临床应用】　高血压病证属肝阳上亢,症见头痛,眩晕,耳鸣,心烦易怒,目赤,口苦,夜寐不安,舌红少苔,脉弦细数。

【用法用量】　开水泡服。一次 1 袋,一日 2～3 次。

【注意事项】
(1)外感发热头痛者慎用。
(2)饮食宜清淡、低盐。忌烟酒、浓茶。
(3)血压过高者需遵医嘱合并使用降压药物治疗。

12. 复方罗布麻颗粒

【药物组成】　罗布麻叶、菊花、山楂。

【功能主治】　平肝泄热,镇静安神。用于肝阳上亢,肝火上攻所致的头晕,头胀,失眠;高血压病、神经衰弱见上述证候者。

【临床应用】　高血压病证属肝阳上亢,肝火上攻,肝热上扰,心神不宁,症见眩晕,头胀,面红,目赤,失眠多梦,烦躁易怒,口苦而干,耳鸣,舌红,苔黄,脉弦滑数。

【用法用量】　开水冲服。一次 1～2 块,一日 2 次。

【注意事项】

(1)脾胃虚寒者慎用。

(2)服药期间忌食辛辣、油腻食物。

(3)体弱、虚寒便溏者慎用。

(4)孕妇慎用。

 ## 13. 眩晕宁颗粒(片)

【药物组成】 泽泻、菊花、陈皮、白术、茯苓、半夏(制)、女贞子、墨旱莲、牛膝、甘草。

【功能主治】 利湿化痰,补益肝肾。用于痰湿中阻、肝肾不足所致的眩晕,症见头晕目眩、胸脘痞闷、腰膝酸软。

【临床应用】 高血压病证属痰湿中阻,风阳上扰,症见头晕目眩,视物旋转,头重如蒙,胸闷,呕恶,腰膝酸软,耳鸣,目涩,心烦,口干,舌红,苔黄腻,脉弦滑数。

【用法用量】 颗粒剂:开水冲服。一次 8 克,一日 3～4 次。片剂:口服。一次 4～6 片,一日 3～4 次。

【注意事项】

(1)孕妇禁用。

(2)服药期间忌食辛辣、寒凉食物。

(3)平素大便干燥者慎用。

 ## 14. 松龄血脉康胶囊

【药物组成】 鲜松叶、葛根、珍珠层粉。

【功能主治】 平肝潜阳,镇心安神。用于肝阳上亢所致的头痛、眩晕、急躁易怒、心悸、失眠;高血压病及原发性高脂血症见上述症候者。

【临床应用】 高血压病证属肝阳上亢,症见头痛,眩晕,耳鸣,心烦易怒,目赤,口苦,夜寐不安,舌红少苔,脉弦细数。

【用法用量】 口服。一次 3 粒,一日 3 次,或遵医嘱。

【注意事项】

(1)气血不足证者慎用。

(2)忌食辛辣、油腻食物。戒烟酒。

 ## 15. 晕痛定片

【药物组成】 蜜环菌发酵培养物、川芎。

【功能主治】 平肝息风,活血通络。用于风阳上扰、瘀血阻络所致的头痛日久、痛有定处、头目眩晕、夜寐不安;高血压病、脑血管病见上述证候者。

【临床应用】 高血压病证属风阳上扰,瘀血阻络,症见头痛,头晕目眩,心烦,失眠,神疲乏力,舌红,脉沉弦。

【用法用量】 口服。一次 4 片,一日 3 次;或遵医嘱。

【注意事项】

(1)孕妇禁用。

(2)虚证头痛者慎用。

(3)服药期间忌辛辣、油腻食物。

第2章 窦性心动过速

窦性心动过速指频率超过 100 次/分的窦性心律。为临床上极常见的一种窦性心律失常。心电图特征：

（1）P 波为窦性，心率过快时可重叠在前一心搏的 T 波上。

（2）成人窦性 P 波频率＞100 次/分，一般在 100～150 次/分，很少超过 160 次/分以上，青年及儿童偶尔可达 200 次/分，少数幼儿可达 230 次/分。

（3）P-R 间期≥0.12 秒。窦性心动过速主要和交感神经兴奋性增高或迷走神经张力降低有关。引起窦性心动过速的病因较多，如发热、贫血、缺氧、感染、出血、低血压、休克，甲状腺功能亢进、充血性心力衰竭、心肌炎、心包炎与神经官能症等。因情绪激动、饮食过量、吸烟、饮酒、饮茶或咖啡、疼痛或使用阿托品、肾上腺素和麻黄碱等引起的窦性心动过速多为一过性或暂时性。窦性心动过速应与房性心动过速相鉴别，其鉴别要点是：

（1）窦性心动过速常逐渐发生和终止，而房性心动过速起止突然。

（2）窦性心动过速的速率多为 100～150 次/分，P-P 间隔并非绝对匀齐，而房性心动过速的速率多为 160～250 次/分，节律规则。

（3）窦性心动过速发作时与发作前的窦性 P 波相同，开始时 P-P 间期逐次缩短，终止时 P-P 间期逐次延长，房性心动过速时房性 P′波的形态与窦性 P 波有所不同，且开始时以房早的形式出现，终止时有较长的代偿间期。此外，诊断窦性心动过速时应注意下列问题：

（1）窦性心动过速时可能会导致 P 波和 QRS 波平均电轴轻微的右偏。

（2）当窦性周期缩短时，Q-T 间期也缩短，但 Q-Tc 维持不变。

（3）窦性心动过速在运动时是一种生理性反应，在做剧烈运动或活动平板试验时可高达 180 次/分左右，其最大的特点是随运动增大而增快，随活动停止而减慢直至正常的窦性心率。若在休息时窦性心动过速依然存在，常表示患者潜伏某些疾病。

（4）发热时窦性心动过速是一种正常现象，温度每增加 1 度，窦性心率每分钟增加 8 次，若运动后或发热时不发生窦性心动过速，要警惕有病态窦房结综合征的

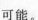

可能。

（5）对于像肺炎或急性心肌炎等器质性疾病所引起的窦性心动过速，单纯使用使迷走神经张力增加的方法（例如做颈动脉窦按摩或给予洋地黄）可能不会有效。

（6）若窦性心动过速持续时间过长，可以出现 ST 段降低，T 波变为双相或倒置。

中医古文献中并无窦性心动过速的病名，根据患者的临床表现本病当属于中医学"心悸""怔忡"等范畴。多因体虚劳倦，情志内伤，外邪侵袭等，导致心神失宁而发病。其病位在心，根据病症的临床表现，应分辨病变有无涉及肝脾肺肾，是涉及一脏，或病及多脏，心悸病机有虚实之分，故治疗上应分虚实，虚证分别治以补气、养血、滋阴、温阳；实证则应祛痰、化饮、清火、行瘀。但本病以虚实错杂为多见，且虚实的主次、缓急各有不同，故治当相应兼顾。

一、中医辨证治疗

 1. 心虚胆怯证

【临床表现】　心悸，善惊易恐，坐卧不安，如恐人将捕之，多梦易醒，恶闻声响，食少纳呆，苔薄白，脉细略数或细弦。

【治　法】　镇惊定志，养心安神。

【方药1】　安神定志丸（《医学心悟》）加减。

远志 6 克　　　　石菖蒲 5 克　　　茯神 15 克　　　茯苓 15 克
朱砂（冲服）2 克　龙齿（先煎）25 克　党参 9 克

【方　解】　方中朱砂、龙齿重镇安神，远志、石菖蒲入心开窍，除痰定惊，同为主药；茯神养心安神，茯苓、党参健脾益气，协助主药宁心除痰。

【加　减】　心阴不足可加五味子、酸枣仁；心血不足者加当归、龙眼肉；心阳不足者加桂枝；阴虚不足者加麦冬、生地黄。

【方药2】　四物汤（《医学心悟》）加减。

熟地黄 15 克　　当归 15 克　　　白芍 10 克　　　川芎 8 克
白术 15 克　　　山药 20 克　　　太子参 10 克

【方　解】　本方中熟地滋阴养血填精，白芍补血敛阴和营，当归补血活血调经，川芎活血行气开郁。四物相配，补中有通，滋阴不腻，温而不燥，阴阳调和，使营血恢复。

【加　减】　①痛经，可加香附 12 克，延胡索 10 克。②兼有气虚者，加入党参

18 克,黄芪 18 克。③若血虚有寒者,则加肉桂粉 4 克,炮姜 4 片。④ 若出现崩漏,则加入茜草根 8 克,艾叶 10 克,阿胶 10 克。

【方药 3】 炙甘草汤(《伤寒论》)加减。

炙甘草 12 克	生姜 9 克	人参 6 克	生地黄 30 克
桂枝 9 克	阿胶 6 克	麦冬 10 克	麻仁 10 克
生姜 2 片	大枣 6 克		

【方 解】 炙甘草、党参、大枣益心气,补脾气,以资气血生化之源;阿胶、麦冬、麻仁滋心阴,养心血,充血脉,共为臣药。佐以桂枝、生姜辛行温通,温心阳,通血脉,诸厚味滋腻之品得姜、桂则滋而不腻。

【加 减】 ①下利者去麻仁。②大便不畅者改麻仁 20 克。③卧寐不安者,加枣仁 12 克。

【方药 4】 归脾汤(《正体类要》)加减。

白术 30 克	当归 30 克	茯苓 30 克	炙黄芪 30 克
桂圆肉 30 克	远志 30 克	酸枣仁 30 克	党参 30 克
木香 15 克	炙甘草 9 克		

【方 解】 方中以人参、黄芪、白术、甘草甘温之品补脾益气以生血,使气旺而血生;当归、桂圆肉甘温补血养心;茯苓(多用茯神)、酸枣仁、远志宁心安神;木香辛香而散,理气醒脾,与大量益气健脾药配伍,复中焦运化之功,又能防大量益气补血药滋腻碍胃,使补而不滞,滋而不腻;用法中姜、枣调和脾胃,以资化源。

【加 减】 ①气滞血瘀明显者加香附 15 克,桃仁 10 克,红花 10 克,益母草 15 克。②阴虚有热者加黄柏 5 克,地骨皮 10 克。③大便干者加火麻仁 10 克。④心烦失眠者加五味子 15 克,夜交藤 15 克。⑤小腹疼痛者加延胡索 10 克,没药 10 克。

2. 心血不足证

【临床表现】 心悸气短,失眠多梦,面色无华,头晕目眩,纳呆食少,倦怠乏力,腹胀便溏,舌淡红,脉细弱。

【治 法】 补血养心,益气安神。

【方药 1】 归脾汤(《正体类要》)加减。

白术 9 克	当归 9 克	白茯苓 9 克	炒黄芪 9 克
桂圆肉 9 克	远志 9 克	炒酸枣仁 9 克	人参 9 克
木香 5 克	炙甘草 3 克		

【方 解】 方中以人参、黄芪、白术、甘草甘温之品补脾益气以生血,使气旺而

血生；当归、桂圆肉甘温补血养心；茯苓（多用茯神）、酸枣仁、远志宁心安神；木香辛香而散，理气醒脾，与大量益气健脾药配伍，复中焦运化之功，又能防大量益气补血药滋腻碍胃，使补而不滞，滋而不腻；用法中姜、枣调和脾胃，以资化源。

【加　减】　①崩漏下血偏寒者，可加艾叶炭5克，炮姜炭5克。②偏热者，加生地炭5克，阿胶珠5克，棕榈炭5克。

【方药2】　人参养荣汤（《正体类要》）加减。

人参10克	茯苓15克	白术12克	炙甘草6克
当归10克	白芍15克	熟地黄15克	五味子10克
远志6克	陈皮6克		

【方　解】　本方以参、术、苓、草补肺以生气，取血不足而益其气，阳生则阴长之意；辅以当归、熟地黄、白芍养血荣心；佐以五味子收心安神，远志交通心肾，使上下相交而气血化生，陈皮行气使补气药补而不滞，而充分发挥补气的作用；更使以肉桂导诸药入营分，配远志之入心而助生血之力。诸药共达五脏互养互荣之功，而统治诸虚。总之，其功效主在于养荣，故曰养荣汤。

【加　减】　①气滞者加薤白15克，瓜蒌10克。②痰湿者加半夏5克，陈皮10克，生姜15克，茯苓20克。

【方药3】　天王补心丹（《校注妇人良方》）加减。

人参15克	茯苓15克	玄参15克	丹参15克
桔梗15克	远志15克	酒当归30克	五味子30克
麦冬30克	天冬30克	柏子仁30克	炒酸枣仁30克
生地黄120克			

【方　解】　方中重用甘寒之生地黄，入心能养血，入肾能滋阴，故能滋阴养血，壮水以制虚火，为君药。天冬、麦冬滋阴清热，酸枣仁、柏子仁养心安神，当归补血润燥，共助生地滋阴补血，并养心安神，俱为臣药。玄参滋阴降火；茯苓、远志养心安神；人参补气以生血，并能安神益智；五味子之酸以敛心气，安心神；丹参清心活血，合补血药使补而不滞，则心血易生；以上共为佐药。桔梗为舟楫，载药上行以使药力缓留于上部心经，为使药。

【加　减】　①失眠重者，可酌加龙骨（先煎）18克，磁石（先煎）18克以重镇安神。②心悸怔忡甚者，可酌加桂圆肉9克，夜交藤18克以增强养心安神之功。③遗精者，可酌加金樱子9克，煅牡蛎（先煎）18克以固肾涩精。

【方药4】　八珍汤（《丹溪心法》）加减。

| 人参30克 | 白术30克 | 茯苓30克 | 当归30克 |
| 川芎30克 | 白芍30克 | 熟地黄30克 | 炙甘草30克 |

【方　解】　本方所治气血两虚证多由久病失治,或病后失调。方中人参与熟地相配,益气养血,共为君药。白术、茯苓健脾渗湿,助人参益气补脾！当归、白芍养血和营,助熟地滋养心肝,均为臣药。川芎为佐,活血行气,使熟地黄、当归、白芍补而不滞。炙甘草为使,益气和中,调和诸药。

【加　减】　①以血虚为主,眩晕心悸明显者,可加大熟地、白芍用量。②以气虚为主,气短乏力明显者,可加大人参、白术用量。③兼见不寐者,可加酸枣仁、五味子各20克。

3. 阴虚火旺证

【临床表现】　心悸易惊,心烦失眠,头晕目眩,耳鸣,口燥咽干,五心烦热,盗汗,急躁易怒,舌红少津,苔少或无,脉细数。

【治　法】　滋阴降火,养心安神。

【方药1】　天王补心丹(《校注妇人良方》)加减。

人参 15 克	茯苓 15 克	玄参 15 克	丹参 15 克
桔梗 15 克	远志 15 克	酒当归 30 克	五味子 30 克
麦冬 30 克	天冬 30 克	柏子仁 30 克	炒酸枣仁 30 克
生地黄 12 克			

【方　解】　方中重用甘寒之生地黄,入心能养血,入肾能滋阴,故能滋阴养血,壮水以制虚火,为君药。天冬、麦冬滋阴清热,酸枣仁、柏子仁养心安神,当归补血润燥,共助生地滋阴补血,并养心安神,俱为臣药。玄参滋阴降火;茯苓、远志养心安神;人参补气以生血,并能安神益智;五味子之酸以敛心气,安心神;丹参清心活血,合补血药使补而不滞,则心血易生;以上共为佐药。桔梗为舟楫,载药上行以使药力缓留于上部心经,为使药。

【加　减】　①失眠重者,可酌加龙骨(先煎)18克,磁石(先煎)18克以重镇安神。②心悸怔忡甚者,可酌加龙眼肉9克,夜交藤18克以增强养心安神之功。③遗精者,可酌加金樱子9克,煅牡蛎(先煎)18克以固肾涩精。

【方药2】　六味地黄丸(《医方考》)加减。

| 熟地黄 20 克 | 山药 15 克 | 茯苓 15 克 | 牡丹皮 12 克 |
| 泽泻 12 克 | 山萸肉 10 克 | 白芍 12 克 | |

【方　解】　熟地黄滋阴补血,益精填髓;山萸肉补益肝肾,涩精固脱;牡丹皮清热凉血,活血化瘀;山药补脾养胃,生津益肺,补肾涩精;茯苓利水渗湿,健脾宁心;泽泻利小便,清湿热。

【加　减】　①燥热明显加知母、黄柏、黄芩各10克,天花粉5克。②气虚血瘀明显加太子参10克,当归10克,桃仁10克,红花10克,水蛭5克。③痰浊明显加陈皮 10 克,半夏 10 克,胆南星 10 克,石菖蒲 10 克,天竺黄 10 克,竹茹 10 克。

【方药 3】　知柏地黄丸(《景岳全书》)加减。

| 山萸肉 6 克 | 山药 6 克 | 熟地黄 12 克 | 牡丹皮 5 克 |
| 泽泻 5 克 | 茯苓 5 克 | 盐知母 5 克 | 盐黄柏 5 克 |

【方　解】　熟地黄滋肾阴,益精髓;山茱萸滋肾益肝,山药滋肾补脾;泽泻泻肾降浊,丹皮泻肝火;茯苓渗脾湿,知母、黄柏清肾中伏火,清肝火,因此知柏地黄丸具有滋阴降火的作用。

【加　减】　①咳嗽出汗明显加五味子 15 克。②气虚明显者加附子 15 克,桂枝 10 克。

【方药 4】

黄连 3 克	黄芩 10 克	白芍 10 克	菖蒲 10 克
柴胡 10 克	浮小麦 30 克	炙甘草 10 克	炒枣仁 15 克
郁金 10 克	阿胶 10 克	大枣 5 枚	

【加　减】　①咳嗽出汗明显加五味子 15 克。②气虚明显者加附子 15 克,桂枝 10 克。

4. 心阳不振证

【临床表现】　心悸不安,胸闷气短,动则尤甚,面色苍白,形寒肢冷,舌淡苔白,脉象虚弱或沉细无力。

【治　法】　温补心阳,安神定悸。

【方药 1】　桂枝甘草龙骨牡蛎汤(《伤寒论》)加减。

| 桂枝 9 克 | 炙甘草 6 克 | 煅龙骨(先煎)24 克 | 煅牡蛎(先煎)24 克 |
| 附子 9 克 | 黄芪 9 克 | | |

【方　解】　桂枝,温通血脉,温振心阳。炙甘草,补虚益气养心;附子助桂枝扶助心阳;黄芪助炙甘草益气助阳。佐以牡蛎、龙骨重镇安神定悸;全方复阳安神,培本固脱,为其配伍特点。

【加　减】　①形寒肢冷者,加人参 9 克,肉桂 5 克温阳散寒。②兼见水饮内停者,加葶苈子 9 克,五加皮 9 克,车前子(包煎)9 克利水化饮。③夹瘀血者,加丹参 9 克,赤芍 9 克,桃仁 9 克,红花 9 克。④兼见阴伤者,加麦冬 9 克,枸杞子 9 克。⑤若心阳不振,以致心动过缓者,加炙麻黄 9 克,补骨脂 9 克,重用桂枝温通心阳。

【方药 2】　参附汤(《济生续方》)加减。

| 人参 15 克 | 炮附子 12 克 | 黄芪 9 克 | 桂枝 9 克 |
| 炙甘草 9 克 | | | |

【方　解】　人参,药性甘温,大补元气以固脱,益脾肺之气以固后天之本,使脾肺之气旺则五脏之气旺;大辛大热之炮附子,温壮肾阳,大补先天之本,使先天之阳生则一身之阳生。黄芪助人参益气,桂枝助附子温阳。四药相伍,共奏回阳、益气、固脱之功。

【加　减】　①寒湿相搏,肢体重痛者,去人参,加白术9克以健脾祛湿。②休克危症急救时常加生龙骨(先煎)12克,生牡蛎(先煎)12克,白芍9克敛汗潜阳,固脱强心。

【方药3】　保元汤(《博爱心鉴》)加减。

| 人参12克 | 黄芪15克 | 肉桂5克 | 甘草5克 |
| 生姜2片 | 大枣6克 | | |

【方　解】　人参,大补元气,固护原有之气。重用黄芪,以增强人参益气之功。配伍少量肉桂,引火归元,使气得生。甘草调和诸药为使,且可配合人参健脾益气,一药两用。

【加　减】　①心胸疼痛者,加郁金9克,川芎9克,丹参9克活血定痛。②形寒肢冷,阳虚较重者加附子(先煎)9克,巴戟天9克温补阳气。

【方药4】　桂枝甘草汤(《伤寒论》)加减。

| 桂枝12克 | 炙甘草6克 | 芍药6克 | 大枣6克 |

【方　解】　桂枝,辛性温,温通血脉,以助阳气。炙甘草,甘温,益气补中。二者相配,辛甘化阳,补益心阳。芍药,敛阴止汗,固护原有阳气。

【加　减】　①气虚短气者,加人参9克,黄芪9克以益气补虚。②阳虚恶寒者,加干姜9克,附子(先煎)9克以温阳散寒。③血虚头晕目眩者,加龙眼肉9克,当归9克以滋补阴血。④怔忡者,加远志9克,酸枣仁9克以安神定志。

5. 水饮凌心证

【临床表现】　心悸眩晕,胸闷痞满,渴不欲饮,小便短少,或下肢浮肿,形寒肢冷,伴恶心,欲吐,流涎,舌淡胖,苔白滑,脉象弦滑或沉细而滑。

【治　法】　振奋心阳,化气行水,宁心安神。

【方药1】　苓桂术甘汤(《金匮要略》)加减。

| 茯苓12克 | 桂枝9克 | 白术9克 | 炙甘草6克 |
| 山药9克 | 莲子9克 | | |

【方　解】　茯苓,甘淡,渗湿健脾,利水化饮,使饮从小便而出。桂枝,温阳化气,布化津液,并能平冲降逆,加强君药化饮利水之功。白术,健脾燥湿,合茯苓增强健脾祛湿之功,合桂枝温运中阳;炙甘草补脾益气,兼和诸药。四药合用,共奏健

脾利湿,温阳化饮之功。

【加　减】　①痰饮犯肺见咳逆咳痰较甚者,加半夏9克,陈皮9克。②脾虚见神疲乏力者,加党参9克,黄芪9克。

【方药2】　甘草干姜茯苓白术汤(《金匮要略》)加减。

甘草6克　　　　干姜12克　　　茯苓12克　　　白术6克
泽泻6克

【方　解】　干姜,温中散寒,温阳化饮。茯苓,渗湿健脾,利水化饮。白术,健脾燥湿,增强茯苓健脾祛湿之功;泽泻,利水渗湿,增强利水化饮之力。全方温阳散寒。

【加　减】　若寒多痛甚者,可酌加附子先煎9克,细辛3克以助温经散寒之力。

【方药3】　真武汤(《伤寒论》)加减。

茯苓9克　　　　芍药9克　　　白术6克　　　生姜9克
炮附子9克　　　桂枝6克

【方　解】　附子辛热,主入心肾,可温壮肾阳以化气行水,散寒止痛。茯苓,淡渗利水;生姜,温胃散寒行水。白术苦甘而温,健脾燥湿;白芍酸而微寒,敛阴缓急,利小便,且监制附子之温燥;桂枝,温通血脉,以助利水。全方共奏温阳利水之功,使阳复阴化水行。

【加　减】　①若咳者,加五味子6克,细辛3克。②若下利者,去芍药,加干姜6克。③若呕者去附子,加重生姜用量。

【方药4】　附子汤(《伤寒论》)加减。

炮附子(先煎)12克　　　茯苓9克　　　人参6克　　　芍药9克
白术12克　　　　　　　山药9克

【方　解】　方中重用炮附子温经壮阳。人参,大补元气,健脾益气。茯苓、白术健脾化湿;芍药和营止痛。诸药合用,共奏温经助阳,祛寒除湿之功。

【加　减】　①气虚甚者,加黄芪12克,党参9克。②水气重者加茯苓9克,泽泻9克,猪苓9克以助利水。

二、中成药治疗

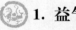 **1. 益气复脉胶囊(颗粒)**

【药物组成】　红参、麦冬、五味子。

【功能主治】 益气复脉,养阴生津。用于气阴两亏引起的心悸,气短,脉微,自汗;冠心病心绞痛和衰老见上述证候者。

【临床应用】 窦性心动过速证属气阴两虚,心脉失养,症见胸闷不适,胸痛,乏力气短,自汗,舌淡,少苔,脉细。

【用法用量】 胶囊剂:口服,一次 3 粒,一日 2 次。颗粒剂:口服,一次 2～4 粒,一日 2 次。

【注意事项】

(1)宜饭后服用。

(2)服用本品期间忌食辛辣、油腻食物。

(3)服药期间心绞痛发作加剧者应及时救治。

 2. 归脾丸(合剂)

【药物组成】 炙黄芪、龙眼肉、党参、炒白术、当归、茯苓、炒酸枣仁、制远志、木香、炙甘草、大枣(去核)。

【功能主治】 益气健脾,养血安神。用于心脾两虚,气短心悸,失眠多梦,头晕头昏,肢倦乏力,食欲缺乏,崩漏便血。

【临床应用】 窦性心动过速证属心脾两虚证,症见失眠多梦,健忘,头晕头昏,肢倦乏力,精神疲惫,食欲缺乏,大便溏薄,舌淡苔白,脉细弱。

【用法用量】 浓缩丸:口服一次 8～10 丸,一日 3 次。丸剂:用温开水或生姜汤送服,水蜜丸一次 6 克,小蜜丸一次 9 克,大蜜丸一次 1 丸,一日 3 次。合剂:口服一次 10～20 毫升,一日 3 次,用时摇匀。

【注意事项】

(1)阴虚火旺者慎用。

(2)忌食辛辣、生冷、油腻食物。

3. 心脑舒口服液

【药物组成】 人参、麦冬、党参、黄芪、五味子。

【功能主治】 补气养阴。用于气阴两虚所致的头晕目眩、失眠、健忘、心悸、怔忡、气短、肢倦、自汗、盗汗。

【临床应用】 窦性心动过速证属气阴两虚证,症见气短懒言,肢体倦怠,神疲乏力,口干舌燥,心悸,舌淡,苔少,脉细弱。

【用法用量】 口服。一次 10 毫升,一日 2 次;短期突击用药:一次 20 毫升,一日 2～3 次,竞技或工作前服用。

【注意事项】

(1)体实者慎用。

（2）感冒者慎用。

（3）忌食辛辣、油腻、生冷食物。

（4）在治疗失眠时,睡前勿吸烟,勿喝酒、茶和咖啡。

4. 正心泰胶囊（片）

【药物组成】　黄芪、丹参、川芎、槲寄生、山楂、葛根。

【功能主治】　补气活血,化瘀通络。用于气虚血瘀所致的胸痹,症见胸痛、胸闷、心悸、气短、乏力;冠心病心绞痛见上述证候者。

【临床应用】　窦性心动过速证属心血瘀滞,心脉痹阻。症见胸闷心痛,心悸,气短,自汗,乏力,脉细涩,舌质淡紫。

【用法用量】　胶囊剂:口服。一次 4 粒,一日 3 次。片剂:口服。一次 4 片,一日 3 次。

【注意事项】

（1）孕妇慎用。

（2）在治疗期间,心绞痛持续发作,宜加用硝酸酯类药物;如果出现剧烈心绞痛、心肌梗死等,应及时救治。

5. 软脉灵口服液

【药物组成】　熟地黄、人参、当归、枸杞子、制何首乌、五味子、川芎、丹参、牛膝、炙黄芪、茯苓、白芍、陈皮、淫羊藿、远志、柏子仁。

【功能主治】　滋补肝肾,益气活血。用于肝肾阴虚、气虚血瘀所致的头晕、失眠、胸闷、胸痛、心悸、气短、乏力;早期脑动脉硬化、冠心病、心肌炎、中风后遗症见上述证候者。

【临床应用】　窦性心动过速证属肝肾不足,气血亏虚。症见头晕,伴有失眠,心悸,气短,乏力,舌淡,苔薄白,脉细弱。

【用法用量】　口服。一次 10 毫升,一日 1～3 次。40 天为一个疗程。

【注意事项】

（1）肝火上炎或阴虚内热所致的头晕、失眠者慎用。

（2）服药期间,冠心病急性发作,见胸痛难忍,四肢厥冷,大汗淋漓,应及时救治。

（3）服药期间,心肌炎急性发作,见心慌气短,四肢厥冷,大汗淋漓,应及时救治。

（4）中风急性期患者不宜使用。

（5）服药期间忌食辛辣、油腻食物。

6. 稳心颗粒

【药物组成】 黄精、党参、三七、琥珀、甘松。

【功能主治】 益气养阴,活血化瘀。用于气阴两虚、心脉瘀阻所致的心悸不宁、气短乏力、胸闷胸痛;室性期前收缩、房性期前收缩见上述证候者。

【临床应用】 窦性心动过速由于气阴两虚,心脉瘀阻,心神失养所致。症见心悸不宁,怔忡,短气喘息,胸闷不舒,胸痛时作,神疲乏力,心烦少寐,舌黯有瘀点、瘀斑,脉虚或结代。

【用法用量】 开水冲服。一次1袋,一日3次或遵医嘱。

【注意事项】

(1)孕妇慎用。

(2)忌食生冷食物,忌烟酒、浓茶。

(3)用药时应将药液充分搅匀,勿将杯底药粉丢弃。

(4)危重病人应采取综合治疗方法。

 7. 参松养心胶囊

【药物组成】 人参、麦冬、南五味子、山茱萸、炒酸枣仁、桑寄生、丹参、赤芍、土鳖虫、甘松、黄连、龙骨。

【功能主治】 益气养阴,活血通络,清心安神。用于治疗冠心病室性早搏中医属气阴两虚,心络瘀阻证。症见心悸不安,气短乏力,动则加剧,胸部闷痛,失眠多梦,盗汗,神倦,懒言。

【临床应用】 窦性心动过速由气阴两虚,心络瘀阻所致。症见心悸不安,气短乏力,动则加剧,胸部闷痛,失眠多梦,盗汗,神倦,懒言,舌质黯或有瘀点,少苔,脉细弱或结代。

【用法用量】 口服。一次4粒,一日3次。

【注意事项】

(1)孕妇禁用。

(2)应注意配合原发性疾病的治疗。

(3)在治疗期间心绞痛持续发作者应及时就诊。

(4)忌食生冷、辛辣、油腻食物,忌烟酒、浓茶。

 8. 田七补丸

【药物组成】 乌鸡(去毛爪肠)、熟地黄、当归、三七(香油炸黄)、党参、白术(麸炒)、山药、女贞子(酒炙)、墨旱莲、香附(醋炙)。

【功能主治】 补肝益肾,益气养血。用于肝肾不足、气血亏虚所致的面色苍白、心悸气短、精神疲倦、体虚潮热、腰腿酸软。也用于妇女产后失血过多。

【临床应用】　窦性心动过速因肝肾不足，气血亏虚所致。症见心慌不能自主，神疲倦怠，遇劳则发，稍劳尤甚，头晕，腰酸，舌淡少津，脉沉细或结代。

【用法用量】　口服。小蜜丸一次 45 丸，一日 3 次；大蜜丸一次 2 丸，一日 2 次。

【注意事项】

(1)血热引起的失血者慎用。

(2)脾虚腹胀、便溏、咳嗽痰多者慎用。

(3)不宜和感冒类药同服。

(4)进食营养丰富而易消化吸收的食物,饮食有节;服药期间忌食生冷食物;忌烟酒、浓茶。

(5)保持心情愉快,情绪稳定,忌过度思虑、恼怒、惊恐。

9. 益气养血口服液

【药物组成】　人参、黄芪、当归、制何首乌、党参、炒白术、鹿茸、生地黄、麦冬、五味子、淫羊藿、地骨皮、陈皮。

【功能主治】　益气养血。用于气血不足所致的气短心悸、面色不华、体虚乏力。

【临床应用】　窦性心动过速因脾胃虚弱,气血化生不足,使心失所养,神无所附而致,症见气短,心悸,面色不华,倦怠乏力,舌淡,苔薄,脉细弱。

【用法用量】　口服。一次 15～20 毫升,一日 3 次。

【注意事项】

(1)湿热内蕴,痰火壅盛者慎用。

(2)孕妇慎用,月经期及有出血倾向者慎用。

(3)忌食生冷、辛辣、油腻食物,忌烟酒、浓茶。

(4)保持心情舒畅,忌过度思虑、避免恼怒、抑郁等不良情绪。

10. 消疲灵颗粒

【药物组成】　人参、当归、黄芪、茯苓、龙眼肉、阿胶、麦冬、五味子、灵芝、鸡血藤、丹参、酸枣仁、肉桂、山楂。

【功能主治】　益气健脾,养血活血,宁心安神。用于过度疲劳或病后气血两虚所致的心悸气短、四肢酸痛、全身无力、精神疲惫、烦躁失眠、食欲缺乏。

【临床应用】　窦性心动过速因素体虚弱,或过度疲劳,或病后失养,气血亏虚以致精神疲倦,全身无力,四肢酸痛,气短懒言,食欲缺乏,舌淡,苔薄白,脉细弱。

【用法用量】　开水冲服。一次 10～20 克,一日 1～3 次。6 天为一疗程。

【注意事项】

(1)体实有热者慎用。

(2)感冒者慎用。

(3)孕妇慎用。

(4)忌食辛辣、油腻、生冷食物。不宜喝茶和吃萝卜。

(5)用于治疗失眠时,睡前忌吸烟,忌喝酒、茶和咖啡。

11. 血府逐瘀口服液(胶囊)

【药物组成】 炒桃仁、红花、生地黄、川芎、赤芍、当归、牛膝、柴胡、桔梗、麸炒枳壳、甘草。

【功能主治】 活血祛瘀,行气止痛。用于气滞血瘀所致的胸痹、头痛日久、痛如针刺而有定处、内热烦闷、心悸失眠、急躁易怒。

【临床应用】 窦性心动过速因气滞血瘀,心脉闭塞而致。症见胸痛,痛如针刺而有定处,烦躁,心悸,气短,舌黯红或有瘀斑,脉弦紧或涩。

【用法用量】 口服液:口服。一次 10ml,一日 3 次;或遵医嘱。胶囊剂:口服。一次 6 粒,一日 2 次;一个月为一疗程。

【注意事项】

(1)孕妇禁用。

(2)气虚血瘀者慎用。

(3)忌食生冷、油腻食物。

(4)在治疗期间若心痛持续发作,宜加用硝酸酯类药。如出现剧烈心绞痛、心肌梗死,应及时救治。

12. 心可舒胶囊(片)

【药物组成】 丹参、葛根、三七、山楂、木香。

【功能主治】 活血化瘀,行气止痛。用于气滞血瘀引起的胸闷、心悸、头晕、头痛、颈项疼痛;冠心病心绞痛、高血脂、高血压、心律失常见上述证候者。

【临床应用】 窦性心动过速因气滞血瘀,心脉闭阻所致。症见疼痛剧烈,心前区憋闷,痛有定处,两胁胀痛,气短,心悸,头晕,舌质紫黯或瘀斑,脉弦涩或结代。

【用法用量】 胶囊剂:口服。一次 4 粒,一日 3 次;或遵医嘱。片剂:口服。一次 4 片(小片)2 片(大片),一日 3 次,或遵医嘱。

【注意事项】

(1)孕妇禁用。

(2)气虚血瘀、痰瘀互阻之胸痹、心悸者不宜单用。

(3)出血性疾病及有出血倾向者慎用。

（4）忌食生冷、辛辣、油腻食物,忌烟酒、浓茶。

（5）在治疗期间,心绞痛持续发作宜加用硝酸酯类药。如果出现剧烈心绞痛、心肌梗死等,应及时救治。

（6）脑梗死发作期应及时留观,待病情稳定后方可用药。

13. 当归补血口服液（丸）

【药物组成】　黄芪、当归。

【功能主治】　补养气血。用于气血两虚证。

【临床应用】　窦性心动过速多因久病不愈,耗伤气血;或脾胃虚弱,气血化源不足所致,症见气短乏力,四肢倦怠,面色萎黄或苍白,头晕目眩,失眠,健忘,舌淡苔薄,脉细弱。

【用法用量】　口服液:口服。一次 10 毫升,一日 2 次。丸剂:口服。一次 1 丸,一日 2 次。

【注意事项】

（1）阴虚火旺者慎用。

（2）感冒者慎用。

（3）用于治疗失眠时,睡前不宜喝茶和咖啡。

（4）服药期间宜食清淡易消化食物,忌食辛辣、油腻、生冷食物。

第3章 室性心律失常

室性心律失常指由心室发出的激动,在一次或一段时间内控制心脏的节律。室性心律失常有主动和被动之分,前者包括室性期前收缩、阵发性心动过速、并行收缩型心动过速、心室扑动及颤动,后者包括室性逸搏及室性逸搏性心律等。室性心律失常的发生机制主要有3种,即折返、自律性增高和触发激动。室性心律失常根据其临床意义可分为如下三类:

(1)良性室性心律失常:无器质性心脏病患者的室性早搏或非持续性室速称为良性室性心律失常。室早形态常为单形性,24小时动态心电图无复杂性室早,室早<100次/24小时或<5次/小时。无基础器质性心脏病,且在心律失常发作时无血流动力学改变,发生心脏性猝死危险性低。

(2)潜在恶性室性心律失常:系指非持续性,但频繁发作(发作时间短于15秒自行终止)的室速,或室早多达3000次/24小时,心律失常不常导致血流动力学的紊乱,但常发生猝死,动态心电图和运动试验是主要诊断手段。潜在恶性室性心律失常常出现于下列情况:①严重的缺血性心脏病(如急性心肌梗死、不稳定型心绞痛)。②运动试验诱发,尤其出现于运动的高峰期,ST段下降>2毫米时。③充血性心衰。④心肌病(扩张型或肥厚型)。⑤二尖瓣脱垂综合征等。

(3)恶性室性心律失常:系指①心脏停搏或心室颤动抢救成功的幸存者。②反复发作的持续性室速。③需紧急处理(包括电转复)的室性心律失常。④可转变为室颤或室扑的室性心律失常。⑤导致严重血流动力学障碍(晕厥、休克)并有猝死危险的室性心律失常。

室性心律失常是心律失常的一个重要压型,根据其临床表现,将其归属于中医"心悸"范畴。因此中医学多根据心悸进行辨证论治,多因体虚劳倦,情志内伤,外邪侵袭等,导致心神失宁而发病。其病位在心,根据病症的临床表现,应分辨病变有无涉及肝脾肺肾,是涉及一脏,或病及多脏,心悸病机有虚实之分,故治疗上应分虚实,虚证分别治以补气、养血、滋阴、温阳;实证则应祛痰、化饮、清火、行瘀。但本病以虚实错杂为多见,且虚实的主次、缓急各有不同,故治当相应兼顾。同时,由于心悸以心神不宁为其病理特点,故应酌情配入镇心安神之法。

一、中医辨证治疗

 1. 心虚胆怯证

【临床表现】　心悸,善惊易恐,坐卧不安,如恐人将捕之,多梦易醒,恶闻声响,食少纳呆,苔薄白,脉细略数或细弦。

【治　法】　镇惊定志,养心安神。

【方药1】　补中益气汤(《内外伤辨惑论》)加减。

| 黄芪18克 | 炙甘草9克 | 党参12克 | 当归3克 |
| 陈皮6克 | 升麻6克 | 柴胡6克 | 白术9克 |

【方　解】　方中重用黄芪,味甘微温,入脾、肺经,补中益气,升阳固表,为君药。配伍人参、炙甘草、白术补气健脾为臣,与黄芪合用,以增强其补益中气之功。血为气之母,气虚时久,营血亦亏,故用当归养血和营,协人参、黄芪以补气养血;陈皮理气和胃,使诸药补而不滞,共为佐药。并以少量升麻、柴胡升阳举陷,协助君药以升提下陷之中气,《本草纲目》谓:"升麻引阳明清气上升,柴胡引少阳清气上行,此乃禀赋虚弱,元气虚馁,及劳役饥饱,生冷内伤,脾胃引经最要药也",共为佐使。炙甘草调和诸药,亦为使药。诸药合用,使气虚得补,气陷得升则诸症自愈。气虚发热者,亦借甘温益气而除之。

【加　减】　心悸怔忡较重者,加酸枣仁9克,柏子仁9克以助养心定悸之效,或加龙齿(先煎)18克,磁石(先煎)18克以增重镇安神之功。

【方药2】　安神定志丸(《医学心悟》)加减。

| 远志6克 | 石菖蒲5克 | 茯神15克 | 茯苓15克 |
| 朱砂(冲服)2克 | 龙齿(先煎)25克 | 党参9克 | |

【方　解】　方中朱砂、龙齿重镇安神,远志、石菖蒲入心开窍,除痰定惊,同为主药;茯神养心安神,茯苓、党参健脾益气,协助主药宁心除痰。

【加　减】　①心阴不足可加五味子9克,酸枣仁9克。②心血不足者加当归9克,龙眼肉15克;心阳不足者加桂枝。③阴虚不足者加麦冬12克,生地黄9克。

【方药3】　炙甘草汤(《伤寒论》)加减。

炙甘草12克	生姜9克	人参6克	生地黄30克
桂枝9克	阿胶6克	麦冬10克	麻仁10克
大枣6克			

【方　解】　方中重用生地黄滋阴养血为君,《名医别录》谓地黄"补五脏内伤不

足,通血脉,益气力"。炙甘草、人参、大枣,益心气,补脾气,以资气血生化之源;阿胶、麦冬、麻仁滋心阴,养心血,充血脉,共为臣药。桂枝、生姜辛行温通,温心阳,通血脉,诸厚味滋腻之品得姜、桂则滋而不腻。用法中加清酒煎服,以清酒辛热,可温通血脉,以行药力,是为使药。

【加　减】　①偏于心气不足者,重用炙甘草、人参。②偏于阴血虚者重用生地、麦冬。③心阳偏虚者,易桂枝为肉桂 6 克,加附子先煎 9 克以增强温心阳之力。④阴虚而内热较盛者,易人参为南沙参 9 克,并减去桂、姜、枣、酒,酌加知母 6 克,黄柏 6 克,则滋阴液降虚火之力更强。

【方药4】　天王补心丹(《校注妇人良方》)加减。

人参 9 克	茯苓 9 克	玄参 9 克	丹参 9 克
桔梗 6 克	远志 6 克	当归 9 克	麦冬 9 克
天冬 9 克	柏子仁 6 克	酸枣仁 6 克	生地黄 9 克
大枣 6 克			

【方　解】　方中重用甘寒之生地黄,入心能养血,入肾能滋阴,故能滋阴养血,壮水以制虚火,为君药。天冬、麦冬滋阴清热;酸枣仁、柏子仁养心安神;当归补血润燥;共助生地黄滋阴补血,并养心安神,俱为臣药。玄参滋阴降火;茯苓、远志养心安神;人参补气以生血,并能安神益智;丹参清心活血,合补血药使补而不滞,则心血易生;以上共为佐药。桔梗为舟楫,载药上行以使药力缓留于上部心经。

【加　减】　①失眠重者,可酌加龙骨(先煎)18 克,磁石(先煎)18 克以重镇安神。②心悸怔忡甚者,可酌加龙眼肉 9 克,夜交藤 18 克以增强养心安神之功。③遗精者,可酌加金樱子 9 克,煅牡蛎(先煎)18 克以固肾涩精。

2. 心血不足证

【临床表现】　心悸气短,失眠多梦,面色无华,头晕目眩,纳呆食少,倦怠乏力,腹胀便溏,舌淡红,脉细弱。

【治　法】　补血养心,益气安神。

【方药1】　归脾汤(《正体类要》)加减。

白术 9 克	当归 9 克	白茯苓 9 克	炒黄芪 9 克
龙眼肉 9 克	远志 9 克	炒酸枣仁 9 克	人参 9 克
木香 5 克	炙甘草 3 克		

【方　解】　方中以人参、黄芪、白术、甘草甘温之品补脾益气以生血,使气旺而血生;当归、龙眼肉甘温补血养心;茯苓(多用茯神)、酸枣仁、远志宁心安神;木香辛香而散,理气醒脾,与大量益气健脾药配伍,复中焦运化之功,又能防大量益气补血药滋腻碍胃,使补而不滞,滋而不腻;用法中姜、枣调和脾胃,以资化源。

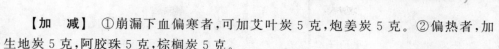

【加　减】　①崩漏下血偏寒者,可加艾叶炭 5 克,炮姜炭 5 克。②偏热者,加生地炭 5 克,阿胶珠 5 克,棕榈炭 5 克。

【方药2】　天王补心丹(《校注妇人良方》)加减。

人参 9 克	茯苓 9 克	玄参 9 克	丹参 9 克
桔梗 6 克	远志 6 克	当归 9 克	麦冬 9 克
天冬 9 克	柏子仁 6 克	酸枣仁 6 克	生地黄 9 克
大枣 6 克	五味子 6 克		

【方　解】　方中重用甘寒之生地黄,入心能养血,入肾能滋阴,故能滋阴养血,壮水以制虚火,为君药。天冬、麦冬滋阴清热;酸枣仁、柏子仁养心安神;当归补血润燥;五味子,收敛心气,引神入舍;共助生地滋阴补血,并养心安神,俱为臣药。玄参滋阴降火;茯苓、远志养心安神;人参补气以生血,并能安神益智;丹参清心活血,合补血药使补而不滞,则心血易生;以上共为佐药。桔梗为舟楫,载药上行以使药力缓留于上部心经。

【加　减】　①虚热不甚者,去玄参、天冬、麦冬。②火热偏盛者,去当归、远志,加黄连 9 克,木通 9 克,淡竹叶 9 克清心泄火。③遗精者,可酌加金樱子 9 克,煅牡蛎(先煎)18 克以固肾涩精。

【方药3】　甘麦大枣汤(《金匮要略》)加减。

| 甘草 9 克 | 小麦 30 克 | 大枣 15 克 | 玄参 9 克 |
| 白芍 9 克 | | | |

【方　解】　小麦味甘微寒,养心气而安心神为君。甘草和中缓急。佐以大枣补益中气,并润脏躁;玄参滋阴降火。四药合用,甘润滋养,平躁缓急,为清补兼施之剂。

【加　减】　①潮热者,加地骨皮 9 克,银柴胡 9 克清退虚热。②虚火内扰者,加栀子 9 克。

【方药4】　牡蛎散(《太平惠民和剂局方》)加减。

| 煅牡蛎(先煎)15 克 | 黄芪 15 克 | 生地黄 12 克 | 白芍 9 克 |
| 五味子 6 克 | 炙甘草 6 克 | | |

【方　解】　煅牡蛎咸涩微寒,敛阴潜阳,固涩止汗。生黄芪味甘微温,益气实卫,固表止汗。君臣相配,是为益气固表、敛阴潜阳的常用组合。生地黄、白芍、甘草,酸甘化阴,滋阴清热;五味子益气生津,补肾宁心。

【加　减】　①气虚甚者重用黄芪,加人参 9 克,白术 9 克。②盗汗甚者,加糯稻根 9 克,山萸肉 9 克。

【方药5】　左归丸(《景岳全书》)加减。

| 熟地黄 12 克 | 龟甲胶 9 克 | 鹿角胶 9 克 | 生地黄 9 克 |
| 丹参 9 克 | 柏子仁 9 克 | 酸枣仁 9 克 | 远志 9 克 |

【方　解】　熟地黄滋阴,填精益髓。龟甲胶、鹿角胶血肉有情之品,峻补精髓;丹参、柏子仁、酸枣仁、远志养心阴以安心神。

【加　减】　①盗汗重者,加牡蛎 12 克,浮小麦 30 克敛汗止汗。②真阴不足,虚火上炎,加女贞子 9 克,麦冬 9 克以养阴清热。

3. 阴虚火旺证

【临床表现】　心悸易惊,心烦失眠,头晕目眩,耳鸣,口燥咽干,五心烦热,盗汗,急躁易怒,舌红少津,苔少或无,脉细数。

【治　法】　滋阴降火,养心安神。

【方药 1】　加减复脉汤(《温病条辨》)加减。

| 炙甘草 18 克 | 生地黄 18 克 | 白芍 18 克 | 麦冬 15 克 |
| 阿胶 9 克 | 麻仁 9 克 | 人参 9 克 | |

【方　解】　方中重用生地黄滋阴养血为君。炙甘草、人参,二者合用益气健脾,以资气血生化之源;阿胶、麦冬、麻仁,滋心阴,养心血,充血脉,共为臣药。白芍酸寒敛阴,合甘草酸甘化阴,并能和中缓急。全方寓酸敛于滋润之中,重在滋液敛阴而复脉,有温凉通敛之意。

【加　减】　心悸怔忡较重者,加酸枣仁 9 克,柏子仁 9 克以助养心定悸之效,或加龙齿(先煎)18 克,磁石(先煎)18 克以增重镇安神之功。

【方药 2】　炙甘草汤(《伤寒论》)加减。

炙甘草 12 克	生姜 9 克	人参 6 克	生地黄 30 克
桂枝 9 克	阿胶 6 克	麦冬 10 克	麻仁 10 克
大枣 6 克			

【方　解】　方中重用生地黄滋阴养血为君,《名医别录》谓地黄"补五脏内伤不足,通血脉,益气力"。炙甘草、人参、大枣,益心气,补脾气,以资气血生化之源;阿胶、麦冬、麻仁滋心阴,养心血,充血脉,共为臣药。桂枝、生姜辛行温通,温心阳,通血脉,诸厚味滋腻之品得姜、桂则滋而不腻。用法中加清酒煎服,以清酒辛热,可温通血脉,以行药力,是为使药。

【加　减】　①偏于心气不足者,重用炙甘草、人参。②偏于阴血虚者重用生地、麦冬。③心阳偏虚者,易桂枝为肉桂 6 克,加附子(先煎)9 克以增强温心阳之力。④阴虚而内热较盛者,易人参为南沙参 9 克,并减去桂、姜、枣、酒,酌加知母 6 克,黄柏 6 克,则滋阴液降虚火之力更强。

【方药 3】　天王补心丹(《校注妇人良方》)加减。

人参 9 克	茯苓 9 克	玄参 9 克	丹参 9 克
桔梗 6 克	远志 6 克	当归 9 克	麦冬 9 克
天冬 9 克	柏子仁 6 克	酸枣仁 6 克	生地黄 9 克
大枣 6 克			

【方　解】　方中重用甘寒之生地黄,入心能养血,入肾能滋阴,故能滋阴养血,壮水以制虚火,为君药。天冬、麦冬滋阴清热;酸枣仁、柏子仁养心安神;当归补血润燥;共助生地滋阴补血,并养心安神,俱为臣药。玄参滋阴降火;茯苓、远志养心安神;人参补气以生血,并能安神益智;丹参清心活血,合补血药使补而不滞,则心血易生;以上共为佐药。桔梗为舟楫,载药上行以使药力缓留于上部心经。

【加　减】　①失眠重者,可酌加龙骨(先煎)18 克,磁石(先煎)18 克以重镇安神。②心悸怔忡甚者,可酌加龙眼肉 9 克,夜交藤 18 克以增强养心安神之功。③遗精者,可酌加金樱子 9 克,煅牡蛎(先煎)18 克以固肾涩精。

【方药 4】　柏子养心丸(《体仁汇编》)加减。

柏子仁 12 克	党参 9 克	炙黄芪 9 克	川芎 6 克
当归 9 克	制远志 9 克	酸枣仁 9 克	肉桂 3 克
半夏曲 6 克	炙甘草 5 克	朱砂 3 克	熟地黄 6 克

【方　解】　柏子仁,养心安神;熟地,滋阴补血,补心肾。党参、黄芪益气健脾,养心;川芎、当归养血活血行气,兼能止痛。远志交通心肾;酸枣仁养血安神,增强君药之功;肉桂,引火归元;半夏曲,燥湿化痰,和胃以助药势。朱砂镇心安神,以治其标;甘草调和诸药。

【加　减】　①虚火重者加玄参 9 克,天冬 9 克,麦冬 9 克。②失眠重者,加龙齿先煎 18 克,夜交藤 18 克。

4. 心阳不振证

【临床表现】　心悸不安,胸闷气短,动则尤甚,面色苍白,形寒肢冷,舌淡苔白,脉象虚弱或沉细无力。

【治　法】　温补心阳,安神定悸。

【方药 1】　桂枝甘草龙骨牡蛎汤(《伤寒论》)加减。

| 桂枝 9 克 | 炙甘草 6 克 | 煅龙骨(先煎)24 克 | 煅牡蛎(先煎)24 克 |
| 附子(先煎)9 克 | 黄芪 9 克 | | |

【方　解】　桂枝,温通血脉,温振心阳。炙甘草,补虚益气养心;附子助桂枝扶助心阳;黄芪助炙甘草益气助阳。佐以牡蛎、龙骨重镇安神定悸;全方复阳安神,培本固脱,为其配伍特点。

【加　减】　①形寒肢冷者,加人参 9 克,肉桂 5 克温阳散寒。②兼见水饮内停者,加葶苈子9克,五加皮9克,车前子9克利水化饮。③夹瘀血者,加丹参9克,赤芍9克,桃仁9克,红花9克。④兼见阴伤者,加麦冬9克,枸杞子9克。⑤若心阳不振,以致心动过缓者,加炙麻黄9克,补骨脂9克,重用桂枝温通心阳。

【方药2】 参附汤(《济生续方》)加减。

| 人参15克 | 炮附子(先煎)12克 | 黄芪9克 | 桂枝9克 |

炙甘草9克

【方　解】 人参,药性甘温,大补元气以固脱,益脾肺之气以固后天之本,使脾肺之气旺则五脏之气旺;大辛大热之炮附子,温壮肾阳,大补先天之本,使先天之阳生则一身之阳生。臣以黄芪,助人参益气,桂枝助附子温阳。四药相伍,共奏回阳、益气、固脱之功。

【加　减】 ①寒湿相搏,肢体重痛者,去人参,加白术9克以健脾祛湿。②休克危症急救时常加生龙骨(先煎)12克,生牡蛎(先煎)12克,白芍9克敛汗潜阳,固脱强心。

【方药3】 保元汤(《博爱心鉴》)加减。

| 人参12克 | 黄芪15克 | 肉桂5克 | 甘草5克 |

生姜2片　　大枣6克

【方　解】 人参,大补元气,固护原有之气。重用黄芪,以增强人参益气之功。配伍少量肉桂,引火归元,使气得生。甘草调和诸药为使,且可配合人参健脾益气,一药两用。

【加　减】 ①心胸疼痛者,加郁金9克,川芎9克,丹参9克活血定痛。②形寒肢冷,阳虚较重者加附子(先煎)9克,巴戟天9克温补阳气。

【方药4】 桂枝甘草汤(《伤寒论》)加减。

| 桂枝12克 | 炙甘草6克 | 芍药6克 | 大枣6克 |

【方　解】 桂枝,辛性温,温通血脉,以助阳气。炙甘草,甘温,益气补中。二者相配,辛甘化阳,补益心阳。芍药,敛阴止汗,固护原有阳气。

【加　减】 ①气虚短气者,加人参9克,黄芪9克以益气补虚。②阳虚恶寒者,加干姜9克,附子9克以温阳散寒。③血虚头晕目眩者,加龙眼肉9克,当归9克以滋补阴血。④怔忡者,加远志9克,酸枣仁9克以安神定志。

5. 水饮凌心证

【临床表现】 心悸眩晕,胸闷痞满,渴不欲饮,小便短少,或下肢浮肿,形寒肢冷,伴恶心,欲吐,流涎,舌淡胖,苔白滑,脉象弦滑或沉细而滑。

【治　法】 振奋心阳,化气行水,宁心安神。

【方药 1】　苓桂术甘汤(《金匮要略》)加减。

| 茯苓 12 克 | 桂枝 9 克 | 白术 9 克 | 炙甘草 6 克 |
| 山药 9 克 | 莲子 9 克 | | |

【方　解】　茯苓,甘淡,渗湿健脾,利水化饮,使饮从小便而出。桂枝,温阳化气,布化津液,并能平冲降逆,加强君药化饮利水之功。白术,健脾燥湿,合茯苓增强健脾祛湿之功,合桂枝温运中阳;炙甘草补脾益气,兼和诸药。四药合用,共奏健脾利湿,温阳化饮之功。

【加　减】　①痰饮犯肺见咳逆咳痰较甚者,加半夏 9 克,陈皮 9 克。②脾虚见神疲乏力者,加党参 9 克,黄芪 9 克。

【方药 2】　甘草干姜茯苓白术汤(《金匮要略》)加减。

| 甘草 6 克 | 干姜 12 克 | 茯苓 12 克 | 白术 6 克 |
| 泽泻 6 克 | | | |

【方　解】　干姜,温中散寒,温阳化饮。茯苓,渗湿健脾,利水化饮。白术,健脾燥湿,增强茯苓健脾祛湿之功;泽泻,利水渗湿,增强利水化饮之力。全方温阳散寒。

【加　减】　若寒多痛甚者,可酌加附子 9 克,细辛 3 克以助温经散寒之力。

【方药 3】　真武汤(《伤寒论》)加减。

| 茯苓 9 克 | 芍药 9 克 | 白术 6 克 | 生姜 9 克 |
| 炮附子(先煎)9 克 | 桂枝 6 克 | | |

【方　解】　附子辛热,主入心肾,可温壮肾阳以化气行水,散寒止痛。茯苓,淡渗利水;生姜,温胃散寒行水。白术苦甘而温,健脾燥湿;白芍酸而微寒,敛阴缓急,利小便,且监制附子之温燥;桂枝,温通血脉,以助利水。全方共奏温阳利水之功,使阳复阴化水行。

【加　减】　①若咳者,加五味子 6 克,细辛 3 克。②若下利者,去芍药,加干姜 6 克。③若呕者去附子,加重生姜用量。

【方药 4】　附子汤(《伤寒论》)加减。

| 炮附子(先煎)12 克 | 茯苓 9 克 | 人参 6 克 | 芍药 9 克 |
| 白术 12 克 | 山药 9 克 | | |

【方　解】　方中重用炮附子温经壮阳。人参,大补元气,健脾益气。茯苓、白术健脾化湿;芍药和营止痛。诸药合用,共奏温经助阳,祛寒除湿之功。

【加　减】　①气虚甚者,加黄芪 12 克,党参 9 克。②水气重者加茯苓 9 克,泽泻 9 克,猪苓 9 克以助利水。

6. 瘀阻心脉证

【临床表现】 心悸不安,胸闷不舒,心痛时作,痛如针刺,唇甲青紫,舌质紫暗或有瘀斑,脉涩或结或代。

【治 法】 活血化瘀,理气通络。

【方药1】 桃仁红花煎(《陈素庵妇科补解》)加减。

红花12克	当归9克	桃仁12克	香附9克
延胡索9克	赤芍9克	川芎9克	丹参9克
生地黄9克	青皮6克		

【方 解】 桃仁、红花,活血化瘀。丹参去旧血以生新血,赤芍、川芎,增强君药活血化瘀之力。佐以延胡索、香附、青皮理气通脉止痛;生地、当归养血活血。

【加 减】 ①气滞血瘀者,加柴胡9克,枳壳9克。②兼见气虚者,加黄芪9克,党参9克。③兼血虚者,加枸杞子9克,熟地黄9克。④兼阴虚者,加麦冬9克,玉竹9克。

【方药2】 血府逐瘀汤(《医林改错》)加减。

桃仁12克	当归9克	赤芍9克	牛膝9克
川芎5克	桔梗5克	柴胡9克	枳壳6克
生地黄9克	甘草3克	红花9克	

【方 解】 桃仁,破血祛瘀。当归、红花、赤芍、牛膝、川芎助君活血祛瘀之力,其中牛膝且能通行血脉,引瘀血下行。柴胡疏肝理气,升达清阳;桔梗开宣肺气,载药上行入胸中,使气行则血行;生地黄清热以除瘀热,合当归又滋阴养血,使祛瘀而不伤正。甘草调和诸药为使。各药配伍,使血活气行,诸症自愈。

【加 减】 ①若瘀痛入络,可加全蝎9克,地龙9克以破血通络止痛。②气机郁滞较重,加川楝子9克,香附9克,青皮9克以疏肝理气止痛。

【方药3】 桃红四物汤(《医垒元戎》)加减。

桃仁12克	红花9克	熟地黄9克	当归9克
赤芍9克	白芍9克	川芎9克	

【方 解】 桃仁、红花,破血祛瘀。熟地黄、当归滋阴补血,养血活血;赤芍活血祛瘀,白芍养血敛阴,川芎畅达血脉。全方可使血滞得散,血虚得补。

【加 减】 ①若兼见气虚,加人参9克,黄芪9克以补气生血。②瘀滞较重者,加丹参9克。③血虚有寒者,加肉桂9克,炮姜9克。④血虚有热者,加黄芩9克,牡丹皮9克。

【方药4】 丹参饮(《时方歌括》)加减。

丹参 15 克　　　　檀香 6 克　　　　砂仁 6 克　　　　五灵脂 6 克

蒲黄 6 克　　　　　玉竹 6 克　　　　沙参 6 克

【方　解】　丹参,活血祛瘀,通经止痛。檀香、砂仁,行气温中,以助活血。五灵脂、蒲黄,活血祛瘀,散结止痛。全方药简力专,能活血祛瘀并能行气,为气血并治之方。

【加　减】　①若瘀血甚者,可酌加当归 9 克,赤芍 9 克,川芎 9 克,桃仁 9 克,红花 9 克以加强活血祛瘀之力。②若兼见血虚者,可合四物汤同用,以增强养血调经之功。③若疼痛较剧者,可加乳香 9 克,没药 9 克,延胡索 9 克以化瘀止痛。④兼气滞者,可加香附 9 克,川楝子 9 克以行气止痛。

7. 痰湿中阻证

【临床表现】　心悸时发时止,胸闷恶心,呕吐痰涎,失眠多梦,伴头重昏蒙,视物旋转,舌苔白腻,脉濡滑。

【治　法】　化痰祛湿,健脾和胃。

【方 药 1】　瓜蒌薤白半夏汤(《金匮要略》)加减。

瓜蒌 12 克　　　　薤白 9 克　　　　半夏 9 克　　　　白酒 10 毫升

丹参 12 克

【方　解】　瓜蒌,理气宽胸,涤痰散结,治胸痹胸痛之要药。薤白,温通滑利,通阳散结,行气止痛。半夏,燥湿化痰,降逆止呕,消痞散结。白酒,行气活血,增强薤白行气通阳之功。

【加　减】　①冠心病者加丹参 9 克,三七 9 克。②乳腺增生加浙贝母 9 克,乳香 9 克,没药 9 克。③咳喘加紫菀 12 克,款冬花 12 克。④慢性胆囊炎加枳壳 12 克,大腹皮 9 克,葛根 12 克,丹参 12 克。

【方 药 2】　半夏白术天麻汤(《医学心悟》)加减。

半夏 9 克　　　　天麻 6 克　　　　茯苓 6 克　　　　橘红 6 克

白术 18 克　　　　甘草 3 克　　　　生姜 2 片　　　　大枣 4 枚

【方　解】　半夏燥湿化痰,降逆止呕,意在治痰;天麻平肝息风,而止头眩,两者合用,为治风痰眩晕头痛之要药。白术、茯苓,健脾祛湿,能治生痰之源。橘红理气化痰,俾气顺则痰消。甘草和中调药;煎加姜、枣调和脾胃,生姜兼制半夏之毒。

【加　减】　①眩晕较甚者,可加僵蚕 9 克,胆南星 9 克以加强化痰息风之力。②头痛甚者,加蔓荆子 9 克,白蒺藜 9 克以祛风止痛。③呕吐甚者,可加代赭石 15 克,旋覆花 9 克以镇逆止呕。④兼气虚者,可加党参 9 克,生黄芪 9 克以益气。⑤湿痰偏盛,舌苔白滑者,可加泽泻 9 克,桂枝 9 克以渗湿化饮。

【方 药 3】　瓜蒂散(《伤寒论》)加减。

| 瓜蒂6克 | 赤小豆6克 | 党参15克 | 炙甘草15克 |
| 白术15克 | 干姜15克 | | |

【方　解】　瓜蒂,味苦性升而善吐;干姜温运中焦,祛散寒邪,恢复脾阳;人参补气健脾,振奋脾胃;白术健脾燥湿;佐炙甘草调和诸药而兼补脾和中。

【加　减】　黄疸者可加丁香10克。

【方 药4】　黄连温胆汤(《六因条辨》)加减。

| 黄连6克 | 半夏10克 | 竹茹12克 | 陈皮10克 |
| 甘草6克 | 茯苓10克 | 生姜3片 | 大枣2枚 |

【方　解】　黄连燥湿化痰、清心泻火。半夏降逆和胃、除湿化痰,竹茹清热化痰、止呕除烦。陈皮理气燥湿,茯苓健脾渗湿。姜、枣、甘草益脾和胃而协调诸药。综合全方,共奏理气化痰、清胆和胃、养心安神之效。

【加　减】　①肝郁者加柴胡10克,香附6克,川楝子6克。②多梦易惊、胆怯心悸者加龙骨(先煎)20克,牡蛎20克,磁石10克。③急躁易怒,口苦咽干者加栀子10克,龙胆草6克。

二、中成药治疗

1. 心宝丸

【药物组成】　附子、鹿茸、人参、肉桂、洋金花、三七、麝香、蟾酥、冰片。

【功能主治】　温补心肾,活血通脉。用于心肾阳虚、心脉瘀阻所致的心悸,症见畏寒肢冷、动则喘促、心悸气短、下肢肿胀、脉结代;冠心病,心功能不全、病态窦房结综合征见上述证候者。

【临床应用】　室性心律失常因心肾阳虚,无力运血,心脉瘀阻所致。症见畏寒肢冷,动则喘促,心悸气短,下肢肿胀,脉结代。

【用法用量】　口服。慢性心功能不全按心功能1、2、3级一次分别用120、240、360毫克,一日3次,一疗程为2个月;心功能正常后改为日维持量60～120毫克。病窦综合征病情严重者一次300～600毫克,一日3次,疗程为3～6个月。其他心律失常(期外收缩)及房颤、心肌缺血或心绞痛一次120～240毫克,一日3次,一个疗程为1～2个月。

【注意事项】

(1)孕妇、经期妇女禁用。

(2)青光眼患者禁用。

(3)本品不宜过量、久用。

（4）阴虚内热、肝阳上亢、痰火内盛者不宜使用。

（5）正在服用洋地黄类药物者慎用。

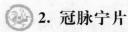

2. 冠脉宁片

【药物组成】　丹参、葛根、延胡索（醋制）、郁金、血竭、乳香（炒）、没药（炒）、桃仁（炒）、红花、当归、鸡血藤、制何首乌、黄精（蒸）、冰片。

【功能主治】　活血化瘀，行气止痛。用于气滞血瘀所致的胸痹，症见胸闷、心前区刺痛、心悸、舌质紫黯、脉沉弦；冠心病心绞痛见上述证候者。

【临床应用】　室性心律失常多因气滞血瘀、瘀阻心脉所致。症见胸闷而痛，或胸痛隐隐，痛有定处，舌黯红苔薄，脉弦涩。

【用法用量】　口服。一次 5 片，一日 3 次；或遵医嘱。

【注意事项】

（1）孕妇禁用。

（2）脾胃虚弱、年老体衰者不宜长期使用。

（3）有出血倾向或出血性疾病者慎用。

（4）忌食生冷、辛辣、油腻食物，忌烟酒、浓茶。

（5）在治疗期间，心绞痛持续发作，宜加用硝酸酯类药。如果出现剧烈心绞痛、心肌梗死等，应及时救治。

（6）本品含乳香、没药，胃弱者慎用。

3. 血府逐瘀口服液（胶囊）

【药物组成】　炒桃仁、红花、生地黄、川芎、赤芍、当归、牛膝、柴胡、桔梗、麸炒枳壳、甘草。

【功能主治】　活血祛瘀，行气止痛。用于气滞血瘀所致的胸痹、头痛日久、痛如针刺而有定处、内热烦闷、心悸失眠、急躁易怒。

【临床应用】　室性心律失常因气滞血瘀，心脉闭塞而致。症见胸痛，痛如针刺而有定处，烦躁，心悸，气短，舌黯红或有瘀斑，脉弦紧或涩。

【用法用量】　口服液：口服。一次 10 毫升，一日 3 次；或遵医嘱。胶囊剂：口服。一次 6 粒，一日 2 次；一个月为一疗程。

【注意事项】

（1）孕妇禁用。

（2）气虚血瘀者慎用。

（3）忌食生冷、油腻食物。

（4）在治疗期间若心痛持续发作，宜加用硝酸酯类药。如出现剧烈心绞痛、心肌梗死，应及时救治。

4. 心可舒胶囊(片)

【药物组成】 丹参、葛根、三七、山楂、木香。

【功能主治】 活血化瘀,行气止痛。用于气滞血瘀引起的胸闷、心悸、头晕、头痛、颈项疼痛;冠心病心绞痛、高血脂、高血压、心律失常见上述证候者。

【临床应用】 室性心律失常因气滞血瘀,心脉闭阻所致。症见疼痛剧烈,心前区憋闷,痛有定处,两胁胀痛,气短,心悸,头晕,舌质紫黯或瘀斑,脉弦涩或结代。

【用法用量】 胶囊剂:口服。一次4粒,一日3次;或遵医嘱。片剂:口服。一次4片(小片)、2片(大片),一日3次,或遵医嘱。

【注意事项】

(1)孕妇禁用。

(2)气虚血瘀、痰瘀互阻之胸痹、心悸者不宜单用。

(3)出血性疾病及有出血倾向者慎用。

(4)忌食生冷、辛辣、油腻食物,忌烟酒、浓茶。

(5)在治疗期间,心绞痛持续发作宜加用硝酸酯类药。如果出现剧烈心绞痛、心肌梗死等,应及时救治。

(6)脑梗死发作期应及时留观,待病情稳定后方可用药。

5. 参松养心胶囊

【药物组成】 人参、麦冬、南五味子、山茱萸、炒酸枣仁、桑寄生、丹参、赤芍、土鳖虫、甘松、黄连、龙骨。

【功能主治】 益气养阴,活血通络,清心安神。用于治疗冠心病室性期前收缩属气阴两虚,心络瘀阻证。症见心悸不安,气短乏力,动则加剧,胸部闷痛,失眠多梦,盗汗,神倦,懒言。

【临床应用】 室性心律失常由气阴两虚,心络瘀阻所致。症见心悸不安,气短乏力,动则加剧,胸部闷痛,失眠多梦,盗汗,神倦,懒言,舌质黯或有瘀点,少苔,脉细弱或结代。

【用法用量】 口服。一次4粒,一日3次。

【注意事项】

(1)孕妇禁用。

(2)应注意配合原发性疾病的治疗。

(3)在治疗期间心绞痛持续发作者应及时就诊。

(4)忌食生冷、辛辣、油腻食物,忌烟酒、浓茶。

6. 保心宁胶囊

【药物组成】 丹参干浸膏、枳壳干浸膏、当归干浸膏、三七。

【功能主治】　活血化瘀,行气止痛,用于冠心病心绞痛、心律失常气滞血瘀证。

【临床应用】　室性心律失常因气滞血瘀,心脉痹阻所致。症见胸闷气短,胸部刺痛,固定不移,舌质紫黯或有瘀斑,脉弦涩或结代。

【用法用量】　口服,一次 2～4 粒,一日 3 次。

【注意事项】　宜饭后服用。

7. 地奥心血康胶囊(片)

【药物组成】　薯蓣科植物黄山药或穿龙薯蓣的根茎提取物。

【功能主治】　活血化瘀,行气止痛,扩张冠脉血管,改善心肌缺血。用于预防和治疗冠心病,心绞痛以及瘀血内阻之胸痹、眩晕、气短、心悸、胸闷或痛。

【临床应用】　室性心律失常因瘀血闭阻而致,症见胸部疼痛,痛处固定,甚或痛引肩背,时或心悸不宁,眩晕,气短。舌质紫黯或有瘀斑,脉弦涩或结代。

【用法用量】　胶囊剂:口服。一次 1～2 粒,一日 3 次。片剂:口服。一次 1～2 片,一日 3 次。

【注意事项】

(1)有出血倾向者禁用。

(2)孕妇及经期妇女慎用。

(3)过敏体质者慎用。

(4)在治疗期间,心绞痛持续发作,宜加用硝酸酯类药。若出现剧烈心绞痛,心肌梗死,应及时急诊救治。

8. 黄杨宁片

【药物组成】　环维黄杨星 D。

【功能主治】　行气活血、通络止痛。用于气滞血瘀所致的胸痹心痛、脉结代;冠心病、心律失常见上述证候者。

【临床应用】　室性心律失常多因瘀血闭阻所致。症见胸部疼痛,痛处固定,甚或痛引肩背,或心悸不宁,舌质紫黯或有瘀斑,脉弦涩。

【用法用量】　口服。一次 1～2 毫克,一日 2～3 次。

【注意事项】

(1)孕妇禁用。

(2)月经期妇女慎用。

(3)在治疗期间,心绞痛持续发作,宜加用硝酸酯类药。若出现剧烈心绞痛,心肌梗死,应及时急诊救治。

(4)饮食宜清淡。忌食生冷、辛辣、油腻食物,忌烟酒、浓茶。

9. 十全大补口服液(丸)

【药物组成】 熟地黄、党参、炒白术、茯苓、炙黄芪、当归、酒白芍、肉桂、川芎、炙甘草。

【功能主治】 温补气血。用于气血两虚,面色苍白,气短心悸,头晕自汗,体倦乏力,四肢不温,月经量多。

【临床应用】 室性心律失常因禀赋不足,或久病不愈,或年老体弱,或饮食失调,脾胃虚弱,气血两虚而致面色苍白,气短懒言,体倦乏力,四肢不温,食欲不佳,舌淡,苔薄白,脉细弱。

【用法用量】 口服液:口服。一次1瓶,一日2~3次。丸剂:口服。浓缩丸一次8~10丸,一日3次;水蜜丸一次6克,一日2~3次;大蜜丸一次1丸,一日2~3次;小蜜丸一次9克,一日2~3次。

【注意事项】
(1)体实有热者慎用。
(2)感冒者慎用。
(3)孕妇慎用。
(4)服药期间饮食宜选清淡易消化食物,忌食辛辣、油腻、生冷食物。

10. 消疲灵颗粒

【药物组成】 人参、当归、黄芪、茯苓、龙眼肉、阿胶、麦冬、五味子、灵芝、鸡血藤、丹参、酸枣仁、肉桂、山楂。

【功能主治】 益气健脾,养血活血、宁心安神。用于过度疲劳或病后气血两虚所致的心悸气短、四肢酸痛、全身无力、精神疲惫、烦躁失眠、食欲不振。

【临床应用】 室性心律失常因素体虚弱,或过度疲劳,或病后失养,气血亏虚以致精神疲倦,全身无力,四肢酸痛,气短懒言,食欲缺乏,舌淡,苔薄白,脉细弱。

【用法用量】 开水冲服。一次10~20克,一日1~3次。6天为一疗程。

【注意事项】
(1)体实有热者慎用。
(2)感冒者慎用。
(3)孕妇慎用。
(4)忌食辛辣、油腻、生冷食物。不宜喝茶和吃萝卜。
(5)用于治疗失眠时,睡前忌吸烟,忌喝酒、茶和咖啡。

11. 麝香心脑乐片

【药物组成】 丹参、人参茎叶总皂苷、葛根、郁金、红花、三七、淫羊藿、麝香、冰片。

【功能主治】　活血化瘀,理气止痛。用于瘀血闭阻所致的胸痹、中风,症见胸闷心痛、心悸气短或偏瘫失语;冠心病心绞痛、脑梗死见上述证候者。

【临床应用】　室性心律失常多因瘀血闭阻而致。症见胸部刺痛,胸痛彻背,伴有胸闷,或胸部压迫感,舌质紫黯或有瘀斑,脉弦涩或结代。

【用法用量】　口服。一次 3～4 片,一日 3 次;或遵医嘱。

【注意事项】

(1)孕妇禁用。

(2)阴虚内热者慎用。

(3)在治疗期间,心绞痛持续发作,宜加用硝酸酯类药。若出现剧烈心绞痛、心肌梗死,应及时救治。

(4)饮食宜清淡。忌食生冷、辛辣食物,忌烟酒、浓茶。

 12. 稳心颗粒

【药物组成】　黄精、党参、三七、琥珀、甘松。

【功能主治】　益气养阴,活血化瘀。用于气阴两虚,心脉瘀阻所致的心悸不宁、气短乏力、胸闷胸痛;室性期前收缩、房性期前收缩见上述证候者。

【临床应用】　室性心律失常由于气阴两虚,心脉瘀阻,心神失养所致。症见心悸不宁,怔忡,短气喘息,胸闷不舒,胸痛时作,神疲乏力,心烦少寐,舌黯有瘀点、瘀斑,脉虚或结代。

【用法用量】　开水冲服。一次 1 袋,一日 3 次或遵医嘱。

【注意事项】

(1)孕妇慎用。

(2)忌食生冷食物,忌烟酒、浓茶。

(3)用药时应将药液充分搅匀,勿将杯底药粉丢弃。

(4)危重病人应采取综合治疗方法。

 13. 心通口服液

【药物组成】　黄芪、党参、葛根、麦冬、丹参、当归、何首乌、淫羊藿、海藻、昆布、牡蛎、皂角刺、枳实。

【功能主治】　益气活血,化痰通络。用于气阴两虚,痰瘀痹阻所致的胸痹,症见心痛、胸闷、气短、呕恶、纳呆;冠心病心绞痛见上述证候者。

【临床应用】　室性心律失常因气阴两虚,痰瘀阻痹而致。症见心胸疼痛,胸闷,气短,心悸,乏力,心烦,口干,头晕,少寐,舌淡红或黯或有齿痕,苔白腻,脉沉细、弦滑或结代。

【用法用量】 口服。一次 10～20 毫升,一日 2～3 次。

【注意事项】

(1)孕妇禁用。

(2)服本品后泛酸者可于饭后服用。

(3)过敏体质者慎用。

(4)在治疗期间,心绞痛加重持续发作,宜加用硝酸酯类药。若出现剧烈心绞痛、心肌梗死,或见气促、汗出、面色苍白者,应及时救治。

(5)服药期间忌食油腻食物。

 14. 益气复脉胶囊(颗粒)

【药物组成】 红参、麦冬、五味子。

【功能主治】 益气复脉,养阴生津。用于气阴两亏引起的心悸,气短,脉微,自汗;冠心病心绞痛和衰老见上述证候者。

【临床应用】 室性心律失常气阴两虚、心脉失养所致,症见胸闷不适,胸痛,乏力气短,自汗,舌淡,少苔,脉细。

【用法用量】 胶囊剂:口服,一次 3 粒,一日 2 次。颗粒剂:口服,一次 2～4 粒,一日 2 次。

【注意事项】

(1)宜饭后服用。

(2)服用本品期间忌食辛辣、油腻食物。

(3)服药期间心绞痛发作加剧者应及时救治。

 15. 芪苈强心胶囊

【药物组成】 黄芪、人参、附子、丹参、葶苈子、泽泻、玉竹、桂枝、红花、香加皮、陈皮。

【功能主治】 益气养阳,活血通络,利水消肿。用于冠心病、高血压病所致轻、中度充血性心力衰竭阳气虚乏,络瘀水停证。症见心慌气短,动则加剧,夜间不能平卧,下肢浮肿,倦怠乏力,小便短少,口唇青紫,畏寒肢冷,咳吐稀白痰。

【临床应用】 室性心律失常因阳气虚乏,络瘀水停所致。症见心慌气短,动则加剧,夜间不能平卧,下肢浮肿,倦怠乏力,小便短少,口唇青紫,畏寒肢冷,咳痰稀白,舌质淡或紫黯,苔白,脉虚弱,或沉涩。

【用法用量】 口服,一次 4 粒,一日 3 次。

【注意事项】

(1)孕妇慎用。

(2)宜饭后服用。

第**4**章 预激综合征

预激综合征是指窦房结发出的激动不仅通过正常的房室传导系统下传到心室,而且也通过一条异常的附加旁路,绕过正常房室传导通道以短路方式较早地传到一部分心室所造成的综合征。其临床诊断依据主要是心电图的特殊图形,即P-R间期短,QRS波增宽,并伴有预激波(△波);1915年Wilson首先注意到一种束支传导阻滞的特殊图形,并指出阿托品可改变其图形。至1930年,Wolff,Parkinson及White指出这些患者易于发生心动过速,因此被人命名为Wolff-Parkinson-White综合征(简称W-P-W综合征);经40余年深入研究又发现两种不典型的类型:①L-G-L综合征,表现为P-R间期短、QRS波正常,但无预激波,即为James型预激综合征。②Mahaim型预激综合征,表现P-R间正常,有预激波的宽QRS波。近年来利用希氏束电图、心房调搏术、心外膜标测、心内电生理检查及射频消融术已确定这类预激综合征是由于异常的、附加的旁路所致的短路传导所致。因此可统称为预激综合征。人群统计发生率约0.5%;室上性心动过速发生率11%~80%。

对本病的治疗应遵循以下原则:①过去无房颤及房扑史的病人,房室折返性心动过速的处理原则同其他阵发性室上性心动过速,但最好避免用洋地黄类药物,因其能抑制房室结而加快副束的传导。如未能排除房颤与房扑的可能性时,最好选用同时能抑制副束及房室传导系统的药物,如普鲁卡因胺、普罗帕酮、胺碘酮等。②房扑或房颤伴有极速心室率而导致严重血流动力障碍者,应迅速给予同步电击除颤复律,无除颤条件时,可给予胺碘酮或普鲁卡因胺静注,也可用利多卡因。③胺碘酮口服对预防室上速、房颤及房扑常有效。应为首选药物。

本病在中医学中无特定名称,根据其临床表现,将其归属于"心悸""胸痹""眩晕"等范畴。多因体虚劳倦,情志内伤,外邪侵袭等,导致心神失宁而发病。其病位在心,根据病症的临床表现,应分辨病变有无涉及肝脾肺肾,是涉及一脏,或病及多脏,心悸病机有虚实之分,故治疗上应分虚实,虚证分别治以补气、养血、滋阴、温阳;实证则应祛痰、化饮、清火、行瘀。但本病以虚实错杂为多见,且虚实的主次、缓急各有不同,故治当相应兼顾。

一、中医辨证治疗

1. 心虚胆怯证

【临床表现】 心悸,善惊易恐,坐卧不安,如恐人将捕之,多梦易醒,恶闻声响,食少纳呆,苔薄白,脉细略数或细弦。

【治　　法】 镇惊定志,养心安神。

【方 药1】 加减复脉汤(《温病条辨》)加减。

炙甘草 18 克　　生地黄 6 克　　白芍 18 克　　麦冬 15 克
阿胶 9 克　　　　人参 9 克

【方　　解】 方中重用生地黄滋阴养血为君。炙甘草、人参,二者合用益气健脾,以资气血生化之源;阿胶、麦冬、麻仁,滋心阴,养心血,充血脉,共为臣药。白芍酸寒敛阴,合甘草酸甘化阴,并能和中缓急。全方寓酸敛于滋润之中,重在滋液敛阴而复脉,有温凉通敛之意。

【加　　减】 心悸怔忡较重者,加酸枣仁 9 克,柏子仁 9 克以助养心定悸之效,或加龙齿(先煎)18 克,磁石(先煎)18 克以增重镇安神之功。

【方 药2】 安神定志丸(《医学心悟》)加减。

远志 6 克　　　　石菖蒲 5 克　　茯神 15 克　　茯苓 15 克
朱砂(冲服)2 克　龙齿(先煎)25 克　党参 9 克

【方　　解】 方中朱砂、龙齿重镇安神,远志、石菖蒲入心开窍,除痰定惊,同为主药;茯神养心安神,茯苓、党参健脾益气,协助主药宁心除痰。

【加　　减】 ①心阴不足可加五味子 9 克,酸枣仁 9 克。②心血不足者加当归 9 克,龙眼肉 15 克;心阳不足者加桂枝。③阴虚不足者加麦冬 12 克,生地黄 9 克。

【方 药3】 天王补心丹(《校注妇人良方》)加减。

人参 9 克　　　　茯苓 9 克　　　玄参 9 克　　　丹参 9 克
桔梗 6 克　　　　远志 6 克　　　当归 9 克　　　麦冬 9 克
天冬 9 克　　　　柏子仁 6 克　　酸枣仁 6 克　　生地黄 9 克
大枣 6 克

【方　　解】 方中重用甘寒之生地黄,入心能养血,入肾能滋阴,故能滋阴养血,壮水以制虚火,为君药。天冬、麦冬滋阴清热;酸枣仁、柏子仁养心安神;当归补血润燥;共助生地黄滋阴补血,并养心安神,俱为臣药。玄参滋阴降火;茯苓、远志养心安神;人参补气以生血,并能安神益智;丹参清心活血,合补血药使补而不滞,则心血易生以上共为佐药。桔梗为舟楫,载药上行以使药力缓留于上部心经。

【加 减】 ①失眠重者,可酌加龙骨18克,磁石18克以重镇安神。②心悸怔忡甚者,可酌加桂圆肉9克,夜交藤18克以增强养心安神之功。③遗精者,可酌加金樱子9克,煅牡蛎18克以固肾涩精。

【方药4】 炙甘草汤(《伤寒论》)加减。

炙甘草12克	生姜9克	人参6克	生地黄30克
桂枝9克	阿胶6克	麦冬10克	麻仁10克
大枣6克	黄酒10毫升		

【方 解】 方中重用生地黄滋阴养血为君,《名医别录》谓地黄"补五脏内伤不足,通血脉,益气力"。炙甘草、人参、大枣,益心气,补脾气,以资气血生化之源;阿胶、麦冬、麻仁滋心阴,养心血,充血脉,共为臣药。桂枝、生姜辛行温通,温心阳,通血脉,诸厚味滋腻之品得姜、桂则滋而不腻。用法中加黄酒煎服,以黄酒辛热,可温通血脉,以行药力,是为使药。

【加 减】 ①偏于心气不足者,重用炙甘草、人参。②偏于阴血虚者重用生地、麦冬。③心阳偏虚者,易桂枝为肉桂6克,加附子9克以增强温心阳之力。④阴虚而内热较盛者,易人参为南沙参9克,并减去桂枝、生姜、大枣、黄酒,酌加知母6克,黄柏6克,则滋阴液降虚火之力更强。

2. 心血不足证

【临床表现】 心悸气短,失眠多梦,面色无华,头晕目眩,纳呆食少,倦怠乏力,腹胀便溏,舌淡红,脉细弱。

【治 法】 补血养心,益气安神。

【方药1】 归脾汤(《正体类要》)加减。

白术9克	当归9克	白茯苓9克	炒黄芪9克
桂圆肉9克	远志9克	炒酸枣仁9克	人参9克
木香5克	炙甘草3克		

【方 解】 方中以人参、黄芪、白术、甘草甘温之品补脾益气以生血,使气旺而血生;当归、桂圆肉甘温补血养心;茯苓(多用茯神)、酸枣仁、远志宁心安神;木香辛香而散,理气醒脾,与大量益气健脾药配伍,复中焦运化之功,又能防大量益气补血药滋腻碍胃,使补而不滞,滋而不腻;用法中姜、枣调和脾胃,以资化源。

【加 减】 ①崩漏下血偏寒者,可加艾叶炭5克,炮姜炭5克。②偏热者,加生地炭5克,阿胶珠5克,棕榈炭5克。

【方药2】 天王补心丹(《校注妇人良方》)加减。

人参9克	茯苓9克	玄参9克	丹参9克

桔梗 6 克	远志 6 克	当归 9 克	麦冬 9 克
天冬 9 克	柏子仁 6 克	酸枣仁 6 克	生地黄 9 克
大枣 6 克	五味子 6 克		

【方　解】　方中重用甘寒之生地黄,入心能养血,入肾能滋阴,故能滋阴养血,壮水以制虚火,为君药。天冬、麦冬滋阴清热;酸枣仁、柏子仁养心安神;当归补血润燥;五味子,收敛心气,引神入舍;共助生地滋阴补血,并养心安神,俱为臣药。玄参滋阴降火;茯苓、远志养心安神;人参补气以生血,并能安神益智;丹参清心活血,合补血药使补而不滞,则心血易生,以上共为佐药。桔梗为舟楫,载药上行以使药力缓留于上部心经。

【加　减】　①虚热不甚者,去玄参、天冬、麦冬。②火热偏盛者,去当归、远志,加黄连 9 克,木通 9 克,淡竹叶 9 克清心泄火。③遗精者,可酌加金樱子 9 克,煅牡蛎 18 克以固肾涩精。

【方药3】　甘麦大枣汤(《金匮要略》)加减。

甘草 9 克	小麦 30 克	大枣 15 克	玄参 9 克
白芍 9 克			

【方　解】　小麦味甘微寒,养心气而安心神为君。甘草和中缓急。佐以大枣补益中气,并润脏躁;玄参滋阴降火。四药合用,甘润滋养,平躁缓急,为清补兼施之剂。

【加　减】　①潮热者,加地骨皮 9 克,银柴胡 9 克清退虚热。②虚火内扰者,加栀子 9 克。

【方药4】　牡蛎散(《太平惠民和剂局方》)加减。

煅牡蛎(先煎)15 克	黄芪 15 克	生地黄 12 克	白芍 9 克
五味子 6 克	炙甘草 6 克		

【方　解】　煅牡蛎咸涩微寒,敛阴潜阳,固涩止汗。生黄芪味甘微温,益气实卫,固表止汗。君臣相配,是为益气固表、敛阴潜阳的常用组合。生地黄、白芍、甘草,酸甘化阴,滋阴清热;五味子益气生津,补肾宁心。

【加　减】　①气虚甚者重用黄芪,加人参 9 克,白术 9 克。②盗汗甚者,加糯稻根 9 克,山萸肉 9 克。

【方药5】　左归丸(《景岳全书》)加减。

熟地黄 12 克	龟甲胶 9 克	鹿角胶 9 克	生地黄 9 克
丹参 9 克	柏子仁 9 克	酸枣仁 9 克	远志 9 克

【方　解】　熟地滋阴,填精益髓。龟甲胶、鹿角胶血肉有情之品,峻补精髓;丹参、柏子仁、酸枣仁、远志养心阴以安心神。

【加　减】　①盗汗重者,加牡蛎 12 克,浮小麦 30 克敛汗止汗。②真阴不足,虚火上炎,加女贞子 9 克,麦冬 9 克以养阴清热。

3. 阴虚火旺证

【临床表现】　心悸易惊,心烦失眠,头晕目眩,耳鸣,口燥咽干,五心烦热,盗汗,急躁易怒,舌红少津,苔少或无,脉细数。

【治　法】　滋阴降火,养心安神。

【方药1】　炙甘草汤(《伤寒论》)加减。

炙甘草 12 克	生姜 9 克	人参 6 克	生地黄 30 克
桂枝 9 克	阿胶 6 克	麦冬 10 克	麻仁 10 克
大枣 6 克	黄酒 10 毫升		

【方　解】　方中重用生地黄滋阴养血为君,《名医别录》谓地黄"补五脏内伤不足,通血脉,益气力"。炙甘草、人参、大枣,益心气,补脾气,以资气血生化之源;阿胶、麦冬、麻仁滋心阴,养心血,充血脉,共为臣药。桂枝、生姜辛行温通,温心阳,通血脉,诸厚味滋腻之品得姜、桂则滋而不腻。用法中加黄酒煎服,以黄酒辛热,可温通血脉,以行药力,是为使药。

【加　减】　①偏于心气不足者,重用炙甘草、人参。②偏于阴血虚者重用生地、麦冬。③心阳偏虚者,易桂枝为肉桂 6 克,加附子 9 克以增强温心阳之力。④阴虚而内热较盛者,易人参为南沙参 9 克,并减去桂枝、生姜、大枣、黄酒,酌加知母 6 克,黄柏 6 克,则滋阴液降虚火之力更强。

【方药2】　天王补心丹(《校注妇人良方》)加减。

人参 9 克	茯苓 9 克	玄参 9 克	丹参 9 克
桔梗 6 克	远志 6 克	当归 9 克	麦冬 9 克
天冬 9 克	柏子仁 6 克	酸枣仁 6 克	生地黄 9 克
大枣 6 克			

【方　解】　方中重用甘寒之生地黄,入心能养血,入肾能滋阴,故能滋阴养血,壮水以制虚火,为君药。天冬、麦冬滋阴清热;酸枣仁、柏子仁养心安神;当归补血润燥;共助生地滋阴补血,并养心安神,俱为臣药。玄参滋阴降火;茯苓、远志养心安神;人参补气以生血,并能安神益智;丹参清心活血,合补血药使补而不滞,则心血易生。桔梗为舟楫,载药上行以使药力缓留于上部心经。

【加　减】　①失眠重者,可酌加龙骨(先煎)18 克,磁石(先煎)18 克以重镇安神。②心悸怔忡甚者,可酌加龙眼肉 9 克,夜交藤 18 克以增强养心安神之功。③遗精者,可酌加金樱子 9 克,煅牡蛎(先煎)18 克以固肾涩精。

【方药3】　加减复脉汤(《温病条辨》)加减。

| 炙甘草 18 克 | 生地黄 18 克 | 白芍 18 克 | 麦冬 15 克 |
| 阿胶 9 克 | 麻仁 9 克 | 人参 9 克 | |

【方　解】　方中重用生地黄滋阴养血为君。炙甘草、人参,二者合用益气健脾,以资气血生化之源;阿胶、麦冬、麻仁,滋心阴,养心血,充血脉,共为臣药。白芍酸寒敛阴,合甘草酸甘化阴,并能和中缓急。全方寓酸敛于滋润之中,重在滋液敛阴而复脉,有温凉通敛之意。

【加　减】　心悸怔忡较重者,加酸枣仁 9 克,柏子仁 9 克以助养心定悸之效,或加龙齿 18 克,磁石 18 克以增重镇安神之功。

【方药 4】　柏子养心丸(《体仁汇编》)加减。

柏子仁 12 克	党参 9 克	炙黄芪 9 克	川芎 6 克
当归 9 克	制远志 9 克	酸枣仁 9 克	肉桂 3 克
半夏曲 6 克	炙甘草 5 克	朱砂 3 克	熟地黄 6 克

【方　解】　柏子仁,养心安神;熟地黄,滋阴补血,补心肾。党参、黄芪益气健脾,养心;川芎、当归养血活血行气,兼能止痛。远志交通心肾;酸枣仁养血安神,增强君药之功;肉桂,引火归元;半夏曲,燥湿化痰,和胃以助药势。朱砂镇心安神,以治其标;甘草调和诸药。

【加　减】　①虚火重者加玄参 9 克,天冬 9 克,麦冬 9 克。②失眠重者,加龙齿 18 克,夜交藤 18 克。

4. 心阳不振证

【临床表现】　心悸不安,胸闷气短,动则尤甚,面色苍白,形寒肢冷,舌淡苔白,脉象虚弱或沉细无力。

【治　法】　温补心阳,安神定悸。

【方药 1】　桂枝甘草龙骨牡蛎汤(《伤寒论》)加减。

| 桂枝 9 克 | 炙甘草 6 克 | 煅龙骨(先煎)24 克 | 煅牡蛎(先煎)24 克 |
| 附子(先煎)9 克 | 黄芪 9 克 | | |

【方　解】　桂枝,温通血脉,温振心阳。炙甘草,补虚益气养心;附子助桂枝扶助心阳;黄芪助炙甘草益气助阳。佐以牡蛎、龙骨重镇安神定悸;全方复阳安神,培本固脱,为其配伍特点。

【加　减】　①形寒肢冷者,加人参 9 克,肉桂 5 克温阳散寒。②兼见水饮内停者,加葶苈子 9 克,五加皮 9 克,车前子 9 克利水化饮。③夹瘀血者,加丹参 9 克,赤芍 9 克,桃仁 9 克,红花 9 克。④兼见阴伤者,加麦冬 9 克,枸杞子 9 克。⑤若心阳不振,以致心动过缓者,加炙麻黄 9 克,补骨脂 9 克,重用桂枝温通心阳。

【方药 2】　参附汤(《济生续方》)加减。

人参 15 克　　　　炮附子 12 克　　黄芪 9 克　　　　桂枝 9 克
炙甘草 9 克

【方　解】　人参，药性甘温，大补元气以固脱，益脾肺之气以固后天之本，使脾肺之气旺则五脏之气旺；大辛大热之炮附子，温壮肾阳，大补先天之本，使先天之阳生则一身之阳生。臣以黄芪，助人参益气，桂枝助附子温阳。四药相伍，共奏回阳、益气、固脱之功。

【加　减】　①寒湿相搏，肢体重痛者，去人参，加白术 9 克以健脾祛湿。②休克危症急救时常加生龙骨 12 克，生牡蛎 12 克，白芍 9 克敛汗潜阳，固脱强心。

【方药 3】　保元汤（《博爱心鉴》）加减。

人参 12 克　　　　黄芪 15 克　　　肉桂 5 克　　　甘草 5 克
生姜 2 片　　　　大枣 6 克

【方　解】　人参，大补元气，固护原有之气。重用黄芪，以增强人参益气之功。配伍少量肉桂，引火归元，使气得生。甘草调和诸药为使，且可配合人参健脾益气，一药两用。

【加　减】　①心胸疼痛者，加郁金 9 克，川芎 9 克，丹参 9 克活血定痛。②形寒肢冷，阳虚较重者加附子（先煎）9 克，巴戟天 9 克温补阳气。

【方药 4】　桂枝甘草汤（《伤寒论》）加减。

桂枝 12 克　　　　炙甘草 6 克　　　芍药 6 克　　　大枣 6 克

【方　解】　桂枝，辛性温，温通血脉，以助阳气。炙甘草，甘温，益气补中。二者相配，辛甘化阳，补益心阳。芍药，敛阴止汗，固护原有阳气。

【加　减】　①气虚短气者，加人参 9 克，黄芪 9 克以益气补虚。②阳虚恶寒者，加干姜 9 克，附子 9 克以温阳散寒。③血虚头晕目眩者，加龙眼肉 9 克，当归 9 克以滋补阴血。④怔忡者，加远志 9 克，酸枣仁 9 克以安神定志。

5. 水饮凌心证

【临床表现】　心悸眩晕，胸闷痞满，渴不欲饮，小便短少，或下肢浮肿，形寒肢冷，伴恶心，欲吐，流涎，舌淡胖，苔白滑，脉象弦滑或沉细而滑。

【治　法】　振奋心阳，化气行水，宁心安神。

【方药 1】　苓桂术甘汤（《金匮要略》）加减。

茯苓 12 克　　　　桂枝 9 克　　　白术 9 克　　　炙甘草 6 克
山药 9 克　　　　莲子 9 克

【方　解】　茯苓，甘淡，渗湿健脾，利水化饮，使饮从小便而出。桂枝，温阳化气，布化津液，并能平冲降逆，加强君药化饮利水之功。白术，健脾燥湿，合茯苓增强健脾祛湿之功,合桂枝温运中阳;炙甘草补脾益气,兼和诸药。四药合用,共奏健脾利湿,温阳化饮之功。

【加　减】　①痰饮犯肺见咳逆咳痰较甚者,加半夏 9 克,陈皮 9 克。②脾虚见神疲乏力者,加党参 9 克,黄芪 9 克。

【方 药 2】　甘草干姜茯苓白术汤(《金匮要略》)加减。

甘草 6 克　　　　干姜 12 克　　　茯苓 12 克　　　白术 6 克
泽泻 6 克

【方　解】　干姜,温中散寒,温阳化饮。茯苓,渗湿健脾,利水化饮。白术,健脾燥湿,增强茯苓健脾祛湿之功;泽泻,利水渗湿,增强利水化饮之力。全方温阳散寒。

【加　减】　若寒多痛甚者,可酌加附子 9 克,细辛 3 克以助温经散寒之力。

【方 药 3】　真武汤(《伤寒论》)加减。

茯苓 9 克　　　　芍药 9 克　　　白术 6 克　　　生姜 9 克
炮附子(先煎)9 克　　桂枝 6 克

【方　解】　附子辛热,主入心肾,可温壮肾阳以化气行水,散寒止痛。茯苓,淡渗利水;生姜,温胃散寒行水。白术苦甘而温,健脾燥湿;白芍酸而微寒,敛阴缓急,利小便,且监制附子之温燥;桂枝,温通血脉,以助利水。全方共奏温阳利水之功,使阳复阴化水行。

【加　减】　①若咳者,加五味子 6 克,细辛 3 克。②若下利者,去芍药,加干姜 6 克。③若呕者去附子,加重生姜用量。

【方 药 4】　附子汤(《伤寒论》)加减。

炮附子(先煎)12 克　　茯苓 9 克　　　人参 6 克　　　芍药 9 克
白术 12 克　　　　山药 9 克

【方　解】　方中重用炮附子温经壮阳。人参,大补元气,健脾益气。茯苓、白术健脾化湿;芍药和营止痛。诸药合用,共奏温经助阳,祛寒除湿之功。

【加　减】　①气虚甚者,加黄芪 12 克,党参 9 克。②水气重者加茯苓 9 克,泽泻 9 克,猪苓 9 克以助利水。

二、中成药治疗

 1. 心宝丸

【药物组成】　附子、鹿茸、人参、肉桂、洋金花、三七、麝香、蟾酥、冰片。

【功能主治】　温补心肾,活血通脉。用于心肾阳虚、心脉瘀阻所致的心悸,症见畏寒肢冷、动则喘促、心悸气短、下肢肿胀、脉结代;冠心病,心功能不全、病态窦房结综合征见上述证候者。

【临床应用】　预激综合征因心肾阳虚,无力运血,心脉瘀阻所致。症见畏寒肢冷,动则喘促,心悸气短,下肢肿胀,脉结代。

【用法用量】　口服。慢性心功能不全按心功能 1、2、3 级一次分别用 120、240、360 毫克,一日 3 次,一疗程为 2 个月;心功能正常后改为日维持量 60～120 毫克。病窦综合征病情严重者一次 300～600 毫克,一日 3 次,疗程为 3～6 个月。其他心律失常(期外收缩)及房颤、心肌缺血或心绞痛一次 120～240 毫克,一日 3 次,一个疗程为 1～2 个月。

【注意事项】

(1)孕妇、经期妇女禁用。

(2)青光眼患者禁用。

(3)本品不宜过量、久用。

(4)阴虚内热、肝阳上亢、痰火内盛者不宜使用。

(5)正在服用洋地黄类药物者慎用。

2. 心可舒胶囊(片)

【药物组成】　丹参、葛根、三七、山楂、木香。

【功能主治】　活血化瘀,行气止痛。用于气滞血瘀引起的胸闷、心悸、头晕、头痛、颈项疼痛;冠心病心绞痛、高血脂、高血压、心律失常见上述证候者。

【临床应用】　预激综合征因气滞血瘀,心脉闭阻所致。症见疼痛剧烈,心前区憋闷,痛有定处,两胁胀痛,气短,心悸,头晕,舌质紫黯或瘀斑,脉弦涩或结代。

【用法用量】　胶囊剂:口服。一次 4 粒,一日 3 次;或遵医嘱。片剂:口服。一次 4 片(小片)、2 片(大片),一日 3 次,或遵医嘱。

【注意事项】

(1)孕妇禁用。

(2)气虚血瘀、痰瘀互阻之胸痹、心悸者不宜单用。

(3)出血性疾病及有出血倾向者慎用。

(4)忌食生冷、辛辣、油腻食物,忌烟酒、浓茶。

(5)在治疗期间,心绞痛持续发作宜加用硝酸酯类药。如果出现剧烈心绞痛、心肌梗死等,应及时救治。

(6)脑梗死发作期应及时留观,待病情稳定后方可用药。

3. 稳心颗粒

【药物组成】　黄精、党参、三七、琥珀、甘松。

【功能主治】 益气养阴,活血化瘀。用于气阴两虚,心脉瘀阻所致的心悸不宁、气短乏力、胸闷胸痛;室性期前收缩、房性期前收缩见上述证候者。

【临床应用】 预激综合征由于气阴两虚,心脉瘀阻,心神失养所致。症见心悸不宁,怔忡,短气喘息,胸闷不舒,胸痛时作,神疲乏力,心烦少寐,舌黯有瘀点、瘀斑,脉虚或结代。

【用法用量】 开水冲服。一次1袋,一日3次或遵医嘱。

【注意事项】

(1)孕妇慎用。

(2)忌食生冷食物,忌烟酒、浓茶。

(3)用药时应将药液充分搅匀,勿将杯底药粉丢弃。

(4)危重病人应采取综合治疗方法。

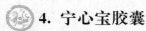 **4. 宁心宝胶囊**

【药物组成】 虫草头孢菌粉。

【功能主治】 本品有提高心率,改善窦房结、房室传导功能作用。用于房室传导阻滞、缓慢型心律失常。

【临床应用】 预激综合征由心肾阳虚,精血不足所致,症见心中动悸,胸闷气短,动则尤甚,倦怠乏力,神疲懒言,体虚易汗,食欲不振,舌质淡,苔薄自,脉虚缓或结代。

【用法用量】 口服。一次2粒,一日3次;或遵医嘱。

【注意事项】

(1)心肾阳虚兼有气滞、血瘀、痰浊者,应配合其他药物治疗。

(2)保持心情愉快,情绪稳定,劳逸适度。

(3)忌烟酒茶等刺激食物。

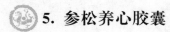 **5. 参松养心胶囊**

【药物组成】 人参、麦冬、南五味子、山茱萸、炒酸枣仁、桑寄生、丹参、赤芍、土鳖虫、甘松、黄连、龙骨。

【功能主治】 益气养阴,活血通络,清心安神。用于治疗冠心病室性早搏中医属气阴两虚,心络瘀阻证。症见心悸不安,气短乏力,动则加剧,胸部闷痛,失眠多梦,盗汗,神倦,懒言。

【临床应用】 预激综合征由气阴两虚,心络瘀阻所致。症见心悸不安,气短乏力,动则加剧,胸部闷痛,失眠多梦,盗汗,神倦,懒言,舌质黯或有瘀点,少苔,脉细弱或结代。

【用法用量】 口服。一次4粒,一日3次。

【注意事项】

(1)孕妇禁用。

(2)应注意配合原发性疾病的治疗。

(3)在治疗期间心绞痛持续发作者应及时就诊。

(4)忌食生冷、辛辣、油腻食物,忌烟酒、浓茶。

6. 软脉灵口服液

【药物组成】 熟地黄、人参、当归、枸杞子、制何首乌、五味子、川芎、丹参、牛膝、炙黄芪、茯苓、白芍、陈皮、淫羊藿、远志、柏子仁。

【功能主治】 滋补肝肾,益气活血。用于肝肾阴虚、气虚血瘀所致的头晕、失眠、胸闷、胸痛、心悸、气短、乏力;早期脑动脉硬化、冠心病、心肌炎、中风后遗症见上述证候者。

【临床应用】 预激综合征因肝肾不足,气血亏虚所致。症见头晕,伴有失眠,心悸,气短,乏力,舌淡,苔薄白,脉弱。

【用法用量】 口服。一次 10 毫升,一日 3 次。40 天为一个疗程。

【注意事项】

(1)肝火上炎或阴虚内热所致的头晕、失眠者慎用。

(2)服药期间,冠心病急性发作,见胸痛难忍,四肢厥冷,大汗淋漓,应及时救治。

(3)服药期间,心肌炎急性发作,见心慌气短,四肢厥冷,大汗淋漓,应及时救治。

(4)中风急性期患者不宜使用。

(5)服药期间忌食辛辣、油腻食物。

7. 黄杨宁片

【药物组成】 环维黄杨星 D。

【功能主治】 行气活血、通络止痛。用于气滞血瘀所致的胸痹心痛、脉结代;冠心病、心律失常见上述证候者。

【临床应用】 预激综合征多因瘀血闭阻所致。症见胸部疼痛,痛处固定,甚或痛引肩背,或心悸不宁,舌质紫黯或有瘀斑,脉弦涩。

【用法用量】 口服。一次 1～2 毫克,一日 2～3 次。

【注意事项】

(1)孕妇禁用。

(2)月经期妇女慎用。

(3)在治疗期间,心绞痛持续发作,宜加用硝酸酯类药。若出现剧烈心绞痛,心肌梗死,应及时急诊救治。

(4)饮食宜清淡。忌食生冷、辛辣、油腻食物,忌烟酒、浓茶。

8. 麝香心脑乐片

【药物组成】 丹参、人参茎叶总皂苷、葛根、郁金、红花、三七、淫羊藿、麝香、冰片。

【功能主治】 活血化瘀,理气止痛。用于瘀血闭阻所致的胸痹、中风,症见胸闷心痛、心悸气短或偏瘫失语;冠心病心绞痛、脑梗死见上述证候者。

【临床应用】 预激综合征多因瘀血闭阻而致。症见胸部刺痛,胸痛彻背,伴有胸闷,或胸部压迫感,舌质紫黯或有瘀斑,脉弦涩或结代。

【用法用量】 口服。一次 3～4 片,一日 3 次;或遵医嘱。

【注意事项】

(1)孕妇禁用。

(2)阴虚内热者慎用。

(3)在治疗期间,心绞痛持续发作,宜加用硝酸酯类药。若出现剧烈心绞痛、心肌梗死,应及时救治。

(4)饮食宜清淡。忌食生冷、辛辣食物,忌烟酒、浓茶。

9. 灵宝护心丹

【药物组成】 红参、人工麝香、冰片、三七、丹参、蟾酥、人工牛黄、苏合香、琥珀。

【功能主治】 强心益气,通阳复脉,芳香开窍,活血镇痛。用于气虚血瘀所致的胸痹,症见胸闷气短、心前区疼痛、脉结代;心动过缓型病态窦房结综合征及冠心病心绞痛、心律失常见上述证候者。

【临床应用】 预激综合征因气虚行血无力,心脉痹阻所致,症见胸闷气短,心前区疼痛,舌淡暗,脉缓或结代。

【用法用量】 口服。一次 3～4 丸,一日 3～4 次。饭后服用或遵医嘱。

【注意事项】

(1)孕妇禁用。

(2)月经期妇女及有出血倾向者禁用。

(3)本品中蟾酥有毒,不宜过量久用。

(4)忌食生冷、辛辣、油腻食物,忌烟酒、浓茶。

(5)在治疗期间,心绞痛持续发作,宜加用硝酸酯类药。若出现剧烈心绞痛、心肌梗死,或见气促、汗出、面色苍白者,应及时救治。

(6)少数患者在服药初期偶见轻度腹胀,口干,继续服药后可自行消失,无须停药。

(7)忌与洋地黄类药物同用。

 10. 归脾丸(合剂)

【药物组成】 炙黄芪、桂圆肉、党参、炒白术、当归、茯苓、炒酸枣仁、制远志、木香、炙甘草、大枣(去核)。

【功能主治】 益气健脾,养血安神。用于心脾两虚,气短心悸,失眠多梦,头晕头昏,肢倦乏力,食欲缺乏,崩漏便血。

【临床应用】 预激综合征因思虑过度,劳伤心脾,气血两虚而致气短懒言,失眠多梦,健忘,头晕头昏,肢倦乏力,精神疲惫,食欲缺乏,大便溏薄,舌淡苔白,脉细弱。

【用法用量】 浓缩丸:口服一次 8~10 丸,一日 3 次。丸剂:用温开水或生姜汤送服,水蜜丸一次 6 克,小蜜丸一次 9 克,大蜜丸一次 1 丸,一日 3 次。合剂:口服一次 10~20 毫升,一日 3 次,用时摇匀。

【注意事项】

(1)阴虚火旺者慎用。

(2)忌食辛辣、生冷、油腻食物。

11. 复方扶芳藤合剂

【药物组成】 红参、黄芪、扶芳藤。

【功能主治】 益气补血,健脾养心。用于气血不足、心脾两虚证,症见气短胸闷、少气懒言、神疲乏力、自汗、心悸健忘、失眠多梦、面色不华、纳谷不馨、脘腹胀满、大便溏软、舌淡胖或有齿痕、脉细弱;神经衰弱、白细胞减少症见上述证候者。

【临床应用】 预激综合征由心脾两虚,生化乏源,气血不足,心失所养所致,症见心悸气短,胸闷不舒,面色不华,神疲乏力,失眠健忘,纳谷不馨,脘腹胀满,舌淡胖或有齿痕,脉细弱。

【用法用量】 口服一次 15 毫升,一日 2 次。

【注意事项】

(1)阴虚内热、肝阳上亢、痰火内盛之心悸不寐者慎用。

(2)失眠患者睡前不宜饮用浓茶、咖啡等兴奋性饮品。

(3)保持心情舒畅,劳逸结合,忌过度思虑,避免恼怒、抑郁等不良情绪。

12. 消疲灵颗粒

【药物组成】 人参、当归、黄芪、茯苓、桂圆肉、阿胶、麦冬、五味子、灵芝、鸡血藤、丹参、酸枣仁、肉桂、山楂。

【功能主治】 益气健脾，养血活血、宁心安神。用于过度疲劳或病后气血两虚所致的心悸气短、四肢酸痛、全身无力、精神疲惫、烦躁失眠、食欲缺乏。

【临床应用】 预激综合征因素体虚弱，或过度疲劳，或病后失养，气血亏虚以致精神疲倦，全身无力，四肢酸痛，气短懒言，食欲缺乏，舌淡，苔薄白，脉细弱。

【用法用量】 开水冲服。一次 10～20 克，一日 1～3 次。6 天为一疗程。

【注意事项】

(1)体实有热者慎用。

(2)感冒者慎用。

(3)孕妇慎用。

(4)忌食辛辣、油腻、生冷食物。不宜喝茶和吃萝卜。

(5)用于治疗失眠时，睡前忌吸烟，忌饮酒、茶和咖啡。

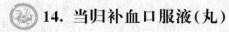

13. 益心复脉颗粒

【药物组成】 生晒参、黄芪、丹参、麦冬、五味子、川芎。

【功能主治】 益气养阴，活血复脉。用于气阴两虚、瘀血阻脉所致的胸痹，症见胸痛胸闷、心悸气短、脉结代。

【临床应用】 预激综合征因气阴两虚，瘀血阻脉所致，症见心胸隐痛，痛处固定，胸闷不舒，心悸气短，心烦，口干，动则汗出，舌淡红或黯。苔薄或剥，脉细涩或结代。

【用法用量】 开水冲服。一次 15 克，一日 2～3 次。

【注意事项】

(1)孕妇慎用。

(2)心绞痛持续发作，应及时救治。

14. 当归补血口服液(丸)

【药物组成】 黄芪、当归。

【功能主治】 补养气血。用于气血两虚证。

【临床应用】 预激综合征多因久病不愈，耗伤气血；或脾胃虚弱，气血化源不足所致，症见气短乏力，四肢倦怠，面色萎黄或苍白，头晕目眩，失眠，健忘，舌淡苔薄，脉细弱。

【用法用量】 口服液:口服。一次 10 毫升，一日 2 次。丸剂:口服。一次 1 丸，一日 2 次。

【注意事项】

(1)阴虚火旺者慎用。

（2）感冒者慎用。

（3）用于治疗失眠时，睡前不宜喝茶和咖啡。

（4）服药期间宜食清淡易消化食物，忌食辛辣、油腻、生冷食物。

第5章 房室传导阻滞

房室传导阻滞是指冲动从心房传到心室的过程异常延迟、传导部分被阻断或完全被阻断。房室传导阻滞可分为暂时性和持久性。根据阻滞程度分为三大类：①一度房室传导阻滞或房室传导延迟，指 P-R 间期延长；②二度房室传导阻滞，指心房冲动经一次或数次传导后发生一次或多次不能传入心室（心室脱漏），又分为 I 型和 II 型；③三度房室传导阻滞或称完全性房室传导阻滞，指房室间的传导完全被阻断，全部心房冲动不能进入心室。

病因常见于各种心肌炎，药物（如洋地黄、奎尼丁、普鲁卡因胺等）作用，迷走神经张力过高，电解质紊乱（如高血钾、低血钾等），冠心病，包括急性心肌梗死，心肌病或原因不明的双侧束支纤维化症，心脏直视手术，创伤，原因不明的主动脉瓣钙化，先天性心脏病或先天性完全性房室传导阻滞等。少数健康人的 P-R 间期可延长至 0.22～0.24 秒，而无心脏病的证据。阻滞主要发生在两个部位：①房室束未分支以上的交接处，包括房室结内和房室束。②房室束分支以下的束支处，常是双侧束支或三支阻滞的结果。

一度和二度 I 型病人，病理组织改变多不明显或为暂时性的房室结缺血、缺氧、水肿或轻度炎症，亦可有急性后、下壁心肌梗死。二度 II 型和双侧或三支阻滞引起的房室传导阻滞病人，病理组织改变较广泛而严重，且常持久存在，包括传导系统的炎症或局限性纤维化，急性前壁心肌梗死累及房室束、左右束支分叉处或双侧束支坏死，束支的广泛纤维性变等。此外，先天性完全性房室传导阻滞病人中可见房室结或房室束的传导组织完全中断和缺如。

本病的治疗首先针对病因，如用抗生素治疗急性感染、肾上腺皮质激素抑制炎症、阿托品等解除迷走神经的作用，停止应用导致房室传导阻滞的药物，用乳酸钠静脉滴注治疗高血钾，以氯化钾静脉滴注治疗低血钾等。一度与二度 I 型房室传导阻滞预后好，无须特殊处理，但应避免应用抑制房室传导的药物。嘱病人走动，或用小剂量阿托品 0.3 毫克，每日 3～4 次或麻黄碱 30 毫克每日 3～4 次，可使文氏现象暂时消失。

中医并无此病的病名，根据其临床表现，证属"心悸""厥证""胸痹""眩晕"等范畴。本病的发生主要在心,与脾、肾有关,常与体质虚弱、外邪入侵、饮食失调、劳倦过度、久病失治等因素有关。如《内经》所说:"脉痹不已,复感于邪,内舍于心。"《伤寒论》曰:"伤寒结代,心动悸"。气阴两虚:禀赋不足,素体阴虚,或过劳虚衰,耗伤心气,损伤心阴;心气虚衰,运血无力,血滞心脉;心阴不足,心失濡养,心脉不畅而发本病。肾阳虚,先天不足,肾阳亏虚,或老年虚弱,命门火衰,或久病迁延,劳倦内伤,肾阳虚衰,或寒湿外邪损伤肾阳,肾阳亏虚,不能鼓动心阳,心肾阳虚导致本病。心血瘀阻:久病体虚,心气不足,或心阴亏虚,不能温通血脉,致使心脉不通,瘀血阻滞,或七情所伤,气机郁结,气滞血瘀,心脉瘀阻。痰浊阻滞:平素饮食不节,嗜食肥甘厚腻,脾气受损,运化失职,痰浊中阻,心脉痹阻。综上所述,本病病位在心、肾、脾。证型以虚证多见,多因阳气虚衰,阴寒内盛,可在本虚基础上,夹杂有瘀血、痰浊、寒邪等标实。虚为心、肾、脾虚,心失所养,气血不能上荣头目,实以痰浊、血瘀、寒邪阻滞,气血运行不畅。

一、中医辨证治疗

1. 心血瘀阻证

【临床表现】　心悸不安,心胸憋闷不舒,疼痛时作,痛如针刺,唇甲青紫,舌质紫暗或有瘀斑,脉涩或结或代。

【治　法】　活血化瘀,理气通络。

【方药1】　桃仁红花煎(《陈素庵妇科补解》)加减。

红花 12 克	当归 9 克	桃仁 12 克	香附 9 克
延胡索 9 克	赤芍 9 克	川芎 9 克	丹参 9 克
生地黄 9 克	青皮 6 克		

【方　解】　桃仁、红花,活血化瘀。丹参去旧血以生新血,赤芍、川芎,增强君药活血化瘀之力。佐以延胡索、香附、青皮理气通脉止痛;生地黄、当归养血活血。

【加　减】　①气滞血瘀者,加柴胡 9 克,枳壳 9 克。②兼见气虚者,加黄芪 9 克,党参 9 克。③兼血虚者,加枸杞子 9 克,熟地黄 9 克。④兼阴虚者,加麦冬 9 克,玉竹 9 克。

【方药2】　血府逐瘀汤(《医林改错》)加减。

桃仁 12 克	当归 9 克	赤芍 9 克	牛膝 9 克
川芎 5 克	桔梗 5 克	柴胡 9 克	枳壳 6 克
生地黄 9 克	甘草 3 克	红花 9 克	

【方　解】　桃仁,破血祛瘀。当归、红花、赤芍、牛膝、川芎助君活血祛瘀之力,

其中牛膝且能通行血脉，引瘀血下行。柴胡疏肝理气，升达清阳；桔梗开宣肺气，载药上行入胸中，使气行则血行；生地黄清热以除瘀热，合当归又滋阴养血，使祛瘀而不伤正。甘草调和诸药为使。各药配伍，使血活气行，诸症自愈。

【加　减】　①若瘀痛入络，可加全蝎9克，穿山甲9克，地龙9克以破血通络止痛。②气机郁滞较重，加川楝子9克，香附9克，青皮9克以疏肝理气止痛。

【方药3】　桃红四物汤(《医垒元戎》)加减。

桃仁12克　　　　红花9克　　　　熟地黄9克　　　当归9克
赤芍9克　　　　　白芍9克　　　　川芎9克

【方　解】　桃仁、红花，破血祛瘀。熟地黄、当归滋阴补血，养血活血；赤芍活血祛瘀，白芍养血敛阴，川芎畅达血脉。全方可使血滞得散，血虚得补。

【加　减】　①若兼见气虚，加人参9克，黄芪9克以补气生血。②瘀滞较重者，加丹参9克。③血虚有寒者，加肉桂9克，炮姜9克。④血虚有热者，加黄芩9克，牡丹皮9克。

【方药4】　丹参饮(《时方歌括》)加减。

丹参15克　　　　檀香(后下)6克　　砂仁6克　　　　五灵脂6克
蒲黄6克　　　　　玉竹6克　　　　沙参6克

【方　解】　丹参，活血祛瘀，通经止痛。檀香、砂仁，行气温中，以助活血。五灵脂、蒲黄，活血祛瘀，散结止痛。全方药简力专，能活血祛瘀并能行气，为气血并治之方。

【加　减】　①若瘀血甚者，可酌加当归9克，赤芍9克，川芎9克，桃仁9克，红花9克以加强活血祛瘀之力。②若兼见血虚者，可合四物汤同用，以增强养血调经之功。③若疼痛较剧者，可加乳香9克，没药9克，元胡9克以化瘀止痛。④兼气滞者，可加香附9克，川楝子9克以行气止痛。

2. 痰浊痹阻证

【临床表现】　胸闷重而心痛微，痰多气短，形体肥胖，遇阴雨天易发作或加重，伴有倦怠乏力，纳呆便溏，咯吐痰涎，舌体胖大且有齿痕，苔浊腻或白滑，脉滑。

【治　法】　通阳泄浊，豁痰宣痹。

【方药1】　瓜蒌薤白半夏汤(《金匮要略》)加减。

瓜蒌12克　　　　薤白9克　　　　半夏9克　　　　白酒10毫升
丹参12克

【方　解】　瓜蒌，理气宽胸，涤痰散结，治胸痹胸痛之要药。薤白，温通滑利，通阳散结，行气止痛。半夏，燥湿化痰，降逆止呕，消痞散结。白酒，行气活血，增强薤白行气通阳之功。

【加　减】　①冠心病者加丹参9克,三七粉(冲服)6克。②乳腺增生加浙贝母9克,乳香9克,没药9克。③咳喘加紫菀12克,款冬花12克。④慢性胆囊炎加枳壳12克,大腹皮9克,葛根12克,丹参12克。

【方药2】　半夏白术天麻汤(《医学心悟》)加减。

| 半夏9克 | 天麻6克 | 茯苓6克 | 橘红6克 |
| 白术18克 | 甘草3克 | 生姜2片 | 大枣4枚 |

【方　解】　半夏燥湿化痰,降逆止呕,意在治痰;天麻平肝息风,而止头眩,两者合用,为治风痰眩晕头痛之要药。白术、茯苓,健脾祛湿,能治生痰之源。橘红理气化痰,俾气顺则痰消。甘草和中调药;煎加姜、枣调和脾胃,生姜兼制半夏之毒。

【加　减】　①眩晕较甚者,可加僵蚕9克,胆南星9克以加强化痰息风之力。②头痛甚者,加蔓荆子9克,白蒺藜9克以祛风止痛。③呕吐甚者,可加代赭石15克,旋覆花(包煎)10克以镇逆止呕。④兼气虚者,可加党参9克,生黄芪9克以益气。⑤湿痰偏盛,舌苔白滑者,可加泽泻9克,桂枝9克以渗湿化饮。

【方药3】　瓜蒂散(《伤寒论》)加减。

| 瓜蒂6克 | 赤小豆6克 | 党参15克 | 炙甘草15克 |
| 白术15克 | 干姜15克 | | |

【方　解】　瓜蒂,味苦性升而善吐;干姜温运中焦,祛散寒邪,恢复脾阳;人参补气健脾,振奋脾胃;白术健脾燥湿;佐炙甘草调和诸药而兼补脾和中。

【加　减】　黄疸者可加丁香10克。

【方药4】　黄连温胆汤(《六因条辨》)加减。

| 黄连6克 | 半夏10克 | 竹茹12克 | 陈皮10克 |
| 甘草6克 | 茯苓10克 | 生姜3片 | 大枣2枚 |

【方　解】　黄连燥湿化痰、清心泻火。半夏降逆和胃、除湿化痰,竹茹清热化痰、止呕除烦。陈皮理气燥湿,茯苓健脾渗湿。姜、枣、甘草益脾和胃而协调诸药。综合全方,共奏理气化痰、清胆和胃、养心安神之效。

【加　减】　①肝郁者加柴胡10克,香附6克,川楝子6克。②多梦易惊、胆怯心悸者加龙骨(先煎)20克,牡蛎(先煎)20克,磁石(先煎)10克。③急躁易怒,口苦咽干者加栀子10克,龙胆草6克。

3. 气阴两虚证

【临床表现】　心胸隐痛,时作时休,心悸气短,动则益甚,伴倦怠乏力,声息低微,面色㿠白,易汗出,舌质淡红,舌体胖且边有齿痕,苔薄白,脉虚细缓或结代。

【治　法】　益气养阴,活血通脉。

【方药1】　生脉散(《医学启源》)加减。

人参 15 克	麦冬 9 克	五味子 6 克	玄参 9 克
沙参 9 克	牡丹皮 6 克		

【方　解】　方中人参甘温,益元气,补肺气,生津液,故为君药。麦冬甘寒养阴清热,润肺生津。人参、麦冬合用,则益气养阴之功益彰。五味子酸温,敛肺止汗,生津止渴;玄参滋肾润肺,二者为佐药。四药合用,一补一润一敛,益气养阴,生津止渴,敛阴止汗,使气复津生,汗止阴存,气充脉复,故名"生脉"。

【加　减】　①方中人参性味甘温,若属阴虚有热者,可用西洋参 9 克代替。②病情急重者全方用量宜加重。

【方药2】　人参养荣汤(《三因极一病证方论》)加减。

人参 9 克	白术 9 克	茯苓 9 克	甘草 6 克
陈皮 6 克	黄芪 12 克	当归 9 克	白芍 6 克
熟地黄 9 克	五味子 5 克	桂心 5 克	远志 9 克
生姜 2 片	大枣 6 克		

【方　解】　熟地黄、当归、白芍,养血之品,合用以滋阴养血。人参、黄芪益气健脾,以资生化之源。茯苓、白术健脾燥湿,助脾生化;陈皮理气行滞,甘草和人参、芍药酸甘化阴;远志能通肾气上达于心;桂心能导诸药入营生血。甘草、生姜、大枣调和诸药兼为使药。纵观全方,五脏交养互益,故能统治诸病,而其要则归于养荣也。

【加　减】　①阴虚内热,五心烦热者,加生地黄 9 克,知母 9 克,鳖甲 9 克清退虚热。②伴汗出者,加山茱萸 9 克,麻黄 6 克增加敛阴止汗之力。

【方药3】　炙甘草汤(《伤寒论》)加减。

炙甘草 12 克	生姜 9 克	人参 6 克	生地黄 30 克
桂枝 9 克	阿胶 6 克	麦冬 10 克	麻仁 10 克
大枣 6 克	黄酒 10 毫升		

【方　解】　方中重用生地黄滋阴养血为君,《名医别录》谓地黄"补五脏内伤不足,通血脉,益气力"。炙甘草、人参、大枣,益心气,补脾气,以资气血生化之源;阿胶、麦冬、麻仁滋心阴,养心血,充血脉,共为臣药。桂枝、生姜辛行温通,温心阳,通血脉,诸厚味滋腻之品得姜、桂则滋而不腻。用法中加黄酒煎服,以黄酒辛热,可温通血脉,以行药力,是为使药。

【加　减】　①偏于心气不足者,重用炙甘草、人参。②偏于阴血虚者重用生地、麦冬。③心阳偏虚者,易桂枝为肉桂 6 克,加附子 9 克以增强温心阳之力。

④阴虚而内热较盛者,易人参为南沙参9克,并减去桂枝、生姜、大枣、黄酒,酌加知母6克,黄柏6克,则滋阴液降虚火之力更强。

【方药4】　加减复脉汤(《温病条辨》)加减。

炙甘草18克　　　生地黄18克　　白芍18克　　　　麦冬15克
阿胶9克　　　　　麻仁9克　　　　人参9克

【方　解】　方中重用生地黄滋阴养血为君。炙甘草、人参,二者合用益气健脾,以资气血生化之源;阿胶、麦冬、麻仁,滋心阴,养心血,充血脉,共为臣药。白芍酸寒敛阴,合甘草酸甘化阴,并能和中缓急。全方寓酸敛于滋润之中,重在滋液敛阴而复脉,有温凉通敛之意。

【加　减】　心悸怔忡较重者,加酸枣仁9克,柏子仁9克以助养心定悸之效,或加龙齿18克,磁石18克以增重镇安神之功。

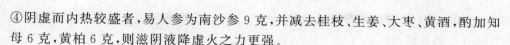

4. 心肾阳虚证

【临床表现】　心悸怔忡,形寒肢冷,肢体浮肿,小便不利,神疲乏力,腰膝酸冷,唇甲青紫,舌淡紫,苔白滑,脉弱。

【治　法】　温补阳气,振奋心阳。

【方药1】　参附汤(《济生续方》)加减。

人参15克　　　　炮附子(先煎)12克　　　黄芪9克　　　　桂枝9克
炙甘草9克

【方　解】　人参,药性甘温,大补元气以固脱,益脾肺之气以固后天之本,使脾肺之气旺则五脏之气旺;大辛大热之炮附子,温壮肾阳,大补先天之本,使先天之阳生则一身之阳生。臣以黄芪,助人参益气,桂枝助附子温阳。四药相伍,共奏回阳、益气、固脱之功。

【加　减】　①寒湿相搏,肢体重痛者,去人参,加白术9克以健脾祛湿。②休克危症急救时常加生龙骨(先煎)12克,生牡蛎(先煎)12克,白芍9克敛汗潜阳,固脱强心。

【方药2】　右归饮(《景岳全书》)加减。

熟地黄15克　　　山药6克　　　　山茱萸3克　　　枸杞子6克
炙甘草6克　　　　杜仲6克　　　　肉桂3克　　　　制附子(先煎)9克
鹿角胶9克　　　　桂枝9克

【方　解】　方中以附子、肉桂、鹿角胶为君药,温补肾阳,填精补髓。熟地黄、枸杞子、山茱萸、山药滋阴益肾,养肝补脾。杜仲补益肝肾,强筋壮骨;桂枝,温通血脉。炙甘草补脾和中,且用汤救急。诸药配合,共奏温补肾阳之功。

【加　减】　①腰膝疼痛者,加菟丝子9克,加重杜仲用量。②营血亏虚者,加当归9克养血活血。

【方药3】　肾气丸(《金匮要略》)加减。

生地黄9克	山药9克	山茱萸9克	茯苓9克
牡丹皮9克	泽泻9克	桂枝9克	附子(先煎)9克
牛膝9克	车前子9克		

【方　解】　附子,大辛大热,温阳补火;桂枝,温通阳气,二药相合,补肾阳之虚,助气化之复,共为君药。生地黄滋补肾精;山茱萸、山药补益肝脾之精,共为臣药。泽泻、茯苓、车前子淡渗利湿,配伍桂枝温化痰饮;牡丹皮活血散瘀;牛膝入肝肾经,引血下行。

【加　减】　①若畏寒肢冷较甚者,可将桂枝改为肉桂9克,并加重桂、附之量,以增温补肾阳之效。②兼痰饮咳喘者,加姜9克,细辛6克,半夏9克以温肺化饮。③夜尿多者,可加巴戟天9克,益智仁9克,金樱子9克,芡实9克以助温阳固摄之功。

【方药4】　保元汤(《博爱心鉴》)加减。

| 人参12克 | 黄芪15克 | 肉桂5克 | 甘草5克 |
| 生姜2片 | 大枣6克 | | |

【方　解】　人参,大补元气,固护原有之气。重用黄芪,以增强人参益气之功。配伍少量肉桂,引火归元,使气得生。甘草调和诸药为使,且可配合人参健脾益气,一药两用。

【加　减】　①心胸疼痛者,加郁金9克,川芎9克,丹参9克活血定痛。②形寒肢冷,阳虚较重者加附子9克,巴戟天9克温补阳气。

二、中成药治疗

1. 心宝丸

【药物组成】　附子、鹿茸、人参、肉桂、洋金花、三七、麝香、蟾酥、冰片。

【功能主治】　温补心肾,活血通脉。用于心肾阳虚、心脉瘀阻所致的心悸,症见畏寒肢冷、动则喘促、心悸气短、下肢肿胀、脉结代;冠心病,心功能不全、病态窦房结综合征见上述证候者。

【临床应用】　房室传导阻滞因心肾阳虚,无力运血,心脉瘀阻所致。症见畏寒肢冷,动则喘促,心悸气短,下肢肿胀,舌淡胖,苔薄白,脉结代。

【用法用量】　口服。慢性心功能不全按心功能1、2、3级一次分别用120、240、

360 毫克,一日 3 次,一疗程为 2 个月;心功能正常后改为日维持量 60～120 毫克。病窦综合征病情严重者一次 300～600 毫克,一日 3 次,疗程为 3～6 个月。其他心律失常(期外收缩)及房颤、心肌缺血或心绞痛一次 120～240 毫克,一日 3 次,一个疗程为 1～2 个月。

【注意事项】
(1)孕妇、经期妇女禁用。
(2)青光眼患者禁用。
(3)本品不宜过量、久用。
(4)阴虚内热、肝阳上亢、痰火内盛者不宜使用。
(5)正在服用洋地黄类药物者慎用。

 ## 2. 保心宁胶囊

【药物组成】　丹参干浸膏、枳壳干浸膏、当归干浸膏、三七。
【功能主治】　活血化瘀,行气止痛,用于冠心病心绞痛、心律失常气滞血瘀证。
【临床应用】　房室传导阻滞因气滞血瘀,心脉痹阻所致。症见胸闷气短,胸部刺痛,固定不移,舌质紫黯或有瘀斑,脉弦涩或结代。
【用法用量】　口服,一次 2～4 粒,一日 3 次。
【注意事项】
(1)孕妇禁用。
(2)宜饭后服用。

 ## 3. 血府逐瘀口服液(胶囊)

【药物组成】　炒桃仁、红花、生地黄、川芎、赤芍、当归、牛膝、柴胡、桔梗、麸炒枳壳、甘草。
【功能主治】　活血祛瘀,行气止痛。用于气滞血瘀所致的胸痹、头痛日久、痛如针刺而有定处、内热烦闷、心悸失眠、急躁易怒。
【临床应用】　房室传导阻滞因气滞血瘀,心脉闭塞而致。症见胸痛,痛如针刺而有定处,烦躁,心悸,气短,舌黯红或有瘀斑,脉弦紧或涩。
【用法用量】　口服液:口服。一次 10 毫升,一日 3 次;或遵医嘱。胶囊剂:口服。一次 6 粒,一日 2 次;一个月为一疗程。
【注意事项】
(1)孕妇禁用。
(2)气虚血瘀者慎用。
(3)忌食生冷、油腻食物。
(4)在治疗期间若心痛持续发作,宜加用硝酸酯类药。如出现剧烈心绞痛、心肌梗死,应及时救治。

4. 心可舒胶囊(片)

【药物组成】 丹参、葛根、三七、山楂、木香。

【功能主治】 活血化瘀,行气止痛。用于气滞血瘀引起的胸闷、心悸、头晕、头痛、颈项疼痛;冠心病心绞痛、高血脂、高血压、心律失常见上述证候者。

【临床应用】 房室传导阻滞因气滞血瘀,心脉闭阻所致。症见疼痛剧烈,心前区憋闷,痛有定处,两胁胀痛,气短,心悸,头晕,舌质紫黯或瘀斑,脉弦涩或结代。

【用法用量】 胶囊剂:口服。一次 4 粒,一日 3 次;或遵医嘱。片剂:口服。一次 4 片(小片)、2 片(大片),一日 3 次,或遵医嘱。

【注意事项】

(1)孕妇禁用。

(2)气虚血瘀、痰瘀互阻之胸痹、心悸者不宜单用。

(3)出血性疾病及有出血倾向者慎用。

(4)忌食生冷、辛辣、油腻食物,忌烟酒、浓茶。

(5)在治疗期间,心绞痛持续发作宜加用硝酸酯类药。如果出现剧烈心绞痛、心肌梗死等,应及时救治。

(6)脑梗死发作期应及时留观,待病情稳定后方可用药。

5. 黄杨宁片

【药物组成】 环维黄杨星 D。

【功能主治】 行气活血、通络止痛。用于气滞血瘀所致的胸痹心痛、脉结代;冠心病、心律失常见上述证候者。

【临床应用】 房室传导阻滞多因瘀血闭阻所致。症见胸部疼痛,痛处固定,甚或痛引肩背,或心悸不宁,舌质紫黯或有瘀斑,脉弦涩。

【用法用量】 口服。一次 1~2 毫克,一日 2~3 次。

【注意事项】

(1)孕妇禁用。

(2)月经期妇女慎用。

(3)在治疗期间,心绞痛持续发作,宜加用硝酸酯类药。若出现剧烈心绞痛,心肌梗死,应及时急诊救治。

(4)饮食宜清淡。忌食生冷、辛辣、油腻食物,忌烟酒、浓茶。

6. 灵宝护心丹

【药物组成】 红参、人工麝香、冰片、三七、丹参、蟾酥、人工牛黄、苏合香、琥珀。

【功能主治】 强心益气,通阳复脉,芳香开窍,活血镇痛。用于气虚血瘀所致的胸痹,症见胸闷气短、心前区疼痛、脉结代;心动过缓型病态窦房结综合征及冠心病心绞痛、心律失常见上述证候者。

【临床应用】 房室传导阻滞因气虚行血无力,心脉痹阻所致,症见胸闷气短,心前区疼痛,舌淡暗,脉缓或结代。

【用法用量】 口服。一次 3～4 丸,一日 3～4 次。饭后服用或遵医嘱。

【注意事项】

(1)孕妇禁用。

(2)月经期妇女及有出血倾向者禁用。

(3)本品中蟾酥有毒,不宜过量久用。

(4)忌食生冷、辛辣、油腻食物,忌烟酒、浓茶。

(5)在治疗期间,心绞痛持续发作,宜加用硝酸酯类药。若出现剧烈心绞痛、心肌梗死,或见气促、汗出、面色苍白者,应及时救治。

(6)少数患者在服药初期偶见轻度腹胀,口干,继续服药后可自行消失,无须停药。

(7)忌与洋地黄类药物同用。

 7. 益心复脉颗粒

【药物组成】 生晒参、黄芪、丹参、麦冬、五味子、川芎。

【功能主治】 益气养阴,活血复脉。用于气阴两虚、瘀血阻脉所致的胸痹,症见胸痛胸闷、心悸气短、脉结代。

【临床应用】 房室传导阻滞因气阴两虚,瘀血阻脉所致,症见心胸隐痛,痛处固定,胸闷不舒,心悸气短,心烦,口干,动则汗出,舌淡红或黯。苔薄或剥,脉细涩或结代。

【用法用量】 开水冲服。一次 15 克,一日 2～3 次。

【注意事项】

(1)孕妇慎用。

(2)心绞痛持续发作,应及时救治。

 8. 芪冬颐心口服液

【药物组成】 人参、黄芪、麦冬、茯苓、生地黄、龟甲(烫)、丹参、郁金、桂枝、紫石英(煅)、淫羊藿、金银花、枳壳(炒)。

【功能主治】 益气养心,安神止悸。用于气阴两虚所致的心悸、胸闷、胸痛、气短乏力、失眠多梦、自汗、盗汗、心烦;病毒性心肌炎、冠心病心绞痛见上述证候者。

【临床应用】 房室传导阻滞因气阴两虚,心神失养所致。症见心悸,怔忡,胸闷胸痛,气短乏力,自汗或盗汗,心烦失眠,多梦易惊,眩晕,耳鸣,舌淡红少津,脉细弱。

【用法用量】 口服。一次 20 毫升,一日 3 次,饭后服用,或遵医嘱。28 天为一疗程。

【注意事项】

(1)痰热内盛者不宜使用。

(2)孕妇慎用。

(3)饮食宜清淡。

(4)心绞痛持续发作及心肌炎危重者应及时救治。

9. 宁心宝胶囊

【药物组成】 虫草头孢菌粉。

【功能主治】 本品有提高心率,改善窦房结、房室传导功能作用。用于房室传导阻滞、缓慢型心律失常。

【临床应用】 房室传导阻滞由心肾阳虚,精血不足所致,症见心中动悸,胸闷气短,动则尤甚,倦怠乏力,神疲懒言,体虚易汗,食欲不振,舌质淡,苔薄白,脉虚缓或结代。

【用法用量】 口服。一次 2 粒,一日 3 次;或遵医嘱。

【注意事项】

(1)心肾阳虚兼有气滞、血瘀、痰浊者,应配合其他药物治疗。

(2)保持心情愉快,情绪稳定,劳逸适度。

(3)忌烟酒茶等刺激食物。

10. 归芪口服液

【药物组成】 黄芪(炙)、当归。

【功能主治】 补气生血。用于气血两虚引起的贫血症。

【临床应用】 房室传导阻滞由气血两虚证引起,症见面色无华或萎黄,指甲色淡,眩晕,心悸,失眠,疲劳乏力,女子月经量少或延期而至,舌质淡,脉象沉细无力。

【用法用量】 口服,一次 10 毫升,一日 2 次。

【注意事项】

(1)阴虚阳亢者慎用。

(2)服药期间饮食忌食辛辣、生冷、油腻食物。

(3)高血压病患者慎用。

(4)小儿及孕妇应在医师指导下服用。

11. 生血宝颗粒

【药物组成】　制何首乌、黄芪、女贞子、桑葚、墨旱莲、白芍、狗脊。

【功能主治】　滋补肝肾,益气生血。用于肝肾不足、气血两虚所致的神疲乏力、腰膝酸软、头晕耳鸣、心悸、气短、失眠、咽干、纳差食少;化疗所致的白细胞减少,缺铁性贫血见上述证候者。

【临床应用】　房室传导阻滞因肝肾不足、气血两虚所致。症见神疲乏力,腰膝酸软,头晕耳鸣,心悸,气短,失眠,咽干,纳差食少,舌淡,苔薄白,脉细弱。

【用法用量】　开水冲服。一次 8 克,一日 2~3 次。

【注意事项】
(1)体实者慎用。
(2)感冒者慎用。
(3)脘腹痞满、痰多湿盛者慎用。
(4)忌食辛辣、油腻、生冷食物。
(5)用于治疗失眠时,睡前忌吸烟,忌饮酒、茶和咖啡。

12. 归脾丸(合剂)

【药物组成】　炙黄芪、桂圆肉、党参、炒白术、当归、茯苓、炒酸枣仁、制远志、木香、炙甘草、大枣(去核)。

【功能主治】　益气健脾,养血安神。用于心脾两虚,气短心悸,失眠多梦,头晕头昏,肢倦乏力,食欲缺乏,崩漏便血。

【临床应用】　房室传导阻滞因思虑过度,劳伤心脾,气血两虚而致气短懒言,失眠多梦,健忘,头晕头昏,肢倦乏力,精神疲惫,食欲缺乏,大便溏薄,舌淡苔白,脉细弱。

【用法用量】　浓缩丸:口服一次 8~10 丸,一日 3 次。丸剂:用温开水或生姜汤送服,水蜜丸一次 6 克,小蜜丸一次 9 克,大蜜丸一次 1 丸,一日 3 次。合剂:口服一次 10~20 毫升,一日 3 次,用时摇匀。

【注意事项】
(1)阴虚火旺者慎用。
(2)忌食辛辣、生冷、油腻食物。

第6章 心绞痛

心绞痛是由冠状动脉供血不足所引起的以前胸压迫性疼痛为主的一组临床综合征。典型的心绞痛(typical angina pectoris)包括以下6个特点:①疼痛性质为胸前部压迫感、紧缩感或闷痛、灼痛、紧扼、窒息等模糊性疼痛而不是针刺样疼痛。②疼痛多位于胸骨体上段或中段之后,亦可能波及大部分心前区。③可放射至左肩与左上肢前内侧达环指和小指,也有至背、颈、下颌、上腹部等处。④发作时常有诱因,如劳累、激动、饱餐等。⑤疼痛发作时间持续为3～5分钟,一般不短于1分钟,不超过15分钟。⑥休息或含服硝酸甘油后1～5分钟内缓解。冠状动脉粥样硬化是引起心绞痛的主要病因;其他病变,如主动脉瓣狭窄或关闭不全、梅毒性主动脉炎、冠状动脉炎、冠状动脉起源异常、冠状动脉痉挛等所引起则属少数;此外,甲状腺功能亢进、高血压、贫血、心律失常等也能造成冠状动脉相对供血不足而发作心绞痛。多数患者在不发作时,无任何体征,约有半数患者在静息时心电图正常,部分患者可有轻度S-T段压低及T波倒置,极少数患者可有陈旧性心肌梗死遗留的Q波。心电图负荷试验、24小时动态心电图监测常能为心绞痛的诊断提供依据。典型的胸痛发作辅以心电图变化常可对心绞痛做出诊断。心绞痛的分类方法很多,国内外均未统一,近年来根据世界卫生组织"缺血性心脏病的命名及诊断标准"将心绞痛分3大类:

一类,劳累性心绞痛,又分为①初发型劳累性心绞痛。②稳定型劳累性心绞痛。③恶化型劳累性心绞痛,亦称进行性心绞痛或不稳定型心绞痛。

二类,自发性心绞痛,又分为卧位型心绞痛、变异型心绞痛、中间综合征、梗死后心绞痛。

三类,混合性心绞痛。除针对心绞痛的病因治疗外,低盐、低热量、低脂饮食、戒烟、休息、避免诱因等可减少发作。硝酸酯类为最有效的抗心绞痛药物,其他如β受体阻滞药、钙拮抗药、中药速效救心丸等亦为治疗的常用药物。对严重病例在冠状动脉造影后可选择做冠状动脉内成形术或冠状动脉搭桥手术进行治疗。

根据患者临床表现,此病属于中医"胸痹""心痛"范畴,胸痹心痛的病机关键在于外感或内伤引起心脉痹阻,其病位在心,但与肝、脾、肾三脏功能的失调有密切的关系。因心主血脉的正常功能,有赖于肝主疏泄,脾主运化,肾藏精主水等功能正常。其病性有虚实两方面,常常为本虚标实,虚实夹杂,虚者多见气虚、阳虚、阴虚、血虚,尤以气虚、阳虚多见;实者不外气滞、寒凝、痰浊、血瘀,并可交互为患,其中又以血瘀、痰浊多见。但虚实两方面均以心脉痹阻不畅,不通则痛为病机关键。发作期以标实表现为主,血瘀、痰浊为突出,缓解期主要有心、脾、肾气血阴阳之亏虚,其中又以心气虚、心阳虚最为常见。以上病因病机可同时并存,交互为患,病情进一步发展,可见下述病变:瘀血闭阻心脉,心胸猝然大痛,而发为真心痛;心阳阻遏,心气不足,鼓动无力,而表现为心动悸,脉结代,甚至脉微欲绝;心肾阳衰,水邪泛滥,凌心射肺而为咳喘、水肿,多为病情深重的表现,要注意结合有关病种相互参照,辨证论治。

一、中医辨证治疗

 ## 1. 心血瘀阻证

【临床表现】　心悸不安,心胸憋闷不舒,疼痛时作,痛如针刺,唇甲青紫,舌质紫暗或有瘀斑,脉涩或结或代。

【治　法】　活血化瘀,理气通络。

【方药1】　桃仁红花煎(《陈素庵妇科补解》)加减。

红花 12 克	当归 9 克	桃仁 12 克	香附 9 克
延胡索 9 克	赤芍 9 克	川芎 9 克	丹参 9 克
生地黄 9 克	青皮 6 克		

【方　解】　桃仁、红花,活血化瘀。丹参去旧血以生新血,赤芍、川芎,增强君药活血化瘀之力。佐以延胡索、香附、青皮理气通脉止痛;生地黄、当归养血活血。

【加　减】　①气滞血瘀者,加柴胡 9 克,枳壳 9 克。②兼见气虚者,加黄芪 9 克,党参 9 克。③兼血虚者,加枸杞子 9 克,熟地黄 9 克。④兼阴虚者,加麦冬 9 克,玉竹 9 克。

【方药2】　血府逐瘀汤(《医林改错》)加减。

桃仁 12 克	当归 9 克	赤芍 9 克	牛膝 9 克
川芎 5 克	桔梗 5 克	柴胡 9 克	枳壳 6 克
生地黄 9 克	甘草 3 克	红花 9 克	

【方　解】　桃仁,破血祛瘀。当归、红花、赤芍、牛膝、川芎助君药活血祛瘀之力,其中牛膝且能通行血脉,引瘀血下行。柴胡疏肝理气,升达清阳;桔梗开宣肺气,载药上行入胸中,使气行则血行;生地黄清热以除瘀热,合当归又滋阴养血,使

祛瘀而不伤正。甘草调和诸药为使。各药配伍,使血活气行,诸症自愈。

【加　减】　①若瘀痛入络,可加全蝎9克,穿山甲9克,地龙9克以破血通络止痛。②气机郁滞较重,加川楝子9克,香附9克,青皮9克以疏肝理气止痛。

【方药3】　桃红四物汤(《医垒元戎》)加减。

| 桃仁12克 | 红花9克 | 熟地黄9克 | 当归9克 |
| 赤芍9克 | 白芍9克 | 川芎9克 | |

【方　解】　桃仁、红花,破血祛瘀。熟地黄、当归滋阴补血,养血活血;赤芍活血祛瘀,白芍养血敛阴,川芎畅达血脉。全方可使血滞得散,血虚得补。

【加　减】　①若兼见气虚,加人参9克,黄芪9克以补气生血。②瘀滞较重者,加丹参9克。③血虚有寒者,加肉桂9克,炮姜9克。④血虚有热者,加黄芩9克,牡丹皮9克。

【方药4】　丹参饮(《时方歌括》)加减。

| 丹参15克 | 檀香6克 | 砂仁6克 | 五灵脂6克 |
| 蒲黄(包煎)6克 | 玉竹6克 | 沙参6克 | |

【方　解】　丹参,活血祛瘀,通经止痛。檀香、砂仁,行气温中,以助活血。五灵脂、蒲黄,活血祛瘀,散结止痛。全方药简力专,能活血祛瘀并能行气,为气血并治之方。

【加　减】　①若瘀血甚者,可酌加当归9克,赤芍9克,川芎9克,桃仁9克,红花9克以加强活血祛瘀之力。②若兼见血虚者,可合四物汤同用,以增强养血调经之功。③若疼痛较剧者,可加乳香9克,没药9克,延胡索9克以化瘀止痛。④兼气滞者,可加香附9克,川楝子9克以行气止痛。

2. 气滞心胸证

【临床表现】　心胸满闷,隐痛阵发,痛有定处,时欲太息,情志不遂时容易诱发或加重,或兼脘腹胀满,得嗳气或矢气则舒,苔薄或薄腻,脉细弦。

【治　法】　疏肝理气,活血通络。

【方药1】　柴胡疏肝散(《医学统旨》)加减。

| 陈皮6克 | 柴胡6克 | 川芎6克 | 香附6克 |
| 枳壳6克 | 赤芍6克 | 白芍6克 | 炙甘草3克 |

【方　解】　柴胡,主入肝胆,功擅条达肝气而疏郁结。香附,长于疏肝理气,并有良好的止痛作用;川芎疏肝开郁,行气活血,止痛。陈皮、枳壳理气行滞调中;白芍、甘草养血柔肝,缓急止痛。甘草调和诸药为使。诸药相合,共奏疏肝解郁,行气止痛之功。

【加　减】　①若胁肋痛甚者,酌加郁金6克,青皮6克,当归6克,乌药6克以增强其行气活血之力。②肝郁化火者,可酌加栀子6克,黄芩6克,川楝子6克以清热泻火。

【方药2】　四逆散(《伤寒论》)加减。

炙甘草12克　　　枳实12克　　　柴胡12克　　　芍药12克
香附6克　　　　郁金6克

【方　解】　柴胡,主入肝胆经,疏肝解郁。芍药,补血养肝,敛阴柔肝。枳实,行气降逆,开郁散结而畅脾滞,合柴胡以调肝脾,升降气机;香附、郁金疏肝理气。甘草健脾和中,合白芍缓急止痛。全方疏肝理脾,升降气机,兼有缓急止痛之功。

【加　减】　①若悸者,加桂枝9克以温心阳。②有热者,加栀子6克以清内热。

【方药3】　逍遥散(《太平惠民和剂局方》)加减。

柴胡15克　　　茯苓9克　　　白术9克　　　当归9克
白芍9克　　　炙甘草9克　　　川芎9克　　　薄荷3克

【方　解】　柴胡疏肝解郁,以使肝气条达。白芍滋阴养肝,当归养血活血,二药还可兼制柴胡疏泄太过。白术、茯苓、甘草健脾益气,川芎行气活血,薄荷散肝经郁热。甘草调和诸药。诸药相合,可使肝气得舒,诸症悉除。

【加　减】　①肝郁气滞较甚,加香附9克,郁金9克,陈皮9克以疏肝解郁。②血虚者,加熟地黄9克以养血。③肝郁化火者,加牡丹皮9克,栀子9克以清热凉血。

【方药4】　金铃子散(《太平圣惠方》)加减。

柴胡12克　　　金铃子9克　　　延胡索15克　　　郁金9克
厚朴3克

【方　解】　金铃子,入肝胃经,疏肝行气,清泄肝火;柴胡,疏肝理气。延胡索,行气活血,止痛;郁金,疏肝理气,活血止痛。药简力专,既可疏肝,又可清热,还可活血止痛,使气血畅,肝郁疏,则诸痛止。

【加　减】　①若用治胸胁疼痛,可加香附9克。②用治脘腹疼痛,可加木香9克,砂仁4克,陈皮6克。

3. 痰浊痹阻证

【临床表现】　胸闷重而心痛微,痰多气短,形体肥胖,遇阴雨天易发作或加重,伴有倦怠乏力,纳呆便溏,咯吐痰涎,舌体胖大且有齿痕,苔浊腻或白滑,脉滑。

【治　法】　通阳泄浊,豁痰宣痹。

【方 药 1】 瓜蒌薤白半夏汤（《金匮要略》）加减。

瓜蒌 12 克　　　　薤白 9 克　　　半夏 9 克　　　白酒 10 毫升
丹参 12 克

【方 解】 瓜蒌,理气宽胸,涤痰散结,治胸痹胸痛之要药。薤白,温通滑利,通阳散结,行气止痛。半夏,燥湿化痰,降逆止呕,消痞散结。白酒,行气活血,增强薤白行气通阳之功。

【加 减】 ①冠心病者加丹参 9 克,三七 9 克。②乳腺增生加浙贝母 9 克,乳香 9 克,没药 9 克。③咳喘加紫菀 12 克,款冬花 12 克。④慢性胆囊炎加枳壳 12 克,大腹皮 9 克,葛根 12 克,丹参 12 克。

【方 药 2】 半夏白术天麻汤（《医学心悟》）加减。

半夏 9 克　　　　天麻 6 克　　　茯苓 6 克　　　橘红 6 克
白术 18 克　　　　甘草 3 克　　　生姜 2 片　　　大枣 4 枚

【方 解】 半夏燥湿化痰,降逆止呕,意在治痰;天麻平肝息风,而止头眩,两者合用,为治风痰眩晕头痛之要药。白术、茯苓,健脾祛湿,能治生痰之源。橘红理气化痰,俾气顺则痰消。甘草和中调药;煎加姜、枣调和脾胃,生姜兼制半夏之毒。

【加 减】 ①眩晕较甚者,可加僵蚕 9 克,胆南星 9 克以加强化痰息风之力。②头痛甚者,加蔓荆子 9 克,白蒺藜 9 克以祛风止痛。③呕吐甚者,可加代赭石 15 克,旋覆花 9 克以镇逆止呕。④兼气虚者,可加党参 9 克,生黄芪 9 克以益气。⑤湿痰偏盛,舌苔白滑者,可加泽泻 9 克,桂枝 9 克以渗湿化饮。

【方 药 3】 瓜蒂散（《伤寒论》）加减。

瓜蒂 6 克　　　　赤小豆 6 克　　　党参 15 克　　　炙甘草 15 克
白术 15 克　　　　干姜 15 克

【方 解】 瓜蒂,味苦性升而善吐;干姜温运中焦,祛散寒邪,恢复脾阳;人参补气健脾,振奋脾胃;白术健脾燥湿;佐炙甘草调和诸药而兼补脾和中。

【加 减】 黄疸者可加丁香 10 克。

【方 药 4】 黄连温胆汤（《六因条辨》）加减。

黄连 6 克　　　　半夏 10 克　　　竹茹 12 克　　　陈皮 10 克
甘草 6 克　　　　茯苓 10 克　　　生姜 3 片　　　大枣 2 枚

【方 解】 黄连燥湿化痰、清心泻火。半夏降逆和胃、除湿化痰,竹茹清热化痰、止呕除烦。陈皮理气燥湿,茯苓健脾渗湿。姜、枣、甘草益脾和胃而协调诸药。综合全方,共奏理气化痰、清胆和胃、养心安神之效。

【加 减】 ①肝郁者加柴胡 10 克,香附 6 克,川楝子 6 克。②多梦易惊、胆怯心悸者加龙骨(先煎)20 克,牡蛎(先煎)20 克,磁石(先煎)10 克。③急躁易怒,口苦咽干者加栀子 10 克,龙胆草 6 克。

4. 寒凝心脉证

【临床表现】 卒然心痛如绞,心痛彻背,喘不得卧,多因气候骤冷或骤感风寒而发病或加重,伴形寒,甚则手足不温,冷汗自出,胸闷气短,心悸,面色苍白,苔薄白,脉沉紧或沉细。

【治　法】 辛温散寒,宣通心阳。

【方药 1】 枳实薤白桂枝汤(《金匮要略》)加减。

| 枳实 12 克 | 厚朴 12 克 | 薤白 9 克 | 桂枝 6 克 |
| 瓜蒌 12 克 | 细辛 3 克 | 大枣 6 克 | |

【方　解】 桂枝上以宣通心胸之阳,下以温化中下二焦之阴气,既通阳又降逆。降逆则阴寒之气不致上逆,通阳则阴寒之气不致内结。薤白辛温通阳散结气;细辛温散寒邪;枳实、川厚朴开痞散结,下气除满。瓜蒌苦寒润滑,开胸涤痰。大枣养脾和营。

【加　减】 ①若寒重者,可酌加干姜 9 克,附子 6 克以助通阳散寒之力。②气滞重者,可加重厚朴、枳实用量以助理气行滞之力;痰浊重者,可酌加半夏 9 克,茯苓 9 克以助消痰之力。

【方药 2】 当归四逆汤(《伤寒论》)加减。

| 当归 12 克 | 桂枝 9 克 | 白芍 9 克 | 细辛 6 克 |
| 炙甘草 6 克 | 通草 3 克 | 大枣 15 克 | 赤芍 9 克 |

【方　解】 方中当归甘温,养血和血;桂枝辛温,温经散寒,温通血脉,共为君药。细辛温经散寒,助桂枝温通血脉;白芍养血和营,助当归补益营血,共为臣药。通草通经脉,以畅血行;大枣、甘草,益气健脾养血,共为佐药。重用大枣,既合归、芍以补营血,又防桂枝、细辛燥烈大过,伤及阴血。甘草兼调药性而为使药。

【加　减】 ①腰、股、腿、足疼痛属血虚寒凝者,加续断 9 克,牛膝 9 克,鸡血藤 9 克,木瓜 6 克以活血祛瘀。②若兼有水饮呕逆者,加吴茱萸 9 克,生姜 6 克。③若妇女经期腹痛,以及男子寒疝、睾丸掣痛、牵引少腹冷痛、肢冷脉弦者,可加乌药 9 克,茴香 9 克,良姜 9 克,香附 9 克以理气止痛。

【方药 3】 当归四逆加吴茱萸生姜汤(《伤寒论》)加减。

当归 12 克	桂枝 12 克	白芍 9 克	赤芍 9 克
炙甘草 6 克	通草 6 克	大枣 6 克	细辛 3 克
吴茱萸 6 克	生姜 15 克		

【方　解】 吴茱萸、生姜,重用以温中散寒。当归,养血活血止痛;桂枝温通血

脉,以助散寒;赤芍、白芍养血活血敛阴。通草通经脉,以畅血行;大枣、甘草,益气健脾养血,共为佐药。炙甘草调和诸药为使。

【加　减】①气虚重者,加黄芪9克,人参9克益气健脾。②疼痛甚者,加川芎9克行气止痛。

【方药4】乌附麻辛桂姜汤(《中医治法与方剂》)加减。

制乌头(先煎)10克	制附子(先煎)10克	麻黄6克	细辛3克
桂枝9克	干姜10克	蜂蜜30克	

【方　解】制乌头,祛风除湿,温经止痛之力较强;制附子,大辛大热,温通阳气。麻黄宣达肺气,以助散寒;细辛温散寒邪;桂枝温通经脉,三药合用,助君药温经散寒止痛之力。干姜,散寒止痛。佐制:重用蜂蜜,以其润而温经,尚可兼制乌头、附子之燥烈之性。

【加　减】①若寒甚加制草乌15克。②痛偏上肢加羌活15克,威灵仙24克,千年健15克。③痛偏下肢加独活15克,牛膝18克,防己24克。④痛偏于腰加桑寄生15克,杜仲10克,续断15克,淫羊藿15克。

5. 气阴两虚证

【临床表现】心胸隐痛,时作时休,心悸气短,动则益甚,伴倦怠乏力,声息低微,面色㿠白,易汗出,舌质淡红,舌体胖且边有齿痕,苔薄白,脉虚细缓或结代。

【治　法】益气养阴,活血通脉。

【方药1】生脉散(《医学启源》)加减。

人参15克	麦冬9克	五味子6克	玄参9克
沙参9克	牡丹皮6克		

【方　解】方中人参甘温,益元气,补肺气,生津液,故为君药。麦冬甘寒养阴清热,润肺生津。人参、麦冬合用,则益气养阴之功益彰。五味子酸温,敛肺止汗,生津止渴;玄参滋肾润肺,二者为佐药。四药合用,一补一润一敛,益气养阴,生津止渴,敛阴止汗,使气复津生,汗止阴存,气充脉复,故名"生脉"。

【加　减】①方中人参性味甘温,若属阴虚有热者,可用西洋参9克代替。②病情急重者全方用量宜加重。

【方药2】人参养荣汤(《三因极一病证方论》)加减。

人参9克	白术9克	茯苓9克	甘草6克
陈皮6克	黄芪12克	当归9克	白芍6克
熟地黄9克	五味子5克	桂心5克	远志9克
生姜2片	大枣6克		

【方　解】　熟地黄、当归、白芍,养血之品,合用以滋阴养血。人参、黄芪益气健脾,以资生化之源。茯苓、白术健脾燥湿,助脾生化;陈皮理气行滞,甘草和人参、芍药酸甘化阴;远志能通肾气上达于心;桂心能导诸药入营生血。甘草、生姜、大枣调和诸药兼为使药。纵观全方,五脏交养互益,故能统治诸病,而其要则归于养荣也。

【加　减】　①阴虚内热,五心烦热者,加生地黄 9 克,知母 9 克,鳖甲 9 克清退虚热。②伴汗出者,加山茱萸 9 克,麻黄 6 克增加敛阴止汗之力。

【方药 3】　炙甘草汤(《伤寒论》)加减。

炙甘草 12 克	生姜 10 克	人参 9 克	生地黄 30 克
桂枝 9 克	阿胶 9 克	麦冬 10 克	麻仁 10 克
大枣 12 克	黄酒 10 毫升		

【方　解】　方中重用生地黄滋阴养血为君,《名医别录》谓地黄"补五脏内伤不足,通血脉,益气力"。炙甘草、人参、大枣,益心气,补脾气,以资气血生化之源;阿胶、麦冬、麻仁滋心阴,养心血,充血脉,共为臣药。桂枝、生姜辛行温通,温心阳,通血脉,诸厚味滋腻之品得姜、桂则滋而不腻。用法中加黄酒煎服,以黄酒辛热,可温通血脉,以行药力,是为使药。

【加　减】　①偏于心气不足者,重用炙甘草、人参。②偏于阴血虚者重用生地黄、麦冬。③心阳偏虚者,易桂枝为肉桂 6 克,加附子 9 克以增强温心阳之力。④阴虚而内热较盛者,易人参为南沙参 9 克,并减去桂枝、生姜、大枣、黄酒,酌加知母 6 克,黄柏 6 克,则滋阴液降虚火之力更强。

【方药 4】　加减复脉汤(《温病条辨》)加减。

| 炙甘草 18 克 | 生地黄 18 克 | 白芍 18 克 | 麦冬 15 克 |
| 阿胶 9 克 | 麻仁 9 克 | 人参 9 克 | |

【方　解】　方中重用生地黄滋阴养血为君。炙甘草、人参,二者合用益气健脾,以资气血生化之源;阿胶、麦冬、麻仁,滋心阴,养心血,充血脉,共为臣药。白芍酸寒敛阴,合甘草酸甘化阴,并能和中缓急。全方寓酸敛于滋润之中,重在滋液敛阴而复脉,有温凉通敛之意。

【加　减】　心悸怔忡较重者,加酸枣仁 9 克,柏子仁 9 克以助养心定悸之效,或加龙齿 18 克,磁石 18 克以增重镇安神之功。

6. 心肾阴虚证

【临床表现】　心痛憋闷,心悸盗汗,虚烦不寐,腰膝酸软,头晕耳鸣,口干便秘,舌红少津,苔薄或剥,脉细数或促代。

【治　法】　滋阴清火,养心和络。

【方药1】 天王补心丹(《校注妇人良方》)加减。

人参9克	茯苓9克	玄参9克	丹参9克
桔梗6克	远志6克	当归9克	麦冬9克
天冬9克	柏子仁6克	酸枣仁6克	生地黄9克
大枣6克			

【方　解】 方中重用甘寒之生地黄,入心能养血,入肾能滋阴,故能滋阴养血,壮水以制虚火,为君药。天冬、麦冬滋阴清热;酸枣仁、柏子仁养心安神;当归补血润燥;共助生地黄滋阴补血,并养心安神,俱为臣药。玄参滋阴降火;茯苓、远志养心安神;人参补气以生血,并能安神益智;丹参清心活血,合补血药使补而不滞,则心血易生。桔梗为舟楫,载药上行以使药力缓留于上部心经。

【加　减】 ①失眠重者,可酌加龙骨18克,磁石18克以重镇安神。②心悸怔忡甚者,可酌加桂圆肉9克,夜交藤18克以增强养心安神之功。③遗精者,可酌加金樱子9克,煅牡蛎18克以固肾涩精。

【方药2】 炙甘草汤(《伤寒论》)加减。

炙甘草12克	生姜10克	人参9克	生地黄30克
桂枝9克	阿胶9克	麦冬10克	麻仁10克
大枣12克	黄酒10毫升		

【方　解】 方中重用生地黄滋阴养血为君,《名医别录》谓地黄"补五脏内伤不足,通血脉,益气力"。炙甘草、人参、大枣,益心气,补脾气,以资气血生化之源;阿胶、麦冬、麻仁滋心阴,养心血,充血脉,共为臣药。桂枝、生姜辛行温通,温心阳,通血脉,诸厚味滋腻之品得姜、桂则滋而不腻。用法中加黄酒煎服,以黄酒辛热,可温通血脉,以行药力,是为使药。

【加　减】 ①偏于心气不足者,重用炙甘草、人参。②偏于阴血虚者重用生地、麦冬。③心阳偏虚者,易桂枝为肉桂6克,加附子9克以增强温心阳之力。④阴虚而内热较盛者,易人参为南沙参9克,并减去桂枝、生姜、大枣、黄酒,酌加知母6克,黄柏6克,则滋阴液降虚火之力更强。

【方药3】 加减复脉汤(《温病条辨》)加减。

炙甘草18克	生地黄18克	白芍18克	麦冬15克
阿胶9克	麻仁9克	人参9克	

【方　解】 方中重用生地黄滋阴养血为君。炙甘草、人参,二者合用益气健脾,以资气血生化之源;阿胶、麦冬、麻仁,滋心阴,养心血,充血脉,共为臣药。白芍酸寒敛阴,合甘草酸甘化阴,并能和中缓急。全方寓酸敛于滋润之中,重在滋液敛阴而复脉,有温凉通敛之意。

【加　减】　心悸怔忡较重者，加酸枣仁 9 克，柏子仁 9 克以助养心定悸之效，或加龙齿 18 克，磁石 18 克以增重镇安神之功。

【方 药 4】　柏子养心丸(《体仁汇编》)加减。

柏子仁 12 克	党参 9 克	炙黄芪 9 克	川芎 6 克
当归 9 克	制远志 9 克	酸枣仁 9 克	肉桂 3 克
半夏曲 6 克	炙甘草 5 克	朱砂 3 克	熟地黄 6 克

【方　解】　柏子仁，养心安神；熟地黄，滋阴补血，补心肾。党参、黄芪益气健脾，养心；川芎、当归养血活血行气，兼能止痛。远志交通心肾；酸枣仁养血安神，增强君药之功；肉桂，引火归元；半夏曲，燥湿化痰，和胃以助药势。朱砂镇心安神，以治其标；甘草调和诸药。

【加　减】　①虚火重者加玄参 9 克，天冬 9 克，麦冬 9 克。②失眠重者，加龙齿 18 克，夜交藤 18 克。

二、中成药治疗

 1. 银杏叶胶囊(口服液、片)

【药物组成】　银杏叶。

【功能主治】　活血化瘀通络。用于瘀血阻络引起的胸痹心痛、中风、半身不遂、舌强语謇；冠心病稳定型心绞痛、脑梗死见上述证候者。

【临床应用】　心绞痛多因瘀血闭阻心脉所致。症见胸部疼痛，痛处不移，入夜更甚，心悸不宁，舌黯红，脉沉细涩。

【用法用量】　胶囊剂：口服，一次 2 粒，每粒含总黄酮醇苷 9.6 毫克；一次 1 粒(每粒含总黄酮醇苷 19.2 毫克)，一日 3 次；或遵医嘱。口服液：口服，一次 10 毫升，一日 3 次；或遵医嘱。一个疗程 4 周。片剂：口服。一次 2 片(每粒含总黄酮醇苷 9.6 毫克)；一次 1 片(每粒含总黄酮醇苷 19.2 毫克)，一日 3 次；或遵医嘱。

【注意事项】
(1)月经期及有出血倾向者禁用。
(2)孕妇慎用。
(3)忌食生冷、辛辣．油腻食物，忌烟酒、浓茶。
(4)在治疗期间，心绞痛持续发作，宜加用硝酸酯类药。若出现剧烈心绞痛，心肌梗死，见气促、汗出、面色苍白者。应及时救治。

2. 灯盏花颗粒

【药物组成】　灯盏细辛。

【功能主治】 活血化瘀,通经活络。用于脑络瘀阻,中风偏瘫,心脉痹阻,胸痹心痛;缺血性中风,冠心病心绞痛见上述证候者。

【临床应用】 心绞痛因瘀阻脑脉所致。症见半身不遂,肢体无力,半身麻木,言语謇涩,舌质黯或有瘀点瘀斑,脉涩;缺血性中风及脑出血后遗症期见上述证候者;因瘀阻心脉所致。症见胸部憋闷疼痛,甚则胸痛彻背,痛处固定不移,入夜尤甚,心悸气短,舌质紫黯,脉弦涩。

【用法用量】 口服。一次 5～10 克,一日 3 次。

【注意事项】

(1)脑出血急性期及有出血倾向者禁用。

(2)孕妇慎用。

(3)心痛剧烈及持续时间长者,应做心电图及心肌酶学检查,并采取相应的医疗措施。

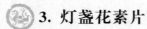

3. 灯盏花素片

【药物组成】 灯盏花素。

【功能主治】 活血化瘀,通经活络。用于脑络瘀阻,中风偏瘫,心脉痹阻,胸痹心痛;中风后遗症及冠心病、心绞痛见上述证候者。

【临床应用】 心绞痛因瘀阻脑脉所致。症见半身不遂,肢体无力,半身麻木,言语謇涩,舌质黯或有瘀点瘀斑,脉涩。

【用法用量】 口服。一次 2 片,一日 3 次。

【注意事项】

(1)脑出血急性期及有出血倾向者禁用。

(2)孕妇慎用。

(3)心痛剧烈及持续时间长者,应做心电图及心肌酶学检查,并采取相应的医疗措施。

4. 灯盏细辛胶囊

【药物组成】 灯盏细辛。

【功能主治】 活血化瘀,通经活络。用于脑络瘀阻,中风偏瘫,心脉痹阻,胸痹心痛,舌质黯红、紫黯或瘀斑,脉弦细、涩或结代。

【临床应用】 心绞痛由瘀阻脑脉所致,症见半身不遂,肢体无力,半身麻木,言语謇涩,舌质黯或有瘀点瘀斑,脉涩。

【用法用量】 口服。一次 2～3 粒,一日 3 次;或遵医嘱。

【注意事项】

(1)脑出血急性期及有出血倾向者禁用。

（2）孕妇慎用。

（3）心痛剧烈及持续时间长者，应做心电图及心肌酶学检查，并采取相应的医疗措施。

 5. 通脉颗粒

【药物组成】　丹参、川芎、葛根。

【功能主治】　活血通脉。用于瘀血阻络所致的中风，症见半身不遂、肢体麻木及胸痹心痛、胸闷气憋；脑动脉硬化、缺血性中风及冠心病心绞痛见上述证候者。

【临床应用】　心绞痛由瘀阻脑络所致，症见头晕头痛，甚至半身不遂，口眼㖞斜，偏身麻木，言语謇涩，舌质黯，脉涩。

【用法用量】　口服。一次 10 克，一日 2～3 次。

【注意事项】

（1）孕妇慎用。

（2）心痛剧烈及持续时间长者，应做心电图及心肌酶学检查，并采取相应的医疗措施。

6. 保心片

【药物组成】　丹参、制何首乌、何首乌、川芎、三七、山楂。

【功能主治】　滋补肝肾，活血化瘀。用于肝肾不足、瘀血内停所致的胸痹，症见胸闷、心前区刺痛；冠心病心绞痛见上述证候者。

【临床应用】　心绞痛因肝肾阴虚，瘀血阻络，心脉痹阻所致。症见胸闷而痛或隐痛，腰膝酸软，眩晕，心悸，舌黯红苔薄，脉弦细涩。

【用法用量】　口服。一次 4～6 片，一日 3 次。

【注意事项】

（1）孕妇禁用。

（2）脾虚便溏、痰湿较重者不宜使用。

（3）年老体虚、气血阴阳虚衰者不宜久用。

（4）有出血倾向及出血性疾病者慎用。

（5）在治疗期间，心绞痛持续发作，宜加用硝酸酯类药。如果出现剧烈心绞痛、心肌梗死，应及时救治。

7. 延枳丹胶囊

【药物组成】　延胡索、瓜蒌、薤白、丹参、枳壳、茯苓、黄连。

【功能主治】　宣痹豁痰，活血通脉。用于冠心病、心绞痛痰浊壅滞挟瘀证，症见胸闷、胸痛、气短、肢体沉重、形体肥胖、痰多、舌质紫黯、苔浊腻、脉弦滑。

【临床应用】 心绞痛因痰浊壅滞,瘀血内阻所致,症见胸前闷痛,或卒然心痛如绞,甚则胸痛彻背,气短,肢体沉重,形体肥胖,痰多,舌质紫黯,苔浊腻,脉弦滑。

【用法用量】 口服,一日 3 次,一次 4 粒。

【注意事项】

(1)孕妇禁用。

(2)饭后服用。

(3)忌食生冷、辛辣、油腻食物,忌烟酒、浓茶。

(4)治疗期间,心绞痛持续发作,宜加用硝酸酯类药。如果出现剧烈心绞痛、心肌梗死等,应及时救治。

8. 舒胸胶囊

【药物组成】 三七、川芎、红花。

【功能主治】 活血化瘀,通络止痛。用于瘀血阻滞所致的胸痹,症见胸闷、心前区刺痛;冠心病心绞痛见上述证候者。

【临床应用】 心绞痛由于瘀血阻滞所致,症见胸闷,心前区刺痛,心悸,脉弦细,苔薄舌黯紫。

【用法用量】 口服。一次 3 粒,一日 3 次。

【注意事项】

(1)孕妇禁用。

(2)热证所致瘀血慎用。

(3)忌食生冷、辛辣、油腻食物,忌烟酒、浓茶。

(4)在治疗期间,心绞痛持续发作,宜加用硝酸酯类药。若出现剧烈心绞痛,心肌梗死,见气促、汗出、面色苍白者,应及时救治。

9. 黄芪生脉饮

【药物组成】 黄芪、党参、麦冬、五味子。

【功能主治】 益气滋阴,养心补肺。用于气阴两虚所致的心悸气短、胸闷心痛、心烦倦怠;冠心病见上述证候者。

【临床应用】 心绞痛因气阴不足而致胸闷心痛、心悸,气短,心烦不寐,倦怠懒言,面色少华,舌红嫩少津,脉细弱无力或结代。

【用法用量】 口服。一次 10 毫升,一日 3 次。

【注意事项】 宜饭后服用。

10. 生脉饮(胶囊)

【药物组成】 红参、麦冬、五味子。

【功能主治】　益气复脉,养阴生津。用于气阴两亏,心悸气短,脉微自汗。

【临床应用】　心绞痛因气阴两虚所致,症见胸痛胸闷,心悸气短,头晕乏力,舌微红,脉微细。

【用法用量】　生脉饮:口服。一次 10 毫升,一日 3 次。胶囊剂:口服。一次 3 粒,一日 3 次。

【注意事项】

(1)里实证及表证未解者慎用。

(2)忌食辛辣、油腻食物。

(3)在治疗期间,心绞痛持续发作者,宜加用硝酸酯类药。若出现剧烈心绞痛、心肌梗死,见气促、汗出、面色苍白者,应及时救治。

11. 正心泰胶囊(片)

【药物组成】　黄芪、丹参、川芎、槲寄生、山楂、葛根。

【功能主治】　补气活血,化瘀通络。用于气虚血瘀所致的胸痹,症见胸痛、胸闷、心悸、气短、乏力;冠心病心绞痛见上述证候者。

【临床应用】　心绞痛因心气不足,心血瘀滞,心脉痹阻所致。症见胸闷心痛,心悸,气短,自汗,乏力,脉细涩,舌质淡紫。

【用法用量】　胶囊剂:口服。一次 4 粒,一日 3 次。片剂:口服。一次 4 片,一日 3 次。

【注意事项】

(1)孕妇慎用。

(2)在治疗期间,心绞痛持续发作,宜加用硝酸酯类药物;如果出现剧烈心绞痛、心肌梗死等,应及时救治。

12. 软脉灵口服液

【药物组成】　熟地黄、人参、当归、枸杞子、制何首乌、五味子、川芎、丹参、牛膝、炙黄芪、茯苓、白芍、陈皮、淫羊藿、远志、柏子仁。

【功能主治】　滋补肝肾,益气活血。用于肝肾阴虚、气虚血瘀所致的头晕、失眠、胸闷、胸痛、心悸、气短、乏力;早期脑动脉硬化、冠心病、心肌炎、中风后遗症见上述证候者。

【临床应用】　心绞痛因肝肾不足,气血亏虚所致。症见头晕,伴有失眠,心悸,气短,乏力,舌淡,苔少,脉细。

【用法用量】　口服。一次 10 毫升,一日 1～3 次。40 天为一个疗程。

【注意事项】

(1)肝火上炎或阴虚内热所致的头晕、失眠者慎用。

（2）服药期间，冠心病急性发作，见胸痛难忍，四肢厥冷，大汗淋漓，应及时救治。

（3）服药期间，心肌炎急性发作，见心慌气短，四肢厥冷，大汗淋漓，应及时救治。

（4）中风急性期患者不宜使用。

（5）服药期间忌食辛辣、油腻食物。

13. 七叶神安片

【药物组成】　三七叶总皂苷。

【功能主治】　益气安神，活血止痛。用于心气不足、心血瘀阻所致的心悸、失眠、胸痛、胸闷。

【临床应用】　心绞痛因心气不足，瘀血阻滞而致，症见入睡困难，多梦易醒，胸痛胸闷，倦怠乏力，舌质淡或淡暗，或有瘀斑、瘀点，脉弱。

【用法用量】　口服。一次 50～100 毫克，一日 3 次。饭后服或遵医嘱。

【注意事项】

（1）孕妇禁用。

（2）饮食宜清淡。

（3）睡前不宜服用咖啡、浓茶等兴奋性饮品。

（4）保持心情舒畅。

（5）在治疗期间，心绞痛严重发作，应及时救治。

14. 益心酮片

【药物组成】　山楂叶提取物。

【功能主治】　活血化瘀，宣通血脉。用于瘀血阻脉所致的胸痹，症见胸闷憋气、心前区刺痛、心悸健忘、眩晕耳鸣；冠心病心绞痛、高脂血症、脑动脉供血不足见上述证候者。

【临床应用】　心绞痛因心血瘀阻、心脉不通所致。症见胸闷、心前区刺痛，脉弦细，苔薄舌黯紫。

【用法用量】　口服。一次 2～3 片，一日 3 次。

【注意事项】

（1）孕妇慎用。

（2）在治疗期间，心绞痛持续发作，应及时就诊。

15. 丹参注射液（注射用丹参）

【药物组成】　丹参。

【功能主治】　活血化瘀。用于瘀血痹阻所致的胸痹心痛,冠心病心绞痛见上述证候者。

【临床应用】　心绞痛因瘀血闭阻而致,症见胸部疼痛,痛处固定,入夜尤甚,甚或痛引肩背,时或心悸不宁,舌质紫黯或有瘀斑,脉弦涩。

【用法用量】　丹参注射液:肌内注射,一次 2～4 毫升,一日 1～2 次;静脉注射,一次 4 毫升(用 50% 葡萄糖注射液 20 毫升稀释后使用),一日 1～2 次;静脉滴注,一次 10～20 毫升(用 5% 葡萄糖注射液 100～500 毫升稀释后使用),一日 1 次。或遵医嘱。

注射用丹参:静脉滴注。临用前先用适量注射用水、生理盐水溶液或 5% 葡萄糖注射液充分溶解,再用生理盐水溶液或 5% 葡萄糖注射液 500 毫升稀释。一次 1支,一日 1 次,或遵医嘱。

【注意事项】

(1)月经期及有出血倾向者禁用;孕妇禁用。

(2)不得与罂粟碱、山梗菜碱、士的宁、喹诺酮类抗生素、细胞色素 C、硫酸庆大霉素、注射用头孢拉定、普萘洛尔、维生素 C 等注射剂混合使用;不宜与川芎嗪、维生素 K、凝血酶类药物、阿托品注射液配伍使用。

(3)服药期间宜清淡饮食。

(4)过敏体质者慎用。

(5)在治疗期间,心绞痛持续发作,宜加用硝酸酯类药。若出现剧烈心绞痛,或见气促、汗出、面色苍白者,心肌梗死,应及时急诊救治。

(6)注射用丹参与其他化学药品配伍使用时,如出现浑浊或产生沉淀,则禁止使用。

(7)静脉注射慎用。

(8)溶解不完全时请勿使用。

(9)若发现浑浊、沉淀、变色、漏气或瓶身细微破裂,均不得使用。

第7章 急性冠脉综合征

急性冠脉综合征（acute coronary syndrome，ACS）是一大类包含不同临床特征、临床危险性及预后的临床症候群，它们有共同的病理机制，即冠状动脉硬化斑块破裂、血栓形成，并导致病变血管不同程度的阻塞。根据心电图有无 ST 段持续性抬高，可将 ACS 区分为 ST 段抬高和非 ST 段抬高两大类，前者主要为 ST 段抬高心肌梗死（大多数为 Q 波心肌梗死，少数为非 Q 波心肌梗死），后者包括不稳定型心绞痛（unstable angina，UA）与非 ST 段抬高心肌梗死（non-ST segment elevation myocardial infarction，NSTEMI）。NSTEMI 大多数为非 Q 波心肌梗死，少数为 Q 波心肌梗死。这种划分临床上较为实用，这不仅反映两类疾病的病理机制有所差异，而且治疗对策也有明显不同。UA 与 NSTEMI 同属非 ST 段抬高的 ACS，两者的区别主要是根据血中心肌损伤标记物的测定，因此对非 ST 段抬高的 ACS 必须检测心肌坏死标记物并确定未超过正常范围时方能诊断不稳定型心绞痛。

UA 有以下临床表现：①静息性心绞痛，心绞痛发作在休息时，并且持续时间通常在 20 分钟以上。②初发心绞痛，1 个月内新发心绞痛，可表现为自发性发作与劳力性发作并存，疼痛分级在Ⅲ级以上。③恶化劳力型心绞痛，既往有心绞痛病史，近 1 个月内心绞痛恶化加重，发作次数频繁、时间延长或痛阈降低（心绞痛分级至少增加 1 级，或至少达到Ⅲ级）。变异性心绞痛（Prinzmetal's variant angina）也是 UA 的一种，通常是自发性。其特点是一过性 ST 段抬高，多数自行缓解，不演变为心肌梗死，但少数可演变成心肌梗死。动脉硬化斑块导致局部内皮功能紊乱和冠状动脉痉挛是其发病原因，硝酸甘油和钙拮抗药可以使其缓解。NSTEMI 的临床表现与 UA 相似，但是比 UA 更严重，持续时间更长。UA 可发展为 NSTEMI 或 ST 段抬高的心肌梗死。

大部分 UA/NSTEMI 可无明显体征。高危患者心肌缺血引起的心功能不全可有新出现的肺部啰音或原有啰音增加，出现第三心音（S3）、心动过缓或心动过速，以及新出现二尖瓣关闭不全等体征。

UA/NSTEMI 治疗主要有两个目的：即刻缓解缺血和预防严重不良反应后果

（即死亡或心肌梗死或再梗死）。其治疗包括抗缺血治疗、抗血小板治疗与抗血栓治疗和根据危险度分层进行有创治疗。

根据其临床表现,本病症属于中医学"胸痹""心痛"范畴,本病多由外感风寒暑火,内伤情志、饮食、劳逸等因素影响,形成寒凝、气滞、痰饮或瘀血,导致气滞血瘀,痰浊闭阻,阴寒内结,痰瘀互结,终致胸阳失运、心脉痹阻而发生。总以气虚血瘀、本虚标实为临床重要特征。标实常见有阴寒内结,痰浊闭阻,痰热蕴结,血瘀气滞,痰瘀交阻;本虚常见有心气不足,气阴两虚,心肾阴虚,心阳亏虚,气虚阳脱等。

一、中医辨证治疗

 1. 心血瘀阻证

【临床表现】 心悸不安,心胸憋闷不舒,疼痛时作,痛如针刺,唇甲青紫,舌质紫暗或有瘀斑,脉涩或结或代。

【治 法】 活血化瘀,理气通络。

【方 药 1】 桃仁红花煎(《陈素庵妇科补解》)加减。

红花 12 克	当归 9 克	桃仁 12 克	香附 9 克
延胡索 9 克	赤芍 9 克	川芎 9 克	丹参 9 克
生地黄 9 克	青皮 6 克		

【方 解】 桃仁、红花,活血化瘀。丹参去旧血以生新血,赤芍、川芎,增强君药活血化瘀之力。佐以延胡索、香附、青皮理气通脉止痛;生地黄、当归养血活血。

【加 减】 ①气滞血瘀者,加柴胡 9 克,枳壳 9 克。②兼见气虚者,加黄芪 9 克,党参 9 克。③兼血虚者,加枸杞子 9 克,熟地黄 9 克。④兼阴虚者,加麦冬 9 克,玉竹 9 克。

【方 药 2】 血府逐瘀汤(《医林改错》)加减。

桃仁 12 克	当归 9 克	赤芍 9 克	牛膝 9 克
川芎 5 克	桔梗 5 克	柴胡 9 克	枳壳 6 克
生地黄 9 克	甘草 3 克	红花 9 克	

【方 解】 桃仁,破血祛瘀。当归、红花、赤芍、牛膝、川芎助君药活血祛瘀之力,其中牛膝且能通行血脉,引瘀血下行。柴胡疏肝理气,升达清阳;桔梗开宣肺气,载药上行入胸中,使气行则血行;生地黄清热以除瘀热,合当归又滋阴养血,使祛瘀而不伤正。甘草调和诸药为使。各药配伍,使血活气行,诸症自愈。

【加 减】 ①若瘀痛入络,可加全蝎 9 克,穿山甲 9 克,地龙 9 克以破血通络止痛。②气机郁滞较重,加川楝子 9 克,香附 9 克,青皮 9 克以疏肝理气止痛。

【方药3】 桃红四物汤(《医垒元戎》)加减。

| 桃仁12克 | 红花12克 | 熟地黄10克 | 当归9克 |
| 赤芍12克 | 白芍10克 | 川芎12克 | |

【方　解】 桃仁、红花,破血祛瘀。熟地黄、当归滋阴补血,养血活血;赤芍活血祛瘀,白芍养血敛阴,川芎畅达血脉。全方可使血滞得散,血虚得补。

【加　减】 ①若兼见气虚,加人参9克,黄芪9克以补气生血。②瘀滞较重者,加丹参9克。③血虚有寒者,加肉桂9克,炮姜9克。④血虚有热者,加黄芩9克,牡丹皮9克。

【方药4】 丹参饮(《时方歌括》)加减。

| 丹参15克 | 檀香10克 | 砂仁6克 | 五灵脂6克 |
| 蒲黄(包煎)6克 | 玉竹9克 | 沙参6克 | |

【方　解】 丹参,活血祛瘀,通经止痛。檀香、砂仁,行气温中,以助活血。五灵脂、蒲黄,活血祛瘀,散结止痛。全方药简力专,能活血祛瘀并能行气,为气血并治之方。

【加　减】 ①若瘀血甚者,可酌加当归9克,赤芍9克,川芎9克,桃仁9克,红花9克以加强活血祛瘀之力。②若兼见血虚者,可合四物汤同用,以增强养血调经之功。③若疼痛较剧者,可加乳香9克,没药9克,延胡索9克以化瘀止痛。④兼气滞者,可加香附9克,川楝子9克以行气止痛。

2. 气滞心胸证

【临床表现】 心胸满闷,隐痛阵发,痛有定处,时欲太息,情志不遂时容易诱发或加重,或兼脘腹胀满,得嗳气或矢气则舒,苔薄或薄腻,脉细弦。

【治　法】 疏肝理气,活血通络

【方药1】 柴胡疏肝散(《医学统旨》)加减。

| 陈皮6克 | 柴胡12克 | 川芎10克 | 香附9克 |
| 枳壳6克 | 赤芍10克 | 白芍12克 | 炙甘草6克 |

【方　解】 柴胡,主入肝胆,功擅条达肝气而疏郁结。香附,长于疏肝理气,并有良好的止痛作用;川芎疏肝开郁,行气活血,止痛。陈皮、枳壳理气行滞调中;白芍、甘草养血柔肝,缓急止痛。甘草调和诸药为使。诸药相合,共奏疏肝解郁,行气止痛之功。

【加　减】 ①若胁肋痛甚者,酌加郁金6克,青皮6克,当归6克,乌药6克以增强其行气活血之力。②肝郁化火者,可酌加栀子6克,黄芩6克,川楝子6克以清热泻火。

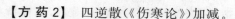

【方药2】　四逆散(《伤寒论》)加减。

炙甘草 12 克　　枳实 12 克　　柴胡 12 克　　白芍 12 克
香附 10 克　　　郁金 10 克

【方　解】　柴胡,主入肝胆经,疏肝解郁。白芍,补血养肝,敛阴柔肝。枳实,行气降逆,开郁散结而畅脾滞,合柴胡以调肝脾,升降气机;香附、郁金疏肝理气。甘草健脾和中,合白芍缓急止痛。全方疏肝理脾,升降气机,兼有缓急止痛之功。

【加　减】　①若悸者,加桂枝 9 克以温心阳。②有热者,加栀子 6 克以清内热。

【方药3】　逍遥散(《太平惠民和剂局方》)加减。

柴胡 15 克　　茯苓 15 克　　白术 12 克　　当归 12 克
白芍 12 克　　炙甘草 9 克　　川芎 12 克　　薄荷 6 克

【方　解】　柴胡疏肝解郁,以使肝气条达。白芍滋阴养肝,当归养血活血,二药还可兼制柴胡疏泄太过。白术、茯苓、甘草健脾益气,川芎行气活血,薄荷散肝经郁热。甘草调和诸药。诸药相合,可使肝气得舒,诸症悉除。

【加　减】　①肝郁气滞较甚,加香附 9 克,郁金 9 克,陈皮 9 克以疏肝解郁。②血虚者,加熟地黄 9 克以养血。③肝郁化火者,加牡丹皮 9 克,栀子 9 克以清热凉血。

【方药4】　金铃子散(《太平圣惠方》)加减。

柴胡 12 克　　　金铃子 15 克　　延胡索 15 克　　郁金 9 克
厚朴 3 克

【方　解】　金铃子,入肝胃经,疏肝行气,清泄肝火;柴胡,疏肝理气。延胡索,行气活血,止痛;郁金,疏肝理气,活血止痛。药简力专,既可疏肝,又可清热,还可活血止痛,使气血畅,肝郁疏,则诸痛止。

【加　减】　①若用治胸胁疼痛,可加香附 9 克。②用治脘腹疼痛,可加木香 9 克,砂仁 4 克,陈皮 6 克。

3. 痰浊痹阻证

【临床表现】　胸闷重而心痛微,痰多气短,形体肥胖,遇阴雨天易发作或加重,伴有倦怠乏力,纳呆便溏,咯吐痰涎,舌体胖大且有齿痕,苔浊腻或白滑,脉滑。

【治　法】　通阳泄浊,豁痰宣痹。

【方药1】　瓜蒌薤白半夏汤(《金匮要略》)加减。

瓜蒌 12 克　　薤白 10 克　　半夏 10 克　　白酒 10 毫升
丹参 12 克

【方　解】　瓜蒌,理气宽胸,涤痰散结,治胸痹胸痛之要药。薤白,温通滑利,通阳散结,行气止痛。半夏,燥湿化痰,降逆止呕,消痞散结。白酒,行气活血,增强薤白行气通阳之功。

【加　减】　①冠心病者加丹参9克,三七9克。②乳腺增生加浙贝母9克,乳香9克,没药9克。③咳喘加紫菀12克,款冬花12克。④慢性胆囊炎加枳壳12克,大腹皮9克,葛根12克,丹参12克。

【方药2】　半夏白术天麻汤(《医学心悟》)加减。

半夏9克	天麻6克	茯苓12克	橘红12克
白术18克	甘草3克	生姜2片	大枣4枚

【方　解】　半夏燥湿化痰,降逆止呕,意在治痰;天麻平肝息风,而止头眩,两者合用,为治风痰眩晕头痛之要药。白术、茯苓,健脾祛湿,能治生痰之源。橘红理气化痰,俾气顺则痰消。甘草和中调药;煎加姜、枣调和脾胃,生姜兼制半夏之毒。

【加　减】　①眩晕较甚者,可加僵蚕9克,胆南星9克以加强化痰息风之力。②头痛甚者,加蔓荆子9克,白蒺藜9克以祛风止痛。③呕吐甚者,可加代赭石15克,旋覆花9克以镇逆止呕。④兼气虚者,可加党参9克,生黄芪9克以益气。⑤湿痰偏盛,舌苔白滑者,可加泽泻9克,桂枝9克以渗湿化饮。

【方药3】　瓜蒂散(《伤寒论》)加减。

瓜蒂6克	赤小豆6克	党参15克	炙甘草15克
白术15克	干姜15克		

【方　解】　瓜蒂,味苦性升而善吐;干姜温运中焦,祛散寒邪,恢复脾阳;人参补气健脾,振奋脾胃;白术健脾燥湿;佐炙甘草调和诸药而兼补脾和中。

【加　减】　黄疸者可加丁香10克。

【方药4】　黄连温胆汤(《六因条辨》)加减。

黄连6克	半夏10克	竹茹12克	陈皮10克
甘草6克	茯苓10克	生姜3片	大枣2枚

【方　解】　黄连燥湿化痰、清心泻火。半夏降逆和胃、除湿化痰,竹茹清热化痰、止呕除烦。陈皮理气燥湿,茯苓健脾渗湿。生姜、大枣、甘草益脾和胃而协调诸药。综合全方,共奏理气化痰、清胆和胃、养心安神之效。

【加　减】　①肝郁者加柴胡10克,香附6克,川楝子6克。②多梦易惊、胆怯心悸者加龙骨(先煎)20克,牡蛎(先煎)20克,磁石(先煎)10克。③急躁易怒,口苦咽干者加栀子10克,龙胆草6克。

4. 寒凝心脉证

【临床表现】　卒然心痛如绞,心痛彻背,喘不得卧,多因气候骤冷或骤感风寒而发病或加重,伴形寒,甚则手足不温,冷汗自出,胸闷气短,心悸,面色苍白,苔薄白,脉沉紧或沉细。

【治　法】　辛温散寒,宣通心阳。

【方药1】　枳实薤白桂枝汤(《金匮要略》)加减。

| 枳实12克 | 厚朴12克 | 薤白9克 | 桂枝6克 |
| 瓜蒌12克 | 细辛3克 | 大枣6克 | |

【方　解】　桂枝上以宣通心胸之阳,下以温化中下二焦之阴气,既通阳又降逆。降逆则阴寒之气不致上逆,通阳则阴寒之气不致内结。薤白辛温通阳散结气;细辛温散寒邪;枳实、川厚朴开痞散结,下气除满。瓜蒌苦寒润滑,开胸涤痰。大枣养脾和营。

【加　减】　①若寒重者,可酌加干姜9克,附子6克以助通阳散寒之力。②气滞重者,可加重厚朴、枳实用量以助理气行滞之力;痰浊重者,可酌加半夏9克,茯苓9克以助消痰之力。

【方药2】　当归四逆汤(《伤寒论》)加减。

| 当归12克 | 桂枝9克 | 白芍9克 | 细辛6克 |
| 炙甘草6克 | 通草3克 | 大枣15克 | 赤芍9克 |

【方　解】　方中当归甘温,养血和血;桂枝辛温,温经散寒,温通血脉,共为君药。细辛温经散寒,助桂枝温通血脉;白芍养血和营,助当归补益营血,共为臣药。通草通经脉,以畅血行;大枣、甘草,益气健脾养血,共为佐药。重用大枣,既合当归、白芍以补营血,又防桂枝、细辛燥烈大过,伤及阴血。甘草兼调药性而为使药。

【加　减】　①腰、股、腿、足疼痛属血虚寒凝者,加续断9克,牛膝9克,鸡血藤9克,木瓜6克以活血祛瘀。②若兼有水饮呕逆者,加吴茱萸9克,生姜6克。③若妇女经期腹痛,以及男子寒疝、睾丸掣痛、牵引少腹冷痛、肢冷脉弦者,可加乌药9克,茴香9克,良姜9克,香附9克以理气止痛。

【方药3】　当归四逆加吴茱萸生姜汤(《伤寒论》)加减。

当归12克	桂枝9克	白芍9克	赤芍9克
炙甘草6克	通草3克	大枣6克	细辛6克
吴茱萸3克	生姜15克		

【方　解】　吴茱萸、生姜,重用以温中散寒。当归,养血活血止痛;桂枝温通血脉,以助散寒;赤芍、白芍养血活血敛阴。通草通经脉,以畅血行;大枣、甘草,益气健脾养血,共为佐药。炙甘草调和诸药为使。

【加　减】　①气虚重者,加黄芪9克,人参9克益气健脾。②疼痛甚者,加川芎9克行气止痛。

【方 药 4】 乌附麻辛桂姜汤(《中医治法与方剂》)加减。

| 制乌头(先煎)10克 | 制附子(先煎)10克 | 麻黄6克 | 细辛3克 |
| 桂枝9克 | 干姜10克 | 蜂蜜30克 | |

【方 解】 制乌头,祛风除湿,温经止痛之力较强;制附子,大辛大热,温通阳气。麻黄宣达肺气,以助散寒;细辛温散寒邪;桂枝温通经脉,三药合用,助君药温经散寒止痛之力。干姜,散寒止痛。佐制:重用蜂蜜,以其润而温经,尚可兼制乌头、附子之燥烈之性。

【加 减】 ①若寒甚加制草乌(先煎)10克。②痛偏上肢加羌活15克,威灵仙24克,千年健15克。③痛偏下肢加独活15克,牛膝18克,防己24克。④痛偏于腰加桑寄生15克,杜仲10克,续断15克,淫羊藿15克。

5. 气阴两虚证

【临床表现】 心胸隐痛,时作时休,心悸气短,动则益甚,伴倦怠乏力,声息低微,面色㿠白,易汗出,舌质淡红,舌体胖且边有齿痕,苔薄白,脉虚细缓或结代。

【治 法】 益气养阴,活血通脉。

【方 药 1】 生脉散(《医学启源》)加减。

| 人参15克 | 麦冬9克 | 五味子6克 | 玄参9克 |
| 沙参9克 | 牡丹皮6克 | | |

【方 解】 方中人参甘温,益元气,补肺气,生津液,故为君药。麦冬甘寒养阴清热,润肺生津。人参、麦冬合用,则益气养阴之功益彰。五味子酸温,敛肺止汗,生津止渴;玄参滋肾润肺,二者为佐药。四药合用,一补一润一敛,益气养阴,生津止渴,敛阴止汗,使气复津生,汗止阴存,气充脉复,故名"生脉"。

【加 减】 ①方中人参性味甘温,若属阴虚有热者,可用西洋参9克代替。②病情急重者全方用量宜加重。

【方 药 2】 人参养荣汤(《三因极一病证方论》)加减。

人参9克	白术9克	茯苓9克	甘草6克
陈皮6克	黄芪12克	当归9克	白芍6克
熟地黄9克	五味子5克	桂心5克	远志9克
生姜2片	大枣6克		

【方 解】 熟地黄、当归、白芍,养血之品,合用以滋阴养血。人参、黄芪益气健脾,以资生化之源。茯苓、白术健脾燥湿,助脾生化;陈皮理气行滞,甘草和人参、白芍酸甘化阴;远志能通肾气上达于心;桂心能导诸药入营生血。甘草、生姜、大枣调和诸药兼为使药。纵观全方,五脏交养互益,故能统治诸病,而其要则归于养

荣也。

【加 减】 ①阴虚内热,五心烦热者,加生地黄9克,知母9克,鳖甲9克清退虚热。②伴汗出者,加山茱萸9克,麻黄6克增加敛阴止汗之力。

【方 药3】 炙甘草汤(《伤寒论》)加减。

炙甘草12克	生姜9克	人参6克	生地黄30克
桂枝9克	阿胶6克	麦冬10克	麻仁10克
大枣6克	黄酒10毫升		

【方 解】 方中重用生地黄滋阴养血为君,《名医别录》谓地黄"补五脏内伤不足,通血脉,益气力"。炙甘草、人参、大枣,益心气,补脾气,以资气血生化之源;阿胶、麦冬、麻仁滋心阴,养心血,充血脉,共为臣药。桂枝、生姜辛行温通,温心阳,通血脉,诸厚味滋腻之品得姜、桂则滋而不腻。用法中加黄酒煎服,以黄酒辛热,可温通血脉,以行药力,是为使药。

【加 减】 ①偏于心气不足者,重用炙甘草、人参。②偏于阴血虚者重用生地黄、麦冬。③心阳偏虚者,易桂枝为肉桂6克,加附子9克以增强温心阳之力。④阴虚而内热较盛者,易人参为南沙参9克,并减去桂枝、生姜、大枣、黄酒,酌加知母6克,黄柏6克,则滋阴液降虚火之力更强。

【方 药4】 加减复脉汤(《温病条辨》)加减。

| 炙甘草18克 | 生地黄18克 | 白芍18克 | 麦冬15克 |
| 阿胶9克 | 麻仁9克 | 人参9克 | |

【方 解】 方中重用生地黄滋阴养血为君。炙甘草、人参,二者合用益气健脾,以资气血生化之源;阿胶、麦冬、麻仁,滋心阴,养心血,充血脉,共为臣药。白芍酸寒敛阴,合甘草酸甘化阴,并能和中缓急。全方寓酸敛于滋润之中,重在滋液敛阴而复脉,有温凉通敛之意。

【加 减】 心悸怔忡较重者,加酸枣仁9克,柏子仁9克以助养心定悸之效,或加龙齿(先煎)18克,磁石(先煎)18克以增重镇安神之功。

 6. 心肾阴虚证

【临床表现】 心痛憋闷,心悸盗汗,虚烦不寐,腰膝酸软,头晕耳鸣,口干便秘,舌红少津,苔薄或剥,脉细数或促代。

【治 法】 滋阴清火,养心和络。

【方 药1】 炙甘草汤(《伤寒论》)加减。

炙甘草12克	生姜9克	人参6克	生地黄30克
桂枝9克	阿胶6克	麦冬10克	麻仁10克
大枣6克	黄酒10毫升		

【方　解】　方中重用生地黄滋阴养血为君,《名医别录》谓地黄"补五脏内伤不足,通血脉,益气力"。炙甘草、人参、大枣,益心气,补脾气,以资气血生化之源;阿胶、麦冬、麻仁滋心阴,养心血,充血脉,共为臣药。桂枝、生姜辛行温通,温心阳,通血脉,诸厚味滋腻之品得姜、桂则滋而不腻。用法中加黄酒煎服,以黄酒辛热,可温通血脉,以行药力,是为使药。

【加　减】　①偏于心气不足者,重用炙甘草、人参。②偏于阴血虚者重用生地黄、麦冬。③心阳偏虚者,易桂枝为肉桂6克,加附子(先煎)9克以增强温心阳之力。④阴虚而内热较盛者,易人参为南沙参9克,并减去桂枝、生姜、大枣、黄酒,酌加知母6克,黄柏6克,则滋阴液降虚火之力更强。

【方药2】　加减复脉汤(《温病条辨》)加减。

| 炙甘草18克 | 生地黄18克 | 白芍18克 | 麦冬15克 |
| 阿胶9克 | 麻仁9克 | 人参9克 | |

【方　解】　方中重用生地黄滋阴养血为君。炙甘草、人参,二者合用益气健脾,以资气血生化之源;阿胶、麦冬、麻仁,滋心阴,养心血,充血脉,共为臣药。白芍酸寒敛阴,合甘草酸甘化阴,并能和中缓急。全方寓酸敛于滋润之中,重在滋液敛阴而复脉,有温凉通敛之意。

【加　减】　心悸怔忡较重者,加酸枣仁9克,柏子仁9克以助养心定悸之效,或加龙齿18克,磁石18克以增重镇安神之功。

【方药3】　天王补心丹(《校注妇人良方》)加减。

人参9克	茯苓9克	玄参9克	丹参9克
桔梗6克	远志6克	当归9克	麦冬9克
天冬9克	柏子仁6克	酸枣仁6克	生地黄9克
大枣6克			

【方　解】　方中重用甘寒之生地黄,入心能养血,入肾能滋阴,故能滋阴养血,壮水以制虚火,为君药。天冬、麦冬滋阴清热;酸枣仁、柏子仁养心安神;当归补血润燥;共助生地滋阴补血,并养心安神,俱为臣药。玄参滋阴降火;茯苓、远志养心安神;人参补气以生血,并能安神益智;丹参清心活血,合补血药使补而不滞,则心血易生。桔梗为舟楫,载药上行以使药力缓留于上部心经。

【加　减】　①失眠重者,可酌加龙骨(先煎)18克,磁石(先煎)18克以重镇安神。②心悸怔忡甚者,可酌加桂圆肉9克,夜交藤18克以增强养心安神之功。③遗精者,可酌加金樱子9克,煅牡蛎(先煎)18克以固肾涩精。

【方药4】　柏子养心丸(《体仁汇编》)加减。

| 柏子仁12克 | 党参9克 | 炙黄芪9克 | 川芎6克 |
| 当归9克 | 制远志9克 | 酸枣仁9克 | 肉桂3克 |

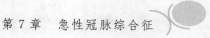

半夏曲 6 克　　　炙甘草 5 克　　朱砂 3 克　　　熟地黄 6 克

【方　解】　柏子仁,养心安神;熟地黄,滋阴补血,补心肾。党参、黄芪益气健脾,养心;川芎、当归养血活血行气,兼能止痛。远志交通心肾;酸枣仁养血安神,增强君药之功;肉桂,引火归元;半夏曲,燥湿化痰,和胃以助药势。朱砂镇心安神,以治其标;甘草调和诸药。

【加　减】　①虚火重者加玄参 9 克,天冬 9 克,麦冬 9 克。②失眠重者,加龙齿(先煎)18 克,夜交藤 18 克。

7. 心肾阳虚证

【临床表现】　心悸怔忡,形寒肢冷,肢体浮肿,小便不利,神疲乏力,腰膝酸冷,唇甲青紫,舌淡紫,苔白滑,脉弱。

【治　法】　温补阳气,振奋心阳。

【方 药 1】　参附汤(《济生续方》)加减。

人参 15 克　　　炮附子(先煎)10 克　　黄芪 9 克　　　桂枝 9 克
炙甘草 9 克

【方　解】　人参,药性甘温,大补元气以固脱,益脾肺之气以固后天之本,使脾肺之气旺则五脏之气旺;大辛大热之炮附子,温壮肾阳,大补先天之本,使先天之阳生则一身之阳生。臣以黄芪,助人参益气,桂枝助附子温阳。四药相伍,共奏回阳、益气、固脱之功。

【加　减】　①寒湿相搏,肢体重痛者,去人参,加白术 9 克以健脾祛湿。②休克危症急救时常加生龙骨(先煎)12 克,生牡蛎(先煎)12 克,白芍 9 克敛汗潜阳,固脱强心。

【方 药 2】　右归饮(《景岳全书》)加减。

熟地黄 15 克　　　山药 6 克　　　山茱萸 3 克　　枸杞子 6 克
炙甘草 6 克　　　杜仲 6 克　　　肉桂 3 克　　　制附子 9 克
鹿角胶 9 克　　　桂枝 9 克

【方　解】　方中以附子、肉桂、鹿角胶为君药,温补肾阳,填精补髓。熟地黄、枸杞子、山茱萸、山药滋阴益肾,养肝补脾。杜仲补益肝肾,强筋壮骨;桂枝,温通血脉。炙甘草补脾和中,且用汤救急。诸药配合,共奏温补肾阳之功。

【加　减】　①腰膝疼痛者,加菟丝子 9 克,加重杜仲用量。②营血亏虚者,加当归 9 克养血活血。

【方 药 3】　肾气丸(《金匮要略》)加减。

生地黄 9 克　　　山药 9 克　　　　　山茱萸 9 克　　茯苓 9 克

| 牡丹皮9克 | 泽泻9克 | | 桂枝9克 | 熟附子(先煎)9克 |
| 牛膝9克 | 车前子(包煎)10克 | | | |

【方 解】 附子,大辛大热,温阳补火;桂枝,温通阳气,二药相合,补肾阳之虚,助气化之复,共为君药。生地黄滋补肾精;山茱萸、山药补益肝脾之精,共为臣药。泽泻、茯苓、车前子淡渗利湿,配伍桂枝温化痰饮;牡丹皮活血散瘀;牛膝入肝肾经,引血下行。

【加 减】 ①若畏寒肢冷较甚者,可将桂枝改为肉桂9克,并加重桂、附之量,以增温补肾阳之效。②兼痰饮咳喘者,加姜9克,细辛6克,半夏9克以温肺化饮。③夜尿多者,可加巴戟天9克,益智仁9克,金樱子9克,芡实9克以助温阳固摄之功。

【方 药4】 保元汤(《博爱心鉴》)加减。

| 人参12克 | 黄芪15克 | 肉桂5克 | 甘草5克 |
| 生姜2片 | 大枣6克 | | |

【方 解】 人参,大补元气,固护原有之气。重用黄芪,以增强人参益气之功。配伍少量肉桂,引火归元,使气得生。甘草调和诸药为使,且可配合人参健脾益气,一药两用。

【加 减】 ①心胸疼痛者,加郁金9克,川芎9克,丹参9克活血定痛。②形寒肢冷,阳虚较重者加附子(先煎)9克,巴戟天9克温补阳气。

二、中成药治疗

 1. 双丹颗粒(口服液)

【药物组成】 丹参,牡丹皮。

【功能主治】 活血化瘀,通脉止痛。用于瘀血痹阻所致的胸痹,症见胸闷、心痛。

【临床应用】 急性冠脉综合征多因瘀血痹阻而致。症见心胸疼痛,痛处固定,入夜尤甚,甚或痛引肩背,时或胸闷,心悸,舌质紫黯或有瘀斑,脉弦涩。

【用法用量】 颗粒剂:温开水冲服。一次5克,一日2次。口服液:口服。一次20毫升,一日2次。

【注意事项】

(1)孕妇禁用。

(2)月经过多者禁用。

(3)寒凝血瘀、胸痹心痛者慎用。

（4）服药期间宜清淡饮食。

（5）在治疗期间，心绞痛持续发作，宜加用硝酸酯类药；若出现剧烈心绞痛，心肌梗死，应及时救治。

 2. 心达康胶囊（片）

【药物组成】　沙棘。

【功能主治】　活血化瘀。用于瘀血痹阻所致的胸痹。症见心悸、心痛、气短、胸闷；冠心病心绞痛见上述证候者。

【临床应用】　急性冠脉综合征多因瘀血痹阻而致，症见胸闷心痛，心悸，气短，神疲乏力，或易汗出，舌质紫黯或有瘀斑，脉细涩或结代。

【用法用量】　胶囊剂：一次 10 毫克，一日 3 次。1 个月为一疗程。片剂：口服。一次 10 毫克，一日 3 次。3 个月为一疗程。

【注意事项】

（1）月经期及有出血倾向者禁用。

（2）孕妇慎用。

（3）饮食宜清淡，忌食油腻。

（4）在治疗期间，心绞痛持续发作，宜加用硝酸酯类药。若出现剧烈心绞痛、心肌梗死，应及时救治。

 3. 银丹心泰滴丸

【药物组成】　银杏叶、滇丹参、绞股蓝、天然冰片、聚乙二醇 6000。

【功能主治】　活血化瘀，通脉止痛。用于瘀血闭阻引起的胸痹。症见胸闷，胸痛，心悸；冠心病心绞痛属上述证候者。

【临床应用】　急性冠脉综合征瘀血闭阻，胸阳不展所致。症见胸闷不适，胸痛，心悸气短，舌淡黯，脉细涩。

【用法用量】　口服或舌下含服，一次 10 丸，一日 3 次，疗程 4 周；或遵医嘱。

【注意事项】

（1）本品多服易伤脾胃，宜饭后服用。

（2）孕妇慎用。

（3）在使用过程中发生剧烈心绞痛及心肌梗死时应及时救治。

 4. 舒胸胶囊

【药物组成】　三七、川芎、红花。

【功能主治】　活血化瘀，通络止痛。用于瘀血阻滞所致的胸痹，症见胸闷、心前区刺痛；冠心病心绞痛见上述证候者。

【临床应用】 急性冠脉综合征由于瘀血阻滞所致,症见胸闷,心前区刺病,心悸,脉弦细,苔薄舌黯紫。

【用法用量】 口服。一次3粒,一日3次。

【注意事项】

(1)孕妇禁用。

(2)热证所致瘀血慎用。

(3)忌食生冷、辛辣、油腻食物,忌烟酒、浓茶。

(4)在治疗期间,心绞痛持续发作,宜加用硝酸酯类药。若出现心肌梗死,见气促、汗出、面色苍白者,应及时救治。

5. 冠心安口服液

【药物组成】 川芎、三七、延胡索(醋炙)、牛膝、降香、珍珠母、野菊花、柴胡、桂枝半夏(炙)、首乌藤、茯苓、大枣、冰片、炙甘草。

【功能主治】 活血行气,宽胸散结。用于气滞血瘀所致的胸痹,症见胸闷心悸、心前区刺痛;冠心病心绞痛见上述证候者。

【临床应用】 急性冠脉综合征因气滞血瘀,脉络瘀阻所致。症见胸闷而痛,气短,烦躁,舌紫暗或有瘀斑,脉沉涩。

【用法用量】 口服。一次10毫升,一日2~3次。

【注意事项】

(1)孕妇禁用。

(2)气阴不足胸痹心痛者慎用。

(3)忌食生冷、辛辣、油腻食物,忌烟酒、浓茶。

(4)治疗期间心绞痛持续发作,宜加用硝酸酯类药。如果出现剧烈心绞痛、心肌梗死等,应及时救治。

6. 心痛舒喷雾剂

【药物组成】 牡丹皮、川芎、冰片。

【功能主治】 活血化瘀,凉血止痛。用于缓解或改善心血瘀阻所致冠心病心绞痛急性发作时的临床症状和心电图异常。

【临床应用】 急性冠脉综合征因瘀血闭阻心脉,瘀热内生,心脉血络不通所致。症见心胸闷痛,绞痛发作,痛处固定不移,心悸不宁,面晦唇青,口苦或口干,舌质紫黯或黯红,舌下脉络瘀曲,脉沉弦涩或结代。

【用法用量】 心绞痛发作时,将喷嘴对准口腔舌下,按压阀门,药液喷入舌下黏膜,一次喷3下,一日3次。1周为一疗程。

【注意事项】

(1)孕妇禁用。

(2)月经期及有出血倾向者禁用。

(3)寒凝血瘀、痰瘀互结之胸痹心痛者慎用。

(4)饮食宜清淡、低盐、低脂。食勿过饱。忌食生冷、辛辣、油腻食物。忌烟酒、浓茶。

(5)在治疗期间,心绞痛持续发作,宜加用硝酸酯类药。若出现剧烈心绞痛,心肌梗死,或见气促、汗出、面色苍白者,应及时救治。

7. 心荣口服液

【药物组成】　黄芪、地黄、赤芍、麦冬、五味子、桂枝。

【功能主治】　助阳,益气,养阴。用于心阳不振、气阴两虚所致的胸痹,症见胸闷隐痛、心悸气短、头晕目眩、倦怠懒言、面色少华;冠心病见上述证候者。

【临床应用】　急性冠脉综合征因心阳不振,气阴两亏,心脉瘀阻所致。症见胸闷,心前区隐痛,心悸,气短,头晕目眩,倦怠懒言,面色少华,舌淡,苔少,脉细弱。

【用法用量】　口服。一次 2 支,一日 3 次,疗程 6 周,或遵医嘱。

【注意事项】

(1)饮食宜清淡。

(2)本品久置可沉淀,摇匀后服用。

(3)心绞痛持续发作,应及时救治。

8. 生脉注射液

【药物组成】　红参、麦冬、五味子。

【功能主治】　益气养阴,复脉固脱。用于气阴两虚所致的脱证、心悸、胸痹,症见心悸气短、四肢厥冷、面白汗出、脉微细;休克,心肌梗死,病毒性心肌炎见上述证候者。

【临床应用】　急性冠脉综合征因气阴两虚而致。症见心悸,气短,面色无华或面色潮红,烦躁,口渴,小便短少,四肢厥冷,大汗淋漓,舌红少苔,脉细数或至数不匀。

【用法用量】　肌内注射。一次 2～4 毫升,一日 1～2 次。静脉滴注,一次 20～60 毫升,用 5% 葡萄糖注射液 250～500 毫升稀释后使用,或遵医嘱。

【注意事项】

(1)孕妇禁用。

(2)过敏体质者慎用。

(3)本品一般不得与其他注射剂混合使用。

（4）若发现浑浊、沉淀、变色、漏气或瓶身细微破裂，均不得使用。

9. 正心泰胶囊（片）

【药物组成】 黄芪、丹参、川芎、槲寄生、山楂、葛根。

【功能主治】 补气活血，化瘀通络。用于气虚血瘀所致的胸痹，症见胸痛、胸闷、心悸、气短、乏力；冠心病心绞痛见上述证候者。

【临床应用】 急性冠脉综合征因心气不足，心血瘀滞，心脉痹阻所致。症见胸闷心痛，心悸，气短，自汗，乏力，脉细涩，舌质淡紫。

【用法用量】 胶囊剂：口服。一次4粒，一日3次。片剂：口服。一次4片，一日3次。

【注意事项】

（1）孕妇慎用。

（2）在治疗期间，心绞痛持续发作，宜加用硝酸酯类药物；如果出现剧烈心绞痛、心肌梗死等，应及时救治。

10. 软脉灵口服液

【药物组成】 熟地黄、人参、当归、枸杞子、制何首乌、五味子、川芎、丹参、牛膝、炙黄芪、茯苓、白芍、陈皮、淫羊藿、远志、柏子仁。

【功能主治】 滋补肝肾，益气活血。用于肝肾阴虚、气虚血瘀所致的头晕、失眠、胸闷、胸痛、心悸、气短、乏力；早期脑动脉硬化、冠心病、心肌炎、中风后遗症见上述证候者。

【临床应用】 急性冠脉综合征因肝肾不足，气血亏虚所致。症见头晕，伴有失眠，心悸，气短，乏力，舌淡，苔薄白，脉细。

【用法用量】 口服。一次10毫升，一日1～3次。40天为一个疗程。

【注意事项】

（1）肝火上炎或阴虚内热所致的头晕、失眠者慎用。

（2）服药期间，冠心病急性发作，见胸痛难忍，四肢厥冷，大汗淋漓，应及时救治。

（3）服药期间，心肌炎急性发作，见心慌气短，四肢厥冷，大汗淋漓，应及时救治。

（4）中风急性期患者不宜使用。

（5）服药期间忌食辛辣、油腻食物。

11. 熊胆救心丹

【药物组成】 人参、人工麝香、蟾酥、冰片、珍珠、熊胆粉、人工牛黄、猪胆粉、水牛角浓缩粉。

【功能主治】　强心益气,芳香开窍。用于心气不足所致的胸痹,症见胸闷、心痛、气短、心悸。

【临床应用】　急性冠脉综合征因心气不足,运血无力,心血受阻而致胸闷不舒,心前区疼痛,气短乏力,心悸,不寐,舌淡暗,苔薄白,脉细涩。

【用法用量】　口服。一次 2 粒,一日 3 次。

【注意事项】

(1)孕妇禁用。

(2)本品中蟾酥有强心作用,正在使用洋地黄类药物的患者慎用,或遵医嘱使用。

(3)在治疗期间,心绞痛持续发作,宜加用硝酸酯类药。若出现剧烈心绞痛、心肌梗死。并伴有气促、汗出、面色苍白者,应及时急诊救治。

12. 心元胶囊

【药物组成】　制何首乌、丹参、生地黄等。

【功能主治】　滋肾养心,活血化瘀。用于胸痹心肾阴虚、心血瘀阻证,症见胸闷不适、胸部刺痛或绞痛,或胸痛彻背、固定不移、入夜更甚、心悸盗汗、心烦不寐、腰酸膝软、耳鸣头晕;冠心病稳定型劳累性心绞痛、高脂血症见上述证候者。

【临床应用】　急性冠脉综合征由于心肾阴虚、心血瘀阻所致。症见胸闷不适,胸部刺痛或绞痛,或胸痛彻背,固定不移,入夜更甚,心悸,盗汗,心烦不寐,腰膝酸软,耳鸣,头晕,舌质紫黯,脉沉细涩。

【用法用量】　口服。一次 3～4 粒,一日 3 次。

【注意事项】

(1)孕妇慎用。

(2)忌食生冷、辛辣、油腻食物,忌烟酒、浓茶。

(3)在治疗期间,心绞痛持续发作,宜加用硝酸酯类药。若出现剧烈心绞痛、心肌梗死,见有气促、汗出、面色苍白者,应及时救治。

13. 七叶神安片

【药物组成】　三七叶总皂苷。

【功能主治】　益气安神,活血止痛。用于心气不足、心血瘀阻所致的心悸、失眠、胸痛、胸闷。

【临床应用】　急性冠脉综合征因心气不足,瘀血阻滞而致,症见入睡困难,多梦易醒,胸痛胸闷,倦怠乏力,舌质淡或淡暗,或有瘀斑,瘀点,脉弱。

【用法用量】　口服。一次 50～100 毫克,一日 3 次。饭后服或遵医嘱。

【注意事项】

(1)孕妇禁用。

(2)饮食宜清淡。

(3)睡前不宜服用咖啡、浓茶等兴奋性饮品。

(4)保持心情舒畅。

(5)在治疗期间,心绞痛严重发作,应及时救治。

 ## 14. 益心酮片

【药物组成】　山楂叶提取物。

【功能主治】　活血化瘀,宣通血脉。用于瘀血阻脉所致的胸痹,症见胸闷憋气、心前区刺痛、心悸健忘、眩晕耳鸣;冠心病心绞痛、高脂血症、脑动脉供血不足见上述证候者。

【临床应用】　急性冠脉综合征因心血瘀阻、心脉不通所致。症见胸闷、心前区刺痛,脉弦细,苔薄舌黯紫。

【用法用量】　口服。一次 2～3 片,一日 3 次。

【注意事项】

(1)孕妇慎用。

(2)在治疗期间,心绞痛持续发作,应及时就诊。

第8章 急性心肌梗死

急性心肌梗死是严重而持久的心肌急性缺血所引起的部分心肌坏死。严重者可进展为心力衰竭、心源性休克,亦可有严重心律失常或猝死。剧烈体力活动、情绪激动、血压急剧升高、脱水、出血、饱餐、休克或严重心律失常为本病的常见诱因,部分病例无明显诱因。根据病理学资料,绝大多数患者(95%以上)起因于冠状动脉粥样硬化,冠状动脉栓塞、冠状动脉炎、冠状动脉痉挛或损伤等。冠状动脉内粥样硬化斑块破裂、出血和(或)继发血栓形成可致冠状动脉急性闭塞,当心肌缺血持续1小时以上,即可发生心肌梗死。最常见左冠状动脉前降支闭塞,可引起左室前壁、心尖部、下侧壁、前间隔和二尖瓣前乳头肌梗死。其次是右冠状动脉闭塞,可引起左心室膈面(右冠状动脉占优势时)、后间隔和右心室梗死,可累及窦房结和房室结;左冠状动脉回旋支闭塞,可引起左心室高侧壁、膈面(左冠脉占优势时)和心房梗死,亦可累及房室结,左冠状动脉主干闭塞可引起左心室广泛梗死。

临床主要表现为:①疼痛:胸痛是最突出的症状,其特点与心绞痛相似,但更严重,持续时间在半小时至数小时以上,硝酸甘油不能缓解。②全身症状:有发热、心动过速、恶心、呕吐、腹胀等,发热多在起病后第二天开始,一般在38℃左右,持续1周。③心律失常:多发生于起病后1～2周内,以24小时内多见。其中以室性心律失常多见,尤以室早多见。房室传导阻滞及束支阻滞也较常见。前壁心肌梗死易发生室性心律失常,下壁心肌梗死易发生房室传导阻滞。④低血压和休克:当收缩压低于10.67千帕时,可出现烦躁不安、面色苍白、脉细速、尿量减少、神志模糊,甚至昏迷。当坏死心肌大于40%时,可出现心源性休克,多在数小时至1周内出现,预后差。⑤心力衰竭:主要是急性左心衰竭,可出现呼吸困难、发绀、咳嗽等,重者出现肺水肿。右心室梗死可出现右心衰竭。听诊时可发现患者心尖区第一心音减低,出现病理性第三、四心音,第二心音逆分裂,二尖瓣反流性杂音、心包摩擦音、各种心律失常及肺部干湿啰音。

一旦疑诊或确诊为急性心肌梗死,立即让患者平卧休息,尽量少搬动,同时尽快联系转院治疗。在转院过程中,一定要借助交通工具,绝不能让病人步行或骑车去医院,以免加重病情,甚至危及生命。在转院前,必要时可给予镇痛、镇静及吸氧治疗。近20年来,由于加强监护和治疗水平的提高,急性心肌梗死住院病死率明显降低,从30%左右降低至10%以下。但再梗死或多次梗死的患者增多,成为心肌梗死后死亡的主要原因之一。因此,除在急性期应积极治疗外,还应加强心肌梗死后的康复和二级预防,以延长患者寿命,提高生活质量和恢复工作能力。

急性心肌梗死根据其临床表现,属于中医"胸痹""真心痛"范畴,中医学认为本病的发生与寒邪内侵,饮食失调,情志失畅,劳倦内伤,年迈体虚等因素有关,病机有虚实两方面。寒主收引,遏制阳气,使得血行不畅,发为本病;饮食失节,过食肥甘厚味,或者嗜烟嗜酒,导致脾胃损伤,运化失调,聚湿生痰,上犯心胸,阻遏心阳,气机不畅,心脉痹阻而发为此病。忧思伤脾,脾失健运,聚湿成痰;郁怒伤肝,肝气瘀滞,甚则气郁化火,灼津成痰。气滞和痰阻均可使血行不畅,心脉痹阻,而发为胸痹。劳倦伤脾,脾虚失运,气血化生无源,心脉失养而胸痹;或者积劳伤阳,心肾阳微,鼓动无力,脾阳不振,阴寒内侵,血行不畅而发为胸痹。年过半百,肾气自半,精血渐衰,肾阳虚衰,则不能鼓舞五脏之阳,肾阴亏虚,则不能润养五脏,心脉失于温养而发为胸痹。

一、中医辨证治疗

 1. 心血瘀阻证

【临床表现】　心悸不安,心胸憋闷不舒,疼痛时作,痛如针刺,唇甲青紫,舌质紫暗或有瘀斑,脉涩或结或代。

【治　法】　活血化瘀,理气通络。

【方药1】　桃仁红花煎(《陈素庵妇科补解》)加减。

红花 12 克	当归 10 克	桃仁 12 克	香附 10 克
延胡索 10 克	赤芍 12 克	川芎 10 克	丹参 12 克
生地黄 10 克	青皮 15 克		

【方　解】　桃仁、红花,活血化瘀。丹参去旧血以生新血,赤芍、川芎,增强君药活血化瘀之力。佐以延胡索、香附、青皮理气通脉止痛;生地黄、当归养血活血。

【加　减】　①气滞血瘀者,加柴胡9克,枳壳9克。②兼见气虚者,加黄芪9克,党参9克。③兼血虚者,加枸杞子9克,熟地黄9克。④兼阴虚者,加麦冬9克,玉竹9克。

【方药2】　血府逐瘀汤(《医林改错》)加减。

桃仁 12 克	当归 10 克	赤芍 12 克	牛膝 12 克
川芎 12 克	桔梗 10 克	柴胡 12 克	枳壳 9 克

| 生地黄 9 克 | 甘草 3 克 | 红花 9 克 |

【方　解】　桃仁,破血祛瘀。当归、红花、赤芍、牛膝、川芎助君活血祛瘀之力,其中牛膝且能通行血脉,引瘀血下行。柴胡疏肝理气,升达清阳;桔梗开宣肺气,载药上行入胸中,使气行则血行;生地黄清热以除瘀热,合当归又滋阴养血,使祛瘀而不伤正。甘草调和诸药为使。各药配伍,使血活气行,诸症自愈。

【加　减】　①若瘀痛入络,可加全蝎 9 克,穿山甲 9 克,地龙 9 克以破血通络止痛。②气机郁滞较重,加川楝子 9 克,香附 9 克,青皮 9 克以疏肝理气止痛。

【方药 3】　桃红四物汤(《医垒元戎》)加减。

| 桃仁 12 克 | 红花 9 克 | 熟地黄 9 克 | 当归 9 克 |
| 赤芍 9 克 | 白芍 9 克 | 川芎 9 克 | |

【方　解】　桃仁、红花,破血祛瘀。熟地黄、当归滋阴补血,养血活血;赤芍活血祛瘀,白芍养血敛阴,川芎畅达血脉。全方可使血滞得散,血虚得补。

【加　减】　①若兼见气虚,加人参 9 克,黄芪 9 克以补气生血。②瘀滞较重者,加丹参 9 克。③血虚有寒者,加肉桂 9 克,炮姜 9 克。④血虚有热者,加黄芩 9 克,牡丹皮 9 克。

【方药 4】　丹参饮(《时方歌括》)加减。

| 丹参 15 克 | 檀香 6 克 | 砂仁(后下)6 克 | 五灵脂 6 克 |
| 蒲黄(包煎)6 克 | 玉竹 6 克 | 沙参 6 克 | |

【方　解】　丹参,活血祛瘀,通经止痛。檀香、砂仁,行气温中,以助活血。五灵脂、蒲黄,活血祛瘀,散结止痛。全方药简力专,能活血祛瘀并能行气,为气血并治之方。

【加　减】　①若瘀血甚者,可酌加当归 9 克,赤芍 9 克,川芎 9 克,桃仁 9 克,红花 9 克以加强活血祛瘀之力。②若兼见血虚者,可合四物汤同用,以增强养血调经之功。③若疼痛较剧者,可加乳香 9 克,没药 9 克,延胡索 9 克以化瘀止痛。④兼气滞者,可加香附 9 克,川楝子 9 克以行气止痛。

2. 气滞心胸证

【临床表现】　心胸满闷,隐痛阵发,痛有定处,时欲太息,情志不遂时容易诱发或加重,或兼脘腹胀满,得嗳气或矢气则舒,苔薄或薄腻,脉细弦。

【治　法】　疏肝理气,活血通络。

【方药 1】　柴胡疏肝散(《医学统旨》)加减。

| 陈皮 6 克 | 柴胡 6 克 | 川芎 6 克 | 香附 6 克 |
| 枳壳 6 克 | 赤芍 6 克 | 白芍 6 克 | 炙甘草 3 克 |

【方　解】　柴胡,主入肝胆,功擅条达肝气而疏郁结。香附,长于疏肝理气,并有良好的止痛作用;川芎疏肝开郁,行气活血,止痛。陈皮、枳壳理气行滞调中;白芍、甘草养血柔肝,缓急止痛。甘草调和诸药为使。诸药相合,共奏疏肝解郁、行气止痛之功。

【加　减】　①若胁肋痛甚者,酌加郁金6克,青皮6克,当归6克,乌药6克以增强其行气活血之力。②肝郁化火者,可酌加栀子6克,黄芩6克,川楝子6克以清热泻火。

【方药2】　四逆散(《伤寒论》)加减。

| 炙甘草12克 | 枳实12克 | 柴胡12克 | 芍药12克 |
| 香附6克 | 郁金6克 | | |

【方　解】　柴胡,主入肝胆经,疏肝解郁。芍药,补血养肝,敛阴柔肝。枳实,行气降逆,开郁散结而畅脾滞,合柴胡以调肝脾,升降气机;香附、郁金疏肝理气。甘草健脾和中,合白芍缓急止痛。全方疏肝理脾,升降气机,兼有缓急止痛之功。

【加　减】　①若悸者,加桂枝9克以温心阳。②有热者,加栀子6克以清内热。

【方药3】　逍遥散(《太平惠民和剂局方》)加减。

| 柴胡15克 | 茯苓9克 | 白术9克 | 当归9克 |
| 白芍9克 | 炙甘草9克 | 川芎9克 | 薄荷3克 |

【方　解】　柴胡疏肝解郁,以使肝气条达。白芍滋阴养肝,当归养血活血,二药还可兼制柴胡疏泄太过。白术、茯苓、甘草健脾益气,川芎行气活血,薄荷散肝经郁热。甘草调和诸药。诸药相合,可使肝气得舒,诸症悉除。

【加　减】　①肝郁气滞较甚,加香附9克,郁金9克,陈皮9克以疏肝解郁。②血虚者,加熟地黄9克以养血。③肝郁化火者,加牡丹皮9克,栀子9克以清热凉血。

【方药4】　金铃子散(《太平圣惠方》)加减。

| 柴胡12克 | 金铃子15克 | 延胡索15克 | 郁金10克 |
| 厚朴12克 | | | |

【方　解】　金铃子,入肝胃经,疏肝行气,清泄肝火;柴胡,疏肝理气。延胡索,行气活血,止痛;郁金,疏肝理气,活血止痛。药简力专,既可疏肝,又可清热,还可活血止痛,使气血畅,肝郁疏,则诸痛止。

【加　减】　①若用治胸胁疼痛,可加香附9克。②用治脘腹疼痛,可加木香9克,砂仁4克,陈皮6克。

3. 痰浊痹阻证

【临床表现】　胸闷重而心痛微,痰多气短,形体肥胖,遇阴雨天易发作或加重,伴有倦怠乏力,纳呆便溏,咯吐痰涎,舌体胖大且有齿痕,苔浊腻或白滑,脉滑。

【治　法】　通阳泄浊,豁痰宣痹。

【方药1】　瓜蒌薤白半夏汤(《金匮要略》)加减。

| 瓜蒌 12 克 | 薤白 9 克 | 半夏 9 克 | 白酒 10 毫升 |
| 丹参 12 克 | | | |

【方　解】　瓜蒌,理气宽胸,涤痰散结,治胸痹胸痛之要药。薤白,温通滑利,通阳散结,行气止痛。半夏,燥湿化痰,降逆止呕,消痞散结。白酒,行气活血,增强薤白行气通阳之功。

【加　减】　①冠心病者加丹参9克,三七9克。②乳腺增生加浙贝母9克,乳香9克,没药9克。③咳喘加紫菀12克,款冬花12克。④慢性胆囊炎加枳壳12克,大腹皮9克,葛根12克,丹参12克。

【方药2】　半夏白术天麻汤(《医学心悟》)加减。

| 半夏 9 克 | 天麻 6 克 | 茯苓 6 克 | 橘红 6 克 |
| 白术 18 克 | 甘草 3 克 | 生姜 2 片 | 大枣 4 枚 |

【方　解】　半夏燥湿化痰,降逆止呕,意在治痰;天麻平肝息风,而止头眩,两者合用,为治风痰眩晕头痛之要药。白术、茯苓,健脾祛湿,能治生痰之源。橘红理气化痰,俾气顺则痰消。甘草和中调药;加姜、枣调和脾胃,生姜兼制半夏之毒。

【加　减】　①眩晕较甚者,可加僵蚕9克,胆南星9克以加强化痰息风之力。②头痛甚者,加蔓荆子9克,白蒺藜9克以祛风止痛。③呕吐甚者,可加代赭石15克,旋覆花9克以镇逆止呕。④兼气虚者,可加党参9克,生黄芪9克以益气。⑤湿痰偏盛,舌苔白滑者,可加泽泻9克,桂枝9克以渗湿化饮。

【方药3】　瓜蒂散(《伤寒论》)加减。

| 瓜蒂 6 克 | 赤小豆 6 克 | 党参 15 克 | 炙甘草 15 克 |
| 白术 15 克 | 干姜 15 克 | | |

【方　解】　瓜蒂,味苦性升而善吐;干姜温运中焦,祛散寒邪,恢复脾阳;人参补气健脾,振奋脾胃;白术健脾燥湿;佐炙甘草调和诸药而兼补脾和中。

【加　减】　黄疸者可加丁香10克。

【方药4】　黄连温胆汤(《六因条辨》)加减。

| 黄连 6 克 | 半夏 10 克 | 竹茹 12 克 | 陈皮 10 克 |
| 甘草 6 克 | 茯苓 10 克 | 生姜 3 片 | 大枣 2 枚 |

【方　解】　黄连燥湿化痰、清心泻火。半夏降逆和胃、除湿化痰,竹茹清热化痰、止呕除烦。陈皮理气燥湿,茯苓健脾渗湿。姜、枣、甘草益脾和胃而协调诸药。综合全方,共奏理气化痰、清胆和胃、养心安神之效。

【加　减】　①肝郁者加柴胡10克,香附6克,川楝子6克。②多梦易惊、胆怯心悸者加龙骨(先煎)20克,牡蛎(先煎)20克,磁石(先煎)10克。③急躁易怒,口苦咽干者加栀子10克,龙胆草6克。

4. 寒凝心脉证

【临床表现】　卒然心痛如绞,心痛彻背,喘不得卧,多因气候骤冷或骤感风寒而发病或加重,伴形寒,甚则手足不温,冷汗自出,胸闷气短,心悸,面色苍白,苔薄白,脉沉紧或沉细。

【治　法】　辛温散寒,宣通心阳。

【方药1】　枳实薤白桂枝汤(《金匮要略》)加减。

| 枳实 12 克 | 厚朴 12 克 | 薤白 9 克 | 桂枝 6 克 |
| 瓜蒌 12 克 | 细辛 3 克 | 大枣 6 克 | |

【方　解】　桂枝上以宣通心胸之阳,下以温化中下二焦之阴气,既通阳又降逆。降逆则阴寒之气不致上逆,通阳则阴寒之气不致内结。薤白辛温通阳散结气;细辛温散寒邪;枳实、川厚朴开痞散结,下气除满。瓜蒌苦寒润滑,开胸涤痰。大枣养脾和营。

【加　减】　①若寒重者,可酌加干姜9克,附子(先煎)6克以助通阳散寒之力。②气滞重者,可加重厚朴、枳实用量以助理气行滞之力;痰浊重者,可酌加半夏9克,茯苓9克以助消痰之力。

【方药2】　当归四逆汤(《伤寒论》)加减。

| 当归 12 克 | 桂枝 9 克 | 白芍 9 克 | 细辛 6 克 |
| 炙甘草 6 克 | 通草 3 克 | 大枣 15 克 | 赤芍 9 克 |

【方　解】　方中当归甘温,养血和血;桂枝辛温,温经散寒,温通血脉,共为君药。细辛温经散寒,助桂枝温通血脉;白芍养血和营,助当归补益营血,共为臣药。通草通经脉,以畅血行;大枣、甘草,益气健脾养血,共为佐药。重用大枣,既合当归、白芍以补营血,又防桂枝、细辛燥烈大过,伤及阴血。甘草兼调药性而为使药。

【加　减】　①腰、股、腿、足疼痛属血虚寒凝者,加续断9克,牛膝9克,鸡血藤9克,木瓜6克以活血祛瘀。②若兼有水饮呕逆者,加吴茱萸9克,生姜6克。③若妇女经期腹痛,以及男子寒疝、睾丸掣痛、牵引少腹冷痛、肢冷脉弦者,可加乌药9克,茴香9克,良姜9克,香附9克以理气止痛。

【方药3】　当归四逆加吴茱萸生姜汤(《伤寒论》)加减。

当归 12 克	桂枝 9 克	白芍 9 克	赤芍 9 克
炙甘草 6 克	通草 3 克	大枣 6 克	细辛 6 克
吴茱萸 5 克	生姜 15 克		

【方　解】 吴茱萸、生姜,重用以温中散寒。当归,养血活血止痛;桂枝温通血脉,以助散寒;赤芍、白芍养血活血敛阴。通草通经脉,以畅血行;大枣、甘草,益气健脾养血,共为佐药。炙甘草调和诸药为使。

【加　减】 ①气虚重者,加黄芪 9 克,人参 9 克益气健脾。②疼痛甚者,加川芎 9 克行气止痛。

【方药 4】 乌附麻辛桂姜汤(《中医治法与方剂》)加减。

制乌头(先煎)10 克	制附子(先煎)10 克	麻黄 6 克	细辛 3 克
桂枝 9 克	干姜 10 克	蜂蜜 30 克	

【方　解】 制乌头,祛风除湿,温经止痛之力较强;制附子,大辛大热,温通阳气。麻黄宣达肺气,以助散寒;细辛温散寒邪;桂枝温通经脉,三药合用,助君药温经散寒止痛之力。干姜,散寒止痛。佐制:重用蜂蜜,以其润而温经,尚可兼制乌头、附子之燥烈之性。

【加　减】 ①若寒甚加制草乌 15 克。②痛偏上肢加羌活 15 克,威灵仙 24 克,千年健 15 克。③痛偏下肢加独活 15 克,牛膝 18 克,防己 24 克。④痛偏于腰加桑寄生 15 克,杜仲 10 克,续断 15 克,淫羊藿 15 克。

5. 正虚阳脱证

【临床表现】 心胸绞痛,胸中憋闷,或有窒息感,喘促不宁,心慌,面色苍白,大汗淋漓,烦躁不安,或表情淡漠,重则神识昏迷,四肢厥冷,口开目合,手撒遗尿,脉疾数无力,或脉微欲绝。

【治　法】 回阳救逆,益气固脱。

【方药 1】 四逆加人参汤(《伤寒论》)加减。

附子(先煎)15 克	干姜 20 克	人参 15 克	炙甘草 30 克
肉桂 9 克	山茱萸 6 克	玉竹 9 克	

【方　解】 人参,大补元气;附子、干姜、肉桂大辛大热,温壮心阳。山萸肉,益气固脱;玉竹、炙甘草养阴益气。佐甘草调和诸药。

【加　减】 ①阳脱欲竭,加大人参用量,加黄芪 12 克,党参 9 克。②阳气不固,加龙骨 24 克,牡蛎 24 克。

【方药 2】 生脉散(《医学启源》)加减。

人参 15 克	麦冬 9 克	五味子 15 克	玄参 10 克

沙参 9 克　　　　牡丹皮 6 克

【方　解】　方中人参甘温,益元气,补肺气,生津液,故为君药。麦冬甘寒养阴清热,润肺生津。人参、麦冬合用,则益气养阴之功益彰。五味子酸温,敛肺止汗,生津止渴;玄参滋肾润肺,二者为佐药。四药合用,一补一润一敛,益气养阴,生津止渴,敛阴止汗,使气复津生,汗止阴存,气充脉复,故名"生脉"。

【加　减】　①方中人参性味甘温,若属阴虚有热者,可用西洋参 9 克代替。②病情急重者全方用量宜加重。

【方药 3】　四逆汤(《伤寒论》)加减。

熟附子(先煎)9 克　　干姜 5 克　　　炙甘草 6 克　　　人参 12 克
白术 12 克　　　　　白芍 9 克

【方　解】　方中附子辛甘大热,走而不守,能温肾壮阳以祛寒救逆,并能通行十二经,振奋一身之阳,生用则逐阴回阳之功更捷,是为君药。干姜辛温,守而不救逆,并能通行十二经,振奋一身之阳,与附子相配,可增强回阳之功;人参,大补元气,益气守中;二药共为臣药。甘草甘缓,和中缓急,温养阳气,并能缓和姜附燥热之性,是为佐药。四药合用,功专效宏,可以奏回阳救逆之效。

【加　减】　①体壮之人,可用生附子 12 克。②若一服未愈而有气虚现象,需再服药者,宜加大人参用量益气固脱。③阳浮脉微者,可加龙骨 18 克,牡蛎 18 克以震慑固脱。

【方药 4】　通脉四逆汤(《伤寒论》)加减。

熟附子(先煎)12 克　　干姜 9 克　　　炙甘草 6 克　　　猪胆汁 5 毫升

【方　解】　方中附子辛甘大热,走而不守,能温肾壮阳以祛寒救逆,并能通行十二经,振奋一身之阳,生用则逐阴回阳之功更捷,是为君药。干姜辛温,守而不救逆,并能通行十二经,振奋一身之阳,与附子相配,可增强回阳之功。甘草甘缓,和中缓急,温养阳气,并能缓和姜附燥热之性;苦寒之胆汁,既防寒邪拒药,又引虚阳复归于阴中,亦是反佐之妙用。

【加　减】　①面色赤者,加葱 9 茎。②腹中痛者,加芍药 6 克。③呕者,加生姜 6 克。④咽痛者,加桔梗 3 克。⑤利止脉不出者,加人参 6 克。

二、中成药治疗

 ## 1. 麝香保心丸

【药物组成】　人工麝香、人参提取物、肉桂、苏合香、蟾酥、人工牛黄、冰片。

【功能主治】　芳香温通,益气强心。用于气滞血瘀所致的胸痹,症见心前区疼

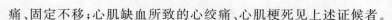

痛、固定不移；心肌缺血所致的心绞痛、心肌梗死见上述证候者。

【临床应用】　急性心肌梗死由气滞血瘀，脉络闭塞所致。症见胸痹，胸闷，心前区疼痛，痛处固定不移，舌质黯红或紫，脉弦涩。

【用法用量】　口服。一次 1～2 丸，一日 3 次；或症状发作时服用。

【注意事项】

（1）孕妇禁用。

（2）不宜与洋地黄类药物同用。

（3）心绞痛持续发作，服药后不能缓解时应加用硝酸甘油等药物。如出现剧烈心绞痛，心肌梗死，应及时救治。

（4）忌食生冷、辛辣、油腻食物。食勿过饱，忌烟酒。

 2. 速效救心丸

【药物组成】　川芎、冰片。

【功能主治】　行气活血，祛瘀止痛，增加冠脉血流量，缓解心绞痛。用于气滞血瘀型冠心病，心绞痛。

【临床应用】　急性心肌梗死因气滞血瘀，心脉闭阻所致。症见胸闷而痛，或心悸，或痛有定处或牵引左臂内侧，舌紫黯苔薄，脉细涩。

【用法用量】　含服。一次 4～6 粒，一日 3 次；急性发作时，一次 10～15 粒。

【注意事项】

（1）孕妇禁用。

（2）气阴两虚、心肾阴虚之胸痹心痛者慎用。

（3）有过敏史者慎用。

（4）忌食生冷、辛辣、油腻食物，忌烟酒、浓茶。

（5）伴中重度心力衰竭的心肌缺血者慎用。

（6）在治疗期间，心绞痛持续发作宜加用硝酸酯类药。如果出现剧烈心绞痛、心肌梗死等，应及时救治。

3. 麝香心脑乐片

【药物组成】　丹参、人参茎叶总皂苷、葛根、郁金、红花、三七、淫羊藿、麝香、冰片。

【功能主治】　活血化瘀，理气止痛。用于瘀血闭阻所致的胸痹、中风，症见胸闷心痛、心悸气短或偏瘫失语；冠心病心绞痛、脑梗死见上述证候者。

【临床应用】　急性心肌梗死多因瘀血闭阻而致。症见胸部刺痛，胸痛彻背，伴有胸闷，或胸部压迫感，舌质紫黯或有瘀斑，脉弦涩或结代。

【用法用量】　口服。一次 3～4 片，一日 3 次；或遵医嘱。

【注意事项】

(1)孕妇禁用。

(2)阴虚内热者慎用。

(3)在治疗期间,心绞痛持续发作,宜加用硝酸酯类药。若出现剧烈心绞痛、心肌梗死,应及时救治。

(4)饮食宜清淡。忌食生冷、辛辣食物,忌烟酒、浓茶。

4. 地奥心血康胶囊(片)

【药物组成】 薯蓣科植物黄山药或穿龙薯蓣的根茎提取物。

【功能主治】 活血化瘀,行气止痛,扩张冠脉血管,改善心肌缺血。用于预防和治疗冠心病,心绞痛以及瘀血内阻之胸痹、眩晕、气短、心悸、胸闷或痛。

【临床应用】 急性心肌梗死因瘀血闭阻而致,症见胸部疼痛,痛处固定,甚或痛引肩背,时或心悸不宁,眩晕,气短。舌质紫黯或有瘀斑,脉弦涩或结代。

【用法用量】 胶囊剂:口服。一次1~2粒,一日3次。片剂:口服。一次1~2片,一日3次。

【注意事项】

(1)有出血倾向者禁用。

(2)孕妇及经期妇女慎用。

(3)过敏体质者慎用。

(4)在治疗期间,心绞痛持续发作,宜加用硝酸酯类药。若出现剧烈心绞痛,心肌梗死,应及时急诊救治。

5. 复方丹参气雾剂

【药物组成】 丹参干浸膏、三七、冰片。

【功能主治】 活血化瘀,理气止痛。用于气滞血瘀所致的胸痹,症见胸闷、心前区刺痛;冠心病心绞痛见上述证候者。

【临床应用】 急性心肌梗死由气滞血瘀,阻塞心脉所致。症见胸前闷痛。或卒然心痛如绞,痛有定处,甚则胸痛彻背,背痛彻胸,舌紫黯或有瘀斑,脉弦涩或结代。

【用法用量】 口腔喷雾。一次喷3~5下,一日3次,或遵医嘱。

【注意事项】

(1)孕妇禁用。

(2)寒凝血瘀、胸痹心痛者不宜使用。

(3)本品用于心绞痛发作时,中病则止,不宜长期、连续使用。

(4)忌食生冷、辛辣、油腻食物,忌烟酒、浓茶。

(5)在治疗期间,心绞痛持续发作,宜加用硝酸酯类药。如果出现剧烈心绞痛、心肌梗死等,应及时救治。

 6. 愈风宁心片(胶囊)

【药物组成】　葛根。

【功能主治】　解痉止痛,增强脑及冠脉血流量。用于高血压头晕,头痛,颈项疼痛。冠心病,心绞痛,神经性头痛,早期突发性耳聋。

【临床应用】　急性心肌梗死瘀血闭阻心脉所致者。症见心胸疼痛,如刺如绞。痛处固定,伴有胸闷,头晕,颈项不适,舌黯,脉弦涩。

【用法用量】　片剂:口服。一次 5 片,一日 3 次。胶囊剂:口服。一次 4 粒,一日 3 次。

【注意事项】

(1)月经期及有出血倾向者禁用。

(2)孕妇慎用。

(3)忌食生冷、辛辣、油腻食物,忌烟酒、浓茶。

(4)在治疗期间,心绞痛持续发作,宜加用硝酸酯类药。若出现剧烈心绞痛,心肌梗死,见气促、汗出、面色苍白者,应及时救治。

 7. 通脉颗粒

【药物组成】　丹参、川芎、葛根。

【功能主治】　活血通脉。用于瘀血阻络所致的中风,症见半身不遂、肢体麻木及胸痹心痛、胸闷气憋;脑动脉硬化、缺血性中风及冠心病心绞痛见上述证候者。

【临床应用】　急性心肌梗死由瘀阻脑络所致,症见头晕头痛,甚至半身不遂,口眼㖞斜,偏身麻木,言语謇涩,舌质黯,脉涩。

【用法用量】　口服。一次 10 克,一日 2～3 次。

【注意事项】

(1)孕妇慎用。

(2)心痛剧烈及持续时间长者,应做心电图及心肌酶学检查,并采取相应的医疗措施。

 8. 保心片

【药物组成】　丹参、制何首乌、川芎、三七、山楂。

【功能主治】　滋补肝肾,活血化瘀。用于肝肾不足、瘀血内停所致的胸痹,症见胸闷、心前区刺痛;冠心病心绞痛见上述证候者。

【临床应用】　急性心肌梗死因肝肾阴虚,瘀血阻络,心脉痹阻所致。症见胸闷而痛或隐痛,腰膝酸软,眩晕,心悸,舌黯红苔薄,脉弦细涩。

【用法用量】 口服。一次 4~6 片,一日 3 次。

【注意事项】

(1)孕妇禁用。

(2)脾虚便溏、痰湿较重者不宜使用。

(3)年老体虚、气血阴阳虚衰者不宜久用。

(4)有出血倾向及出血性疾病者慎用。

(5)在治疗期间,心绞痛持续发作,宜加用硝酸酯类药。如果出现剧烈心绞痛、心肌梗死,应及时救治。

 9. 延枳丹胶囊

【药物组成】 延胡索、瓜蒌、薤白、丹参、枳壳、茯苓、黄连。

【功能主治】 宣痹豁痰,活血通脉。用于冠心病、心绞痛痰浊壅滞挟瘀证,症见胸闷、胸痛、气短、肢体沉重、形体肥胖、痰多、舌质紫黯、苔浊腻、脉弦滑。

【临床应用】 急性心肌梗死因痰浊壅滞,瘀血内阻所致,症见胸前闷痛,或卒然心痛如绞,甚则胸痛彻背,气短,肢体沉重,形体肥胖,痰多,舌质紫黯,苔浊腻,脉弦滑。

【用法用量】 口服,一日 3 次,一次 4 粒。

【注意事项】

(1)孕妇禁用。

(2)饭后服用。

(3)忌食生冷、辛辣、油腻食物,忌烟酒、浓茶。

(4)治疗期间,心绞痛持续发作,宜加用硝酸酯类药。如果出现剧烈心绞痛、心肌梗死等,应及时救治。

 10. 芪冬颐心口服液

【药物组成】 人参、黄芪、麦冬、茯苓、生地黄、龟甲(烫)、丹参、郁金、桂枝、紫石英(煅)、淫羊藿、金银花、枳壳(炒)。

【功能主治】 益气养心,安神止悸。用于气阴两虚所致的心悸、胸闷、胸痛、气短乏力、失眠多梦、自汗、盗汗、心烦;病毒性心肌炎、冠心病心绞痛见上述证候者。

【临床应用】 急性心肌梗死因气阴两虚,心神失养所致。症见心悸,怔忡,胸闷胸痛,气短乏力,自汗或盗汗,心烦失眠,多梦易惊,眩晕,耳鸣,舌淡红少津,脉细弱。

【用法用量】 口服。一次 20 毫升,一日 3 次,饭后服用,或遵医嘱。28 天为一疗程。

【注意事项】

(1)痰热内盛者不宜使用。

(2)孕妇慎用。

(3)饮食宜清淡。

(4)心绞痛持续发作及心肌炎危重者应及时救治。

11. 益心酮片

【药物组成】　山楂叶提取物。

【功能主治】　活血化瘀,宣通血脉。用于瘀血阻脉所致的胸痹,症见胸闷憋气、心前区刺痛、心悸健忘、眩晕耳鸣;冠心病心绞痛、高脂血症、脑动脉供血不足见上述证候者。

【临床应用】　急性心肌梗死因心血瘀阻、心脉不通所致。症见胸闷、心前区刺痛,脉弦细,苔薄舌黯紫。

【用法用量】　口服。一次 2～3 片,一日 3 次。

【注意事项】

(1)孕妇慎用。

(2)在治疗期间,心绞痛持续发作,应及时就诊。

12. 双丹颗粒(口服液)

【药物组成】　丹参,牡丹皮。

【功能主治】　活血化瘀,通脉止痛。用于瘀血痹阻所致的胸痹,症见胸闷、心痛。

【临床应用】　急性心肌梗死多因瘀血痹阻而致。症见心胸疼痛,痛处固定,入夜尤甚,甚或痛引肩背,时或胸闷,心悸,舌质紫黯或有瘀斑,脉弦涩。

【用法用量】　颗粒剂:温开水冲服。一次 5 克,一日 2 次。口服液:口服。一次 20 毫升,一日 2 次。

【注意事项】

(1)孕妇禁用。

(2)月经过多者禁用。

(3)寒凝血瘀胸痹心痛者慎用。

(4)服药期间宜清淡饮食。

(5)在治疗期间,心绞痛持续发作,宜加用硝酸酯类药。若出现剧烈心绞痛,心肌梗死,应及时救治。

第**9**章 陈旧性心肌梗死

心肌梗死急性期一般指病后 4 周内。在病后 5 周梗死灶组织逐渐被瘢痕组织取代,成为陈旧性心肌梗死,梗死区心壁无收缩功能,部分患者还局部膨出形成室壁瘤,降低心室的收缩功能。

心电图表现为:① ST 段可位于等电位线,T 波直立,若 T 波倒置,则数月、数年无明显变化或无梗死样的规律性变化。②异常 Q 波。陈旧性心肌梗死常根据肯定性心电图改变,没有急性心肌梗死病史及血清心肌标记物变化而做出诊断。如果没有遗留心电图改变,可根据过去的典型心电图改变,和以往肯定性血清心肌标记物改变诊断。心电图确定为异常 Q 波,必须结合临床,排除生理性和其他疾病的变异。预激综合征可出现类似前壁、下壁、侧壁和后壁等部位的心肌梗死;高度肺气肿 V1、V2 和 V3 导联可出现异常 Q 波;右心室肥厚或心脏显著顺钟向转位,V1 可出现 qR 波;肥厚性心肌病左胸导联可出现异常 Q 波。

治疗上强调冠心病二级预防的措施:除药物外同样包括生活方式的改变,具体措施包括:① 抗血小板治疗。目前,最常用的是阿司匹林,它有抗血小板作用,防止血栓形成或心肌微循环中血小板集聚所致心肌缺血,可作为冠心病特别是心肌梗死后预防再梗死的首选药物。一般使用 75 毫克,一日 1 次。阿司匹林对女性预防心肌梗死再发的效果尚未肯定,但认为对高危险的女性冠心病病人如合并脂质代谢异常、糖尿病、吸烟、肥胖、有冠心病家族史者应采取阿司匹林进行长期预防。②β 受体阻滞药。β 受体阻滞药作为冠心病二级预防主要是由于 β 受体阻滞药在静息或运动时均可减慢心率,降低血压,减少心脏耗氧量,另一方面由于对抗交感神经作用,通过减慢心率,降低血压和心肌收缩力减少了对斑块的冲击,可防止冠脉病变进一步加重。对合并有高血压、心绞痛病人很合适,对心力衰竭病人目前虽不认为是禁忌证,但明显心功能受损的病人建议慎用。③降脂治疗。血脂紊乱不仅是冠心病的危险因素,对已患冠心病者,如改善血脂代谢异常,同样可改善预后,对那些已患冠心病又伴有血脂紊乱的病人还是应该采取积极的降脂治疗。④强调戒烟。吸烟对无论是首次或再发心肌梗死都是强烈的危险因素,心肌梗死后停止吸烟比继续吸烟者减少死亡率 40%,因此劝阻病人戒烟和鼓励那些从来不吸烟的

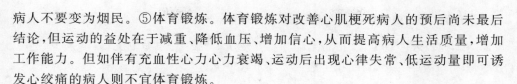

病人不要变为烟民。⑤体育锻炼。体育锻炼对改善心肌梗死病人的预后尚未最后结论,但运动的益处在于减重、降低血压、增加信心,从而提高病人生活质量,增加工作能力。但如伴有充血性心力心力衰竭、运动后出现心律失常、低运动量即可诱发心绞痛的病人则不宜体育锻炼。

陈旧性心肌梗死期患者临床上一般无特异性临床症状,中医辨证治疗时可根据其相应临床表现辨证论治。查阅相关临床资料,认为本病的病因主要有年迈体虚、素患凤疾、饮食不节、情志失调、寒邪内侵等五个方面。由于心气心血不足,推动无力,而致心胸瘀阻加重,即有心前痛、胸闷、气短、心悸等表现,故陈旧性心肌梗死患者大多是本虚标实,根据本病舌、脉、症的表现,结合临床经验,将其归纳为心脉瘀阻、心脾两虚、气阴两虚、痰湿闭阻、心肾阳虚等五个证候进行辨治。

一、中医辨证治疗

1. 心脉瘀阻证

【方　药 1】　桃仁红花煎(《陈素庵妇科补解》)加减。

红花 12 克	当归 9 克	桃仁 12 克	香附 9 克
延胡索 9 克	赤芍 9 克	川芎 9 克	丹参 9 克
生地黄 9 克	青皮 6 克		

【方　解】　桃仁、红花,活血化瘀。丹参去旧血以生新血,赤芍、川芎,增强君药活血化瘀之力。佐以延胡索、香附、青皮理气通脉止痛;生地黄、当归养血活血。

【加　减】　①气滞血瘀者,加柴胡 9 克,枳壳 9 克。②兼见气虚者,加黄芪 9 克,党参 9 克。③兼血虚者,加枸杞子 9 克,熟地 9 克。④兼阴虚者,加麦冬 9 克,玉竹 9 克。

【方　药 2】　血府逐瘀汤(《医林改错》)加减。

桃仁 12 克	当归 9 克	赤芍 9 克	牛膝 9 克
川芎 5 克	桔梗 5 克	柴胡 9 克	枳壳 6 克
生地黄 9 克	甘草 3 克	红花 9 克	

【方　解】　桃仁,破血祛瘀。当归、红花、赤芍、牛膝、川芎助君药活血祛瘀之力,其中牛膝且能通行血脉,引瘀血下行。柴胡疏肝理气,升达清阳;桔梗开宣肺气,载药上行入胸中,使气行则血行;生地黄清热以除瘀,合当归又滋阴养血,使祛瘀而不伤正。甘草调和诸药为使。各药配伍,使血活气行,诸症自愈。

【加　减】　①若瘀痛入络,可加全蝎 9 克,穿山甲 9 克,地龙 9 克以破血通络止痛。②气机郁滞较重,加川楝子 9 克,香附 9 克,青皮 9 克以疏肝理气止痛。

【方　药3】　桃红四物汤(《医垒元戎》)加减。

桃仁12克　　　红花9克　　　熟地黄9克　　当归9克
赤芍9克　　　白芍9克　　　川芎9克

【方　解】　桃仁、红花,破血祛瘀。熟地黄、当归滋阴补血,养血活血;赤芍活血祛瘀,白芍养血敛阴,川芎畅达血脉。全方可使血滞得散,血虚得补。

【加　减】　①若兼见气虚,加人参9克,黄芪9克以补气生血。②瘀滞较重者,加丹参9克。③血虚有寒者,加肉桂9克,炮姜9克。④血虚有热者,加黄芩9克,牡丹皮9克。

【方　药4】　丹参饮(《时方歌括》)加减。

丹参15克　　　檀香6克　　　砂仁6克　　　五灵脂6克
蒲黄(包煎)6克　玉竹6克　　　沙参6克

【方　解】　丹参,活血祛瘀,通经止痛。檀香、砂仁,行气温中,以助活血。五灵脂、蒲黄,活血祛瘀,散结止痛。全方药简力专,能活血祛瘀并能行气,为气血并治之方。

【加　减】　①若瘀血甚者,可酌加当归9克,赤芍9克,川芎9克,桃仁9克,红花9克以加强活血祛瘀之力。②若兼见血虚者,可合四物汤同用,以增强养血调经之功。③若疼痛较剧者,可加乳香9克,没药9克,延胡索9克以化瘀止痛。④兼气滞者,可加香附9克,川楝子9克以行气止痛。

2. 心脾两虚证

【临床表现】　心悸怔忡,失眠多梦,眩晕健忘,面色萎黄,食欲不振,腹胀便溏,神倦乏力,或皮下出血,妇女月经量少色淡,淋漓不尽等。舌质淡嫩,脉细弱。

【治　法】　补益心脾。

【方　药1】　归脾汤(《正体类要》)加减。

白术9克　　　人参12克　　　黄芪9克　　　当归9克
甘草6克　　　茯苓9克　　　远志9克　　　酸枣仁9克
木香6克　　　桂圆肉9克　　生姜2片　　　大枣6克
熟地黄6克　　阿胶6克

【方　解】　人参、桂圆肉补益心脾,养血安神为君。黄芪、白术助人参益气补脾;当归、阿胶、熟地黄助桂圆肉养血补心,同为臣药。茯苓(多用茯神)、酸枣仁、远志宁心安神;木香辛香而散,理气醒脾,与大量益气健脾药配伍,复中焦运化之功,又能防大量益气补血药滋腻碍胃,使补而不滞,滋而不腻。炙甘草益气补中,调和诸药。用法中姜、枣调和脾胃,以资化源。

【加　减】　①崩漏下血偏寒者,可加艾叶炭 9 克,炮姜炭 9 克,以温经止血。②偏热者,加生地炭 9 克,阿胶珠 9 克,棕榈炭 9 克,以清热止血。③不寐重者,加五味子 6 克,夜交藤 18 克,合欢皮 9 克,柏子仁 9 克养心安神。

【方药 2】　四君子汤(《医学正传》)加减。

| 人参 9 克 | 白术 9 克 | 熟地黄 9 克 | 炙甘草 6 克 |
| 当归 9 克 | 柏子仁 9 克 | 茯苓 6 克 | |

【方　解】　方中人参为君,甘温益气,健脾养胃。以苦温之白术,健脾燥湿,加强益气助运之力;熟地黄,滋阴养血,当归养血补血,柏子仁养心安神。茯苓,健脾渗湿,苓术相配,则健脾祛湿之功益著。使以炙甘草,益气和中,调和诸药。四药配伍,共奏益气健脾养心之功。

【加　减】　①心血不足甚者,加白芍 9 克,阿胶 9 克以养心血。②不寐重者,加生龙骨 12 克,生牡蛎 12 克以镇静安神。③兼见纳呆者,加苍术 9 克,半夏 9 克,陈皮 9 克。

【方药 3】　甘麦大枣汤(《金匮要略》)加减。

| 甘草 9 克 | 小麦 30 克 | 大枣 15 克 | 远志 6 克 |
| 白芍 9 克 | | | |

【方　解】　小麦味甘微寒,养心气而安心神为君。甘草和中缓急。佐以大枣补益中气,并润脏躁;远志交通心肾。四药合用,甘润滋养,平躁缓急,为清补兼施之剂。

【加　减】　①兼心胆气虚而心悸易惊者,加龙齿 12 克,人参 12 克。②虚火内扰者,加栀子 9 克。

【方药 4】　天王补心丹(《校注妇人良方》)加减。

人参 9 克	茯苓 9 克	玄参 9 克	丹参 9 克
桔梗 6 克	远志 6 克	当归 9 克	麦冬 9 克
天冬 9 克	柏子仁 6 克	酸枣仁 6 克	生地黄 9 克
大枣 6 克			

【方　解】　方中重用甘寒之生地黄,入心能养血,入肾能滋阴,故能滋阴养血,壮水以制虚火,为君药。天冬、麦冬滋阴清热;酸枣仁、柏子仁养心安神;当归补血润燥;共助生地黄滋阴补血,并养心安神,俱为臣药。玄参滋阴降火;茯苓、远志养心安神;人参补气以生血,并能安神益智;丹参清心活血,合补血药使补而不滞,则心血易生。以上共为佐药。桔梗为舟楫,载药上行以使药力缓留于上部心经。

【加　减】　①失眠重者,可酌加龙骨(先煎)18 克,磁石(先煎)18 克以重镇安神。②心悸怔忡甚者,可酌加龙眼肉 9 克,夜交藤 18 克以增强养心安神之功。

③遗精者,可酌加金樱子9克,煅牡蛎(先煎)18克以固肾涩精。

3. 气阴两虚证

【临床表现】 心胸隐痛,时作时休,心悸气短,动则益甚,伴倦怠乏力,声息低微,面色㿠白,易汗出,舌质淡红,舌体胖且边有齿痕,苔薄白,脉虚细缓或结代。

【治 法】 益气养阴,活血通脉。

【方药1】 生脉散(《医学启源》)加减。

| 人参15克 | 麦冬9克 | 五味子6克 | 玄参9克 |
| 沙参9克 | 牡丹皮6克 | | |

【方 解】 方中人参甘温,益元气,补肺气,生津液,故为君药。麦冬甘寒养阴清热,润肺生津。人参、麦冬合用,则益气养阴之功益彰。五味子酸温,敛肺止汗,生津止渴;玄参滋肾润肺,二者为佐药。四药合用,一补一润一敛,益气养阴,生津止渴,敛阴止汗,使气复津生,汗止阴存,气充脉复,故名"生脉"。

【加 减】 ①方中人参性味甘温,若属阴虚有热者,可用西洋参9克代替。②病情急重者全方用量宜加重。

【方药2】 人参养荣汤(《三因极一病证方论》)加减。

人参9克	白术9克	茯苓9克	甘草6克
陈皮6克	黄芪12克	当归9克	白芍6克
熟地黄9克	五味子5克	桂心5克	远志9克
生姜2片	大枣6克		

【方 解】 熟地黄、当归、白芍,养血之品,合用以滋阴养血。人参、黄芪益气健脾,以资生化之源。茯苓、白术健脾燥湿,助脾生化;陈皮理气行滞,甘草和人参、白芍酸甘化阴;远志能通肾气上达于心;桂心能导诸药入营生血。甘草、生姜、大枣调和诸药兼为使药。纵观全方,五脏交养互益,故能统治诸病,而其要则归于养荣也。

【加 减】 ①阴虚内热,五心烦热者,加生地黄9克,知母9克,鳖甲9克清退虚热。②伴汗出者,加山茱萸9克,麻黄6克等增加敛阴止汗之力。

【方药3】 炙甘草汤(《伤寒论》)加减。

炙甘草12克	生姜9克	人参6克	生地黄30克
桂枝9克	阿胶6克	麦冬10克	麻仁10克
大枣6克	黄酒10毫升		

【方 解】 方中重用生地黄滋阴养血为君,《名医别录》谓地黄"补五脏内伤不足,通血脉,益气力"。炙甘草、人参、大枣,益心气,补脾气,以资气血生化之源;阿

胶、麦冬、麻仁滋心阴,养心血,充血脉,共为臣药。桂枝、生姜辛行温通,温心阳,通血脉,诸厚味滋腻之品得姜、桂则滋而不腻。用法中加黄酒煎服,以黄酒辛热,可温通血脉,以行药力,是为使药。

【加　减】　①偏于心气不足者,重用炙甘草、人参。②偏于阴血虚者重用生地、麦冬。③心阳偏虚者,易桂枝为肉桂 6 克,加附子 9 克以增强温心阳之力。④阴虚而内热较盛者,易人参为南沙参 9 克,并减去桂枝、生姜、大枣、黄酒,酌加知母 6 克,黄柏 6 克,则滋阴液降虚火之力更强。

【方药4】　加减复脉汤(《温病条辨》)加减。

炙甘草 18 克　　生地黄 18 克　白芍 18 克　　麦冬 15 克
阿胶 9 克　　　　麻仁 9 克　　人参 9 克

【方　解】　方中重用生地黄滋阴养血为君。炙甘草、人参,二者合用益气健脾,以资气血生化之源;阿胶、麦冬、麻仁,滋心阴,养心血,充血脉,共为臣药。白芍酸寒敛阴,合甘草酸甘化阴,并能和中缓急。全方寓酸敛于滋润之中,重在滋液敛阴而复脉,有温凉通敛之意。

【加　减】　心悸怔忡较重者,加酸枣仁 9 克,柏子仁 9 克以助养心定悸之效,或加龙齿 18 克,磁石 18 克以增重镇安神之功。

🐉 4. 痰湿闭阻证

【临床表现】　咳嗽痰多,色白易咯,恶心呕吐,胸膈痞闷,肢体困重,或头眩心悸,舌苔白滑或腻,脉滑。

【治　法】　健脾化痰,宣痹通阳。

【方药1】　瓜蒌薤白半夏汤(《金匮要略》)加减。

瓜蒌 12 克　　　薤白 10 克　　半夏 9 克　　　白酒 10 毫升
丹参 12 克

【方　解】　瓜蒌,理气宽胸,涤痰散结,治胸痹胸痛之要药。薤白,温通滑利,通阳散结,行气止痛。半夏,燥湿化痰,降逆止呕,消痞散结。白酒,行气活血,增强薤白行气通阳之功。

【加　减】　①冠心病者加丹参 9 克,三七 9 克。②乳腺增生加浙贝母 9 克,乳香 9 克,没药 9 克。③咳喘加紫菀 12 克,款冬花 12 克。④慢性胆囊炎加枳壳 12 克,大腹皮 9 克,葛根 12 克,丹参 12 克。

【方药2】　半夏白术天麻汤(《医学心悟》)加减。

半夏 15 克　　　天麻 10 克　　茯苓 12 克　　橘红 6 克
白术 18 克　　　甘草 3 克　　　生姜 2 片　　大枣 4 枚

【方　解】　半夏燥湿化痰，降逆止呕，意在治痰；天麻平肝息风，而止头眩，两者合用，为治风痰眩晕头痛之要药。白术、茯苓，健脾祛湿，能治生痰之源。橘红理气化痰，俾气顺则痰消。甘草和中调药；加姜、枣调和脾胃，生姜兼制半夏之毒。

【加　减】　①眩晕较甚者，可加僵蚕9克，胆南星9克以加强化痰息风之力。②头痛甚者，加蔓荆子9克，白蒺藜9克以祛风止痛。③呕吐甚者，可加代赭石15克，旋覆花9克以镇逆止呕。④兼气虚者，可加党参9克，生黄芪9克以益气。⑤湿痰偏盛，舌苔白滑者，可加泽泻9克，桂枝9克以渗湿化饮。

【方　药3】　瓜蒂散（《伤寒论》）加减。

瓜蒂6克　　　赤小豆6克　　　党参15克　　　炙甘草15克
白术15克　　　干姜15克

【方　解】　瓜蒂，味苦性升而善吐；干姜温运中焦，祛散寒邪，恢复脾阳；人参补气健脾，振奋脾胃；白术健脾燥湿；佐炙甘草调和诸药而兼补脾和中。

【加　减】　黄疸者可加丁香10克。

【方　药4】　黄连温胆汤（《六因条辨》）加减。

黄连6克　　　半夏10克　　　竹茹12克　　　陈皮10克
甘草6克　　　茯苓10克　　　生姜3片　　　大枣2枚

【方　解】　黄连燥湿化痰、清心泻火。半夏降逆和胃、除湿化痰，竹茹清热化痰、止呕除烦。陈皮理气燥湿，茯苓健脾渗湿。姜、枣、甘草益脾和胃而协调诸药。综合全方，共奏理气化痰、清胆和胃、养心安神之效。

【加　减】　①肝郁者加柴胡10克，香附6克，川楝子6克。②多梦易惊、胆怯心悸者加龙骨（先煎）20克，牡蛎（先煎）220克，磁石（先煎）210克。③急躁易怒，口苦咽干者加栀子10克，龙胆草6克。

5. 心肾阳虚证

【临床表现】　心悸怔忡，形寒肢冷，肢体浮肿，小便不利，神疲乏力，腰膝酸冷，唇甲青紫，舌淡紫，苔白滑，脉弱。

【治　法】　温补阳气，振奋心阳。

【方　药1】　参附汤（《济生续方》）加减。

人参15克　　　炮附子（先煎）12克　　　黄芪9克　　　桂枝9克
炙甘草9克

【方　解】　人参，药性甘温，大补元气以固脱，益脾肺之气以固后天之本，使脾肺之气旺则五脏之气旺；大辛大热之炮附子，温壮肾阳，大补先天之本，使先天之阳生则一身之阳生。臣以黄芪，助人参益气，桂枝助附子温阳。四药相伍，共奏回阳、益气、固脱之功。

【加　减】　①寒湿相搏,肢体重痛者,去人参,加白术 9 克以健脾祛湿。②休克危症急救时常加生龙骨 12 克,生牡蛎(先煎)212 克,白芍 9 克敛汗潜阳,固脱强心。

【方 药 2】　右归饮(《景岳全书》)加减。

熟地黄 15 克	山药 6 克	山茱萸 3 克	枸杞子 6 克
炙甘草 6 克	杜仲 6 克	肉桂 3 克	制附子 9 克
鹿角胶 9 克	桂枝 9 克		

【方　解】　方中以附子、肉桂、鹿角胶为君药,温补肾阳,填精补髓。熟地黄、枸杞子、山茱萸、山药滋阴益肾,养肝补脾。杜仲补益肝肾,强筋壮骨;桂枝,温通血脉。炙甘草补脾和中,且用汤救急。诸药配合,共奏温补肾阳之功。

【加　减】　①腰膝疼痛者,加菟丝子 9 克,加重杜仲用量。②营血亏虚者,加当归 9 克养血活血。

【方 药 3】　肾气丸(《金匮要略》)加减。

生地黄 9 克	山药 9 克	山茱萸 9 克	茯苓 9 克
牡丹皮 9 克	泽泻 9 克	桂枝 9 克	附子 9 克
牛膝 9 克	车前子(包煎)9 克		

【方　解】　附子,大辛大热,温阳补火;桂枝,温通阳气,二药相合,补肾阳之虚,助气化之复,共为君药。生地黄滋补肾精;山茱萸、山药补益肝脾之精,共为臣药。泽泻、茯苓、车前子淡渗利湿,配伍桂枝温化痰饮;牡丹皮活血散瘀;牛膝入肝肾经,引血下行。

【加　减】　①若畏寒肢冷较甚者,可将桂枝改为肉桂 9 克,并加重桂、附之量,以增温补肾阳之效。②兼痰饮咳喘者,加姜 9 克,细辛 3 克,半夏 9 克以温肺化饮。③夜尿多者,可加巴戟天 9 克,益智仁 9 克,金樱子 9 克,芡实 9 克以助温阳固涩之功。

【方 药 4】　保元汤(《博爱心鉴》)加减。

人参 12 克	黄芪 15 克	肉桂 5 克	甘草 5 克
生姜 2 片	大枣 6 克		

【方　解】　人参,大补元气,固护原有之气。重用黄芪,以增强人参益气之功。配伍少量肉桂,引火归元,使气得生。甘草调和诸药为使,且可配合人参健脾益气,一药两用。

【加　减】　①心胸疼痛者,加郁金 9 克,川芎 9 克,丹参 9 克活血定痛。②形寒肢冷,阳虚较重者加附子(先煎)29 克,巴戟天 9 克温补阳气。

二、中成药治疗

 ## 1. 银杏叶胶囊（口服液、片）

【药物组成】 银杏叶。

【功能主治】 活血化瘀通络。用于瘀血阻络引起的胸痹心痛、中风、半身不遂、舌强语謇；冠心病稳定型心绞痛、脑梗死见上述证候者。

【临床应用】 陈旧性心肌梗死多因瘀血闭阻心脉所致。症见胸部疼痛，痛处不移，入夜更甚，心悸不宁，舌黯红，脉沉细涩。

【用法用量】 胶囊剂：口服，一次 2 粒（每粒含总黄酮醇苷 9.6 毫克）；一次 1 粒（每粒含总黄酮醇苷 19.2 毫克），一日 3 次；或遵医嘱。口服液：口服，一次 10 毫升，一日 3 次；或遵医嘱。一个疗程 4 周。片剂：口服，一次 2 片（每粒含总黄酮醇苷 9.6 毫克）；一次 1 片（每粒含总黄酮醇苷 19.2 毫克），一日 3 次；或遵医嘱。

【注意事项】

（1）月经期及有出血倾向者禁用。

（2）孕妇慎用。

（3）忌食生冷、辛辣、油腻食物，忌烟酒、浓茶。

（4）在治疗期间，心绞痛持续发作，宜加用硝酸酯类药。若出现剧烈心绞痛，心肌梗死，见气促、汗出、面色苍白者，应及时救治。

2. 灯盏花颗粒

【药物组成】 灯盏细辛。

【功能主治】 活血化瘀，通经活络。用于脑络瘀阻，中风偏瘫，心脉痹阻，胸痹心痛；缺血性中风，冠心病心绞痛见上述证候者。

【临床应用】 陈旧性心肌梗死因瘀阻脑脉所致。症见半身不遂，肢体无力，半身麻木，言语謇涩，舌质黯或有瘀点瘀斑，脉涩。

【用法用量】 口服。一次 5～10 克，一日 3 次。

【注意事项】

（1）脑出血急性期及有出血倾向者禁用。

（2）孕妇慎用。

（3）心痛剧烈及持续时间长者，应做心电图及心肌酶学检查，并采取相应的医疗措施。

3. 灯盏花素片

【药物组成】 灯盏花素。

【功能主治】　活血化瘀,通经活络。用于脑络瘀阻,中风偏瘫,心脉痹阻,胸痹心痛;中风后遗症及冠心病、心绞痛见上述证候者。

【临床应用】　陈旧性心肌梗死因瘀阻脑脉所致。症见半身不遂,肢体无力,半身麻木,言语謇涩,舌质黯或有瘀点瘀斑。

【用法用量】　口服。一次 2 片,一日 3 次。

【注意事项】

(1)脑出血急性期及有出血倾向者禁用。

(2)孕妇慎用。

(3)心痛剧烈及持续时间长者,应做心电图及心肌酶学检查,并采取相应的医疗措施。

 4. 灯盏细辛胶囊

【药物组成】　灯盏细辛。

【功能主治】　活血化瘀,通经活络。用于脑络瘀阻,中风偏瘫,心脉痹阻,胸痹心痛,舌质黯红、紫黯或瘀斑,脉弦细、涩或结代。

【临床应用】　陈旧性心肌梗死由瘀阻脑脉所致,症见半身不遂,肢体无力,半身麻木,言语謇涩,舌质黯或有瘀点瘀斑,脉涩。

【用法用量】　口服。一次 2～3 粒,一日 3 次;或遵医嘱。

【注意事项】

(1)脑出血急性期及有出血倾向者禁用。

(2)孕妇慎用。

(3)心痛剧烈及持续时间长者,应做心电图及心肌酶学检查,并采取相应的医疗措施。

 5. 通脉颗粒

【药物组成】　丹参、川芎、葛根。

【功能主治】　活血通脉。用于瘀血阻络所致的中风,症见半身不遂、肢体麻木及胸痹心痛、胸闷气憋;脑动脉硬化、缺血性中风及冠心病心绞痛见上述证候者。

【临床应用】　陈旧性心肌梗死由瘀阻脑络所致,症见头晕头痛,甚至半身不遂,口眼㖞斜,偏身麻木,言语謇涩,舌质黯,脉涩。

【用法用量】　口服。一次 10 克,一日 2～3 次。

【注意事项】

(1)孕妇慎用。

(2)心痛剧烈及持续时间长者,应做心电图及心肌酶学检查,并采取相应的医疗措施。

6. 保心片

【药物组成】 丹参、制何首乌、川芎、三七、山楂。

【功能主治】 滋补肝肾,活血化瘀。用于肝肾不足、瘀血内停所致的胸痹,症见胸闷、心前区刺痛;冠心病心绞痛见上述证候者。

【临床应用】 陈旧性心肌梗死因肝肾阴虚,瘀血阻络,心脉痹阻所致。症见胸闷而痛或隐痛,腰膝酸软,眩晕,心悸,舌黯红苔薄,脉弦细涩。

【用法用量】 口服。一次4～6片,一日3次。

【注意事项】

(1)孕妇禁用。

(2)脾虚便溏、痰湿较重者不宜使用。

(3)年老体虚、气血阴阳虚衰者不宜久用。

(4)有出血倾向及出血性疾病者慎用。

(5)在治疗期间,心绞痛持续发作,宜加用硝酸酯类药。如果出现剧烈心绞痛、心肌梗死,应及时救治。

 7. 延枳丹胶囊

【药物组成】 延胡索、瓜蒌、薤白、丹参、枳壳、茯苓、黄连。

【功能主治】 宣痹豁痰,活血通脉。用于冠心病、心绞痛痰浊壅滞挟瘀证,症见胸闷、胸痛、气短、肢体沉重、形体肥胖、痰多、舌质紫黯、苔浊腻、脉弦滑。

【临床应用】 陈旧性心肌梗死因痰浊壅滞,瘀血内阻所致,症见胸前闷痛,或卒然心痛如绞,甚则胸痛彻背,气短,肢体沉重,形体肥胖,痰多,舌质紫黯,苔浊腻,脉弦滑。

【用法用量】 口服,一日3次,一次4粒。

【注意事项】

(1)孕妇禁用。

(2)饭后服用。

(3)忌食生冷、辛辣、油腻食物,忌烟酒、浓茶。

(4)治疗期间,心绞痛持续发作,宜加用硝酸酯类药。如果出现剧烈心绞痛、心肌梗死等,应及时救治。

8. 舒胸胶囊

【药物组成】 三七、川芎、红花。

【功能主治】 活血化瘀,通络止痛。用于瘀血阻滞所致的胸痹,症见胸闷、心前区刺痛;冠心病心绞痛见上述证候者。

【临床应用】　陈旧性心肌梗死由于瘀血阻滞所致,症见胸闷,心前区刺痛,心悸,脉弦细,苔薄舌黯紫。

【用法用量】　口服。一次 3 粒,一日 3 次。

【注意事项】

(1)孕妇禁用。

(2)热证所致瘀血慎用。

(3)忌食生冷、辛辣、油腻食物,忌烟酒、浓茶。

(4)在治疗期间,心绞痛持续发作,宜加用硝酸酯类药。若出现剧烈心绞痛,心肌梗死,见气促、汗出、面色苍白者,应及时救治。

9. 人参养荣丸

【药物组成】　人参、熟地黄、土白术、茯苓、炙黄芪、五味子(酒蒸)、当归、白芍(麸炒)、肉桂、制远志、陈皮、炙甘草。

【功能主治】　温补气血。用于心脾不足、气血两亏,形瘦神疲,食少便溏,病后虚弱。

【临床应用】　陈旧性心肌梗死由素体虚弱,饮食所伤,脾胃虚弱所致,症见形体消瘦,神疲乏力,少气懒言,食少纳呆,大便稀溏,舌淡,脉细弱。

【用法用量】　口服。水蜜丸一次 6 克,大蜜丸一次 1 丸,一日 1～2 次。

【注意事项】

(1)阴虚、热盛者慎用。

(2)孕妇慎用。

(3)服药期间饮食宜选清淡食物。

10. 益心通脉颗粒

【药物组成】　黄芪、人参、丹参、川芎、郁金、北沙参、玄参、炙甘草。

【功能主治】　益气养阴,活血通络。用于气阴两虚、瘀血阻络所致的胸痹,症见胸闷心痛、心悸气短、倦怠汗出、咽喉干燥;冠心病心绞痛见上述证候者。

【临床应用】　陈旧性心肌梗死因气阴两虚,瘀血阻脉而致。症见胸闷心痛,心悸,气短,倦怠,汗出,咽喉干燥,头晕,乏力,舌淡红或黯或有瘀斑,苔少,脉细数或结代。

【用法用量】　温开水冲服。一次 1 袋,一日 3 次。四周为一疗程,或遵医嘱。

【注意事项】

(1)孕妇慎用。

(2)服用本品同时忌食辛辣、油腻食物。

(3)心绞痛持续发作及严重心律失常者,应及时救治。

11. 七叶神安片

【药物组成】 三七叶总皂苷。

【功能主治】 益气安神,活血止痛。用于心气不足、心血瘀阻所致的心悸、失眠、胸痛、胸闷。

【临床应用】 陈旧性心肌梗死因心气不足,瘀血阻滞而致,症见入睡困难,多梦易醒,胸痛胸闷,倦怠乏力,舌质淡或淡暗,或有瘀斑,瘀点,脉弱。

【用法用量】 口服。一次 50~100 毫克,一日 3 次。饭后服或遵医嘱。

【注意事项】

(1)孕妇禁用。

(2)饮食宜清淡。

(3)睡前不宜服用咖啡、浓茶等兴奋性饮品。

(4)保持心情舒畅。

(5)在治疗期间,心绞痛严重发作,应及时救治。

 12. 益心酮片

【药物组成】 山楂叶提取物。

【功能主治】 活血化瘀,宣通血脉。用于瘀血阻脉所致的胸痹,症见胸闷憋气、心前区刺痛、心悸健忘、眩晕耳鸣;冠心病心绞痛、高脂血症、脑动脉供血不足见上述证候者。

【临床应用】 陈旧性心肌梗死因心血瘀阻、心脉不通所致。症见胸闷、心前区刺痛,脉弦细,苔薄舌黯紫。

【用法用量】 口服。一次 2~3 片,一日 3 次。

【注意事项】

(1)孕妇慎用。

(2)在治疗期间,心绞痛持续发作,应及时就诊。

 13. 丹参颗粒(片)

【药物组成】 丹参。

【功能主治】 活血化瘀。用于瘀血闭阻所致的胸痹,症见胸部疼痛、痛处固定、舌质紫黯;冠心病心绞痛见上述证候者。

【临床应用】 陈旧性心肌梗死多因瘀血闭阻而致,症见胸部疼痛,痛处固定,入夜尤甚,甚或痛引肩背,时或心悸不宁。舌质紫黯或有瘀斑,脉弦涩。

【用法用量】 颗粒剂:温开水冲服。一次 10 克,一日 3 次。片剂:口服。一次 3~4 片,一日 3 次。

【注意事项】

（1）月经期及有出血倾向者禁用。

（2）孕妇慎用。

（3）服药期间饮食宜清淡。

（4）在治疗期间，心绞痛持续发作，宜加用硝酸酯类药。若出现剧烈心绞痛，心肌梗死，或见气促、汗出、面色苍白者，应及时救治。

14. 心脑舒通胶囊

【药物组成】　蒺藜。

【功能主治】　活血化瘀，舒利血脉。用于瘀血阻络所致的胸痹心痛，中风恢复期的半身不遂、语言障碍和动脉硬化等心脑血管缺血性疾患。以及血液高黏症。

【临床应用】　陈旧性心肌梗死多因瘀血阻络，心脉不畅所致。症见心胸闷痛、绞痛，痛处常常固定不移，胸闷心悸，面晦唇青，口苦或口干，时或心悸不宁，舌质紫黯或暗红，舌下脉络纡曲，脉弦涩或结代。

【用法用量】　口服。一次 2～3 粒，一日 3 次；饭后服用。

【注意事项】

（1）月经期禁用。

（2）颅内出血后尚未完全止血者禁用。

（3）有出血史或血液低黏症患者慎用。

（4）孕妇慎用。

（5）忌食生冷、辛辣、油腻食物，忌烟酒、浓茶。

（6）在治疗期间，心绞痛持续发作，宜加用硝酸酯类药。若出现剧烈心绞痛、心肌梗死，见有气促、汗出、面色苍白者，应及时救治。

第10章 冠心病术后

冠心病术后是指对于患有冠心病的患者来说,需要使用心脏支架的手术,才能够改善因为冠心病而引起的心肌供血不足和心脏动脉阻塞的一种新型的治疗方法。术后患者可能出现心前区不适或疼痛,原因如下:①支架作为异物撑张在冠脉内,犹如安装假牙的人一样会有不适感,加上病人心理上过度紧张而出现心前区疼痛不适,但与术前心绞痛完全不同,心电图和心肌酶谱正常。短期内可自愈。②术后并发急性血管闭塞,冠脉内血栓形成或急性心肌梗死。

本病在中医学中无特异性的名称,根据其临床症状,一般将其归属于"胸痹""心痛"范畴,胸痹、心痛的病机关键在于外感或内伤引起心脉痹阻,其病位在心,但与肝、脾、肾三脏功能的失调有密切的关系。因心主血脉的正常功能,有赖于肝主疏泄,脾主运化,肾藏精主水等功能正常。其病性有虚实两方面,常常为本虚标实,虚实夹杂,虚者多见气虚、阳虚、阴虚、血虚,尤以气虚、阳虚多见;实者不外气滞、寒凝、痰浊、血瘀,并可交互为患,其中又以血瘀、痰浊多见。但虚实两方面均以心脉痹阻不畅,不通则痛为病机关键。发作期以标实表现为主,血瘀、痰浊为突出,缓解期主要有心、脾、肾气血阴阳之亏虚,其中又以心气虚、心阳虚最为常见。以上病因病机可同时并存,交互为患,病情进一步发展,可见下述病变:瘀血闭阻心脉,心胸猝然大痛,而发为真心痛;心阳阻遏,心气不足,鼓动无力,而表现为心动悸,脉结代,甚至脉微欲绝;心肾阳衰,水邪泛滥,凌心射肺而为咳喘、水肿,多为病情深重的表现,要注意结合有关病种相互参照,辨证论治。

一、中医辨证治疗

1. 心血瘀阻证

【临床表现】 心悸不安,心胸憋闷不舒,疼痛时作,痛如针刺,唇甲青紫,舌质紫暗或有瘀斑,脉涩或结或代。

【治 法】 活血化瘀,理气通络。

【方药 1】　桃仁红花煎（《陈素庵妇科补解》）加减。

红花 12 克	当归 9 克	桃仁 12 克	香附 9 克
延胡索 9 克	赤芍 9 克	川芎 12 克	丹参 9 克
生地黄 9 克	青皮 15 克		

【方　解】　桃仁、红花,活血化瘀。丹参去旧血以生新血;赤芍、川芎,增强君药活血化瘀之力。佐以延胡索、香附、青皮理气通脉止痛;生地黄、当归养血活血。

【加　减】　①气滞血瘀者,加柴胡 9 克,枳壳 9 克。②兼见气虚者,加黄芪 9 克,党参 9 克。③兼血虚者,加枸杞子 9 克,熟地黄 9 克。④兼阴虚者,加麦冬 9 克,玉竹 9 克。

【方药 2】　血府逐瘀汤（《医林改错》）加减。

桃仁 12 克	当归 12 克	赤芍 12 克	牛膝 9 克
川芎 5 克	桔梗 10 克	柴胡 10 克	枳壳 12 克
生地黄 9 克	甘草 6 克	红花 10 克	

【方　解】　桃仁,破血祛瘀。当归、红花、赤芍、牛膝、川芎助君活血祛瘀之力,其中牛膝且能通行血脉,引瘀血下行。柴胡疏肝理气,升达清阳;桔梗开宣肺气,载药上行入胸中,使气行则血行;生地黄清热以除瘀热,合当归又滋阴养血,使祛瘀而不伤正。甘草调和诸药为使。各药配伍,使血活气行,诸症自愈。

【加　减】　①若瘀痛入络,可加全蝎 9 克,穿山甲 9 克,地龙 9 克以破血通络止痛。②气机郁滞较重,加川楝子 9 克,香附 9 克,青皮 9 克以疏肝理气止痛。

【方药 3】　桃红四物汤（《医垒元戎》）加减。

| 桃仁 12 克 | 红花 12 克 | 熟地黄 9 克 | 当归 9 克 |
| 赤芍 9 克 | 白芍 9 克 | 川芎 9 克 | |

【方　解】　桃仁、红花,破血祛瘀。熟地黄、当归滋阴补血,养血活血;赤芍活血祛瘀,白芍养血敛阴,川芎畅达血脉。全方可使血滞得散,血虚得补。

【加　减】　①若兼见气虚,加人参 9 克,黄芪 9 克以补气生血。②瘀滞较重者,加丹参 9 克。③血虚有寒者,加肉桂 9 克,炮姜 9 克。④血虚有热者,加黄芩 9 克,牡丹皮 9 克。

【方药 4】　丹参饮（《时方歌括》）加减。

| 丹参 15 克 | 檀香 10 克 | 砂仁（后下）10 克 | 五灵脂 10 克 |
| 蒲黄（包煎）10 克 | 玉竹 9 克 | 沙参 6 克 | |

【方　解】　丹参,活血祛瘀,通经止痛。檀香、砂仁,行气温中,以助活血。五灵脂、蒲黄,活血祛瘀,散结止痛。全方药简力专,能活血祛瘀并能行气,为气血并治之方。

【加　减】　①若瘀血甚者,可酌加当归9克,赤芍9克,川芎9克,桃仁9克,红花9克以加强活血祛瘀之力。②若兼见血虚者,可合四物汤同用,以增强养血调经之功。③若疼痛较剧者,可加乳香9克,没药9克,延胡索9克以化瘀止痛。④兼气滞者,可加香附9克,川楝子9克以行气止痛。

2. 气滞心胸证

【临床表现】　心胸满闷,隐痛阵发,痛有定处,时欲太息,情志不遂时容易诱发或加重,或兼脘腹胀满,得嗳气或矢气则舒,苔薄或薄腻,脉细弦。

【治　法】　疏肝理气,活血通络。

【方药1】　柴胡疏肝散(《医学统旨》)加减。

| 陈皮 12 克 | 柴胡 12 克 | 川芎 10 克 | 香附 10 克 |
| 枳壳 12 克 | 赤芍 10 克 | 白芍 12 克 | 炙甘草 6 克 |

【方　解】　柴胡,主入肝胆,功擅条达肝气而疏郁结。香附,长于疏肝理气,并有良好的止痛作用;川芎疏肝开郁,行气活血,止痛。陈皮、枳壳理气行滞调中;白芍、甘草养血柔肝,缓急止痛。甘草调和诸药为使。诸药相合,共奏疏肝解郁、行气止痛之功。

【加　减】　①若胁肋痛甚者,酌加郁金6克,青皮6克,当归6克,乌药6克以增强其行气活血之力。②肝郁化火者,可酌加栀子6克,黄芩6克,川楝子6克以清热泻火。

【方药2】　四逆散(《伤寒论》)加减。

| 炙甘草 12 克 | 枳实 12 克 | 柴胡 12 克 | 芍药 12 克 |
| 香附 6 克 | 郁金 6 克 | | |

【方　解】　柴胡,主入肝胆经,疏肝解郁。芍药,补血养肝,敛阴柔肝。枳实,行气降逆,开郁散结而畅脾滞,合柴胡以调肝脾,升降气机;香附、郁金疏肝理气。甘草健脾和中,合白芍缓急止痛。全方疏肝理脾,升降气机,兼有缓急止痛之功。

【加　减】　①若悸者,加桂枝9克以温心阳。②有热者,加栀子6克以清内热。

【方药3】　逍遥散(《太平惠民和剂局方》)加减。

| 柴胡 15 克 | 茯苓 9 克 | 白术 9 克 | 当归 9 克 |
| 白芍 9 克 | 炙甘草 9 克 | 川芎 9 克 | 薄荷 3 克 |

【方　解】　柴胡疏肝解郁,以使肝气条达。白芍滋阴养肝,当归养血活血,二药还可兼制柴胡疏泄太过。白术、茯苓、甘草健脾益气,川芎行气活血,薄荷散肝经郁热。甘草调和诸药。诸药相合,可使肝气得舒,诸症悉除。

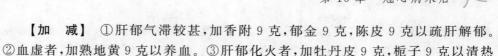

【加　减】　①肝郁气滞较甚,加香附 9 克,郁金 9 克,陈皮 9 克以疏肝解郁。②血虚者,加熟地黄 9 克以养血。③肝郁化火者,加牡丹皮 9 克,栀子 9 克以清热凉血。

【方药 4】　金铃子散(《太平圣惠方》)加减。

柴胡 12 克　　　　金铃子 9 克　　延胡索 15 克　　郁金 9 克
厚朴 3 克

【方　解】　金铃子,入肝胃经,疏肝行气,清泄肝火;柴胡,疏肝理气。延胡索,行气活血,止痛;郁金,疏肝理气,活血止痛。药简力专,既可疏肝,又可清热,还可活血止痛,使气血畅,肝郁疏,则诸痛止。

【加　减】　①若用治胸胁疼痛,可加香附 9 克。②用治脘腹疼痛,可加木香 9 克,砂仁 4 克,陈皮 6 克。

3. 痰浊痹阻证

【临床表现】　胸闷重而心痛微,痰多气短,形体肥胖,遇阴雨天易发作或加重,伴有倦怠乏力,纳呆便溏,咯吐痰涎,舌体胖大且有齿痕,苔浊腻或白滑,脉滑。

【治　法】　通阳泄浊,豁痰宣痹。

【方药 1】　瓜蒌薤白半夏汤(《金匮要略》)加减。

瓜蒌 12 克　　　薤白 9 克　　　半夏 9 克　　　白酒 10 毫升
丹参 12 克

【方　解】　瓜蒌,理气宽胸,涤痰散结,治胸痹胸痛之要药。薤白,温通滑利,通阳散结,行气止痛。半夏,燥湿化痰,降逆止呕,消痞散结。白酒,行气活血,增强薤白行气通阳之功。

【加　减】　①冠心病者加丹参 9 克,三七粉(冲服)6 克。②乳腺增生加浙贝母 9 克,乳香 9 克,没药 9 克。③咳喘加紫菀 12 克,款冬花 12 克。④慢性胆囊炎加枳壳 12 克,大腹皮 9 克,葛根 12 克,丹参 12 克。

【方药 2】　半夏白术天麻汤(《医学心悟》)加减。

半夏 12 克　　　天麻 12 克　　　茯苓 12 克　　　橘红 15 克
白术 18 克　　　甘草 6 克　　　生姜 2 片　　　大枣 4 枚

【方　解】　半夏燥湿化痰,降逆止呕,意在治痰;天麻平肝息风,而止头眩,两者合用,为治风痰眩晕头痛之要药。白术、茯苓,健脾祛湿,能治生痰之源。橘红理气化痰,俾气顺则痰消。甘草和中调药;煎加姜、枣调和脾胃,生姜兼制半夏之毒。

【加　减】　①眩晕较甚者,可加僵蚕 9 克,胆南星 9 克以加强化痰息风之力。②头痛甚者,加蔓荆子 9 克,白蒺藜 9 克以祛风止痛。③呕吐甚者,可加代赭石(先煎)15 克,旋覆花(包煎)9 克以镇逆止呕。④兼气虚者,可加党参 9 克,生黄芪 9 克以益气。⑤湿痰偏盛,舌苔白滑者,可加泽泻 9 克,桂枝 9 克以渗湿化饮。

【方药3】 瓜蒂散(《伤寒论》)加减。

瓜蒂 6 克	赤小豆 6 克	党参 15 克	炙甘草 15 克
白术 15 克	干姜 15 克		

【方　解】 瓜蒂,味苦性升而善吐;干姜温运中焦,祛散寒邪,恢复脾阳;人参补气健脾,振奋脾胃;白术健脾燥湿;佐炙甘草调和诸药而兼补脾和中。

【加　减】 黄疸者可加丁香 10 克。

【方药4】 黄连温胆汤(《六因条辨》)加减。

黄连 6 克	半夏 10 克	竹茹 12 克	陈皮 10 克
甘草 6 克	茯苓 10 克	生姜 3 片	大枣 2 枚

【方　解】 黄连燥湿化痰、清心泻火。半夏降逆和胃、除湿化痰,竹茹清热化痰、止呕除烦。陈皮理气燥湿,茯苓健脾渗湿。姜、枣、甘草益脾和胃而协调诸药。综合全方,共奏理气化痰、清胆和胃、养心安神之效。

【加　减】 ①肝郁者加柴胡 10 克,香附 6 克,川楝子 6 克。②多梦易惊、胆怯心悸者加龙骨(先煎)220 克,牡蛎(先煎)220 克,磁石(先煎)210 克。③急躁易怒,口苦咽干者加栀子 10 克,龙胆草 6 克。

4. 寒凝心脉证

【临床表现】 卒然心痛如绞,心痛彻背,喘不得卧,多因气候骤冷或骤感风寒而发病或加重,伴形寒,甚则手足不温,冷汗自出,胸闷气短,心悸,面色苍白,苔薄白,脉沉紧或沉细。

【治　法】 辛温散寒,宣通心阳。

【方药1】 枳实薤白桂枝汤(《金匮要略》)加减。

枳实 12 克	厚朴 12 克	薤白 9 克	桂枝 6 克
瓜蒌 12 克	细辛 3 克	大枣 6 克	

【方　解】 桂枝上以宣通心胸之阳,下以温化中下二焦之阴气,既通阳又降逆。降逆则阴寒之气不致上逆,通阳则阴寒之气不致内结。薤白辛温通阳散结气;细辛温散寒邪;枳实、川厚朴开痞散结,下气除满。瓜蒌苦寒润滑,开胸涤痰。大枣养脾和营。

【加　减】 ①若寒重者,可酌加干姜 9 克,附子(先煎)26 克以助通阳散寒之力。②气滞重者,可加重厚朴、枳实用量以助理气行滞之力;痰浊重者,可酌加半夏 9 克,茯苓 9 克以助消痰之力。

【方药2】　当归四逆汤(《伤寒论》)加减。

当归 12 克	桂枝 9 克	白芍 9 克	细辛 6 克
炙甘草 6 克	通草 3 克	大枣 15 克	赤芍 9 克

【方　解】　方中当归甘温,养血和血;桂枝辛温,温经散寒,温通血脉,共为君药。细辛温经散寒,助桂枝温通血脉;白芍养血和营,助当归补益营血,共为臣药。通草通经脉,以畅血行;大枣、甘草,益气健脾养血,共为佐药。重用大枣,既合当归、白芍以补营血,又防桂枝、细辛燥烈大过,伤及阴血。甘草兼调药性而为使药。

【加　减】　①腰、股、腿、足疼痛属血虚寒凝者,加续断 9 克,牛膝 9 克,鸡血藤 9 克,木瓜 6 克以活血祛瘀。②若兼有水饮呕逆者,加吴茱萸 9 克,生姜 6 克。③若妇女经期腹痛,以及男子寒疝、睾丸掣痛、牵引少腹冷痛、肢冷脉弦者,可加乌药 9 克,茴香 9 克,良姜 9 克,香附 9 克以理气止痛。

【方药3】　当归四逆加吴茱萸生姜汤(《伤寒论》)加减。

当归 12 克	桂枝 9 克	白芍 9 克	赤芍 9 克
炙甘草 6 克	通草 3 克	大枣 6 克	细辛 3 克
吴茱萸 3 克	生姜 15 克		

【方　解】　吴茱萸、生姜,重用以温中散寒。当归,养血活血止痛;桂枝温通血脉,以助散寒;赤芍、白芍养血活血敛阴。通草通经脉,以畅血行;大枣、甘草,益气健脾养血,共为佐药。炙甘草调和诸药为使。

【加　减】　①气虚重者,加黄芪 9 克,人参 9 克益气健脾。②疼痛甚者,加川芎 9 克行气止痛。

【方药4】　乌附麻辛桂姜汤(《中医治法与方剂》)加减。

制乌头(先煎)210 克	制附子(先煎)210 克	麻黄 6 克	细辛 3 克
桂枝 9 克	干姜 10 克	蜂蜜 30 克	

【方　解】　制乌头,祛风除湿,温经止痛之力较强;制附子,大辛大热,温通阳气。麻黄宣达肺气,以助散寒;细辛温散寒邪;桂枝温通经脉,三药合用,助君药温经散寒止痛之力。干姜,散寒止痛。佐制:重用蜂蜜,以其润而温经,尚可兼制乌头、附子之燥烈之性。

【加　减】　①若寒甚加制草乌(先煎)210 克。②痛偏上肢加羌活 15 克,威灵仙 24 克,千年健 15 克。③痛偏下肢加独活 15 克,牛膝 18 克,防己 24 克。④痛偏于腰加桑寄生 15 克,杜仲 10 克,续断 15 克,淫羊藿 15 克。

5. 气阴两虚证

【临床表现】　心胸隐痛,时作时休,心悸气短,动则益甚,伴倦怠乏力,声息低微,面色㿠白,易汗出,舌质淡红,舌体胖且边有齿痕,苔薄白,脉虚细缓或结代。

【治　法】　益气养阴,活血通脉。

【方药1】　生脉散(《医学启源》)加减。

人参15克	麦冬9克	五味子6克	玄参9克
沙参9克	牡丹皮6克		

【方　解】　方中人参甘温,益元气,补肺气,生津液,故为君药。麦冬甘寒养阴清热,润肺生津。人参、麦冬合用,则益气养阴之功益彰。五味子酸温,敛肺止汗,生津止渴;玄参滋肾润肺,二者为佐药。四药合用,一补一润一敛,益气养阴,生津止渴,敛阴止汗,使气复津生,汗止阴存,气充脉复,故名"生脉"。

【加　减】　①方中人参性味甘温,若属阴虚有热者,可用西洋参9克代替。②病情急重者全方用量宜加重。

【方药2】　人参养荣汤(《三因极一病证方论》)加减。

人参9克	白术9克	茯苓9克	甘草6克
陈皮6克	黄芪12克	当归9克	白芍6克
熟地黄9克	五味子5克	桂心5克	远志9克
生姜2片	大枣6克		

【方　解】　熟地黄、当归、白芍,养血之品,合用以滋阴养血。人参、黄芪益气健脾,以资生化之源。茯苓、白术健脾燥湿,助脾生化;陈皮理气行滞,甘草和人参、白芍酸甘化阴;远志能通肾气上达于心;桂心能导诸药入营生血。甘草、生姜、大枣调和诸药兼为使药。纵观全方,五脏交养互益,故能统治诸病,而其要则归于养荣也。

【加　减】　①阴虚内热,五心烦热者,加生地黄9克,知母9克,鳖甲9克清退虚热。②伴汗出者,加山茱萸9克,麻黄6克增加敛阴止汗之力。

【方药3】　炙甘草汤(《伤寒论》)加减。

炙甘草12克	生姜9克	人参6克	生地黄30克
桂枝9克	阿胶6克	麦冬10克	麻仁10克
大枣6克	黄酒10毫升		

【方　解】　方中重用生地黄滋阴养血为君,《名医别录》谓地黄"补五脏内伤不足,通血脉,益气力"。炙甘草、人参、大枣,益心气,补脾气,以资气血生化之源;阿胶、麦冬、麻仁滋心阴,养心血,充血脉,共为臣药。桂枝、生姜辛行温通,温心阳,通血脉,诸厚味滋腻之品得姜、桂则滋而不腻。用法中加黄酒煎服,以黄酒辛热,可温通血脉,以行药力,是为使药。

【加　减】　①偏于心气不足者,重用炙甘草、人参。②偏于阴血虚者重用生地黄、麦冬。③心阳偏虚者,易桂枝为肉桂6克,加附子9克以增强温心阳之力。

④阴虚而内热较盛者,易人参为南沙参 9 克,并减去桂枝、生姜、大枣、黄酒,酌加知母 6 克,黄柏 6 克,则滋阴液降虚火之力更强。

【方药 4】 加减复脉汤(《温病条辨》)加减。

| 炙甘草 18 克 | 生地黄 18 克 | 白芍 18 克 | 麦冬 15 克 |
| 阿胶 9 克 | 麻仁 9 克 | 人参 9 克 | |

【方 解】 方中重用生地黄滋阴养血为君。炙甘草、人参,二者合用益气健脾,以资气血生化之源;阿胶、麦冬、麻仁,滋心阴,养心血,充血脉,共为臣药。白芍酸寒敛阴,合甘草酸甘化阴,并能和中缓急。全方寓酸敛于滋润之中,重在滋液敛阴而复脉,有温凉通敛之意。

【加 减】 心悸怔忡较重者,加酸枣仁 9 克,柏子仁 9 克以助养心定悸之效,或加龙齿 18 克,磁石 18 克以增重镇安神之功。

6. 心肾阴虚证

【临床表现】 心痛憋闷,心悸盗汗,虚烦不寐,腰膝酸软,头晕耳鸣,口干便秘,舌红少津,苔薄或剥,脉细数或促代。

【治 法】 滋阴清火,养心和络。

【方药 1】 柏子养心丸(《体仁汇编》)加减。

柏子仁 12 克	党参 9 克	炙黄芪 9 克	川芎 6 克
当归 9 克	制远志 9 克	酸枣仁 9 克	肉桂 3 克
半夏曲 6 克	炙甘草 5 克	朱砂 3 克	熟地黄 6 克

【方 解】 柏子仁,养心安神;熟地黄,滋阴补血,补心肾。党参、黄芪益气健脾,养心;川芎、当归养血活血行气,兼能止痛。远志交通心肾;酸枣仁养血安神,增强君药之功;肉桂,引火归元;半夏曲,燥湿化痰,和胃以助药势。朱砂镇心安神,以治其标;甘草调和诸药。

【方药 2】 天王补心丹(《校注妇人良方》)加减。

人参 9 克	茯苓 9 克	玄参 9 克	丹参 9 克
桔梗 6 克	远志 6 克	当归 9 克	麦冬 9 克
天冬 9 克	柏子仁 6 克	酸枣仁 6 克	生地黄 9 克
大枣 6 克			

【方 解】 方中重用甘寒之生地黄,入心能养血,入肾能滋阴,故能滋阴养血,壮水以制虚火,为君药。天冬、麦冬滋阴清热;酸枣仁、柏子仁养心安神;当归补血润燥;共助生地黄滋阴补血,并养心安神,俱为臣药。玄参滋阴降火;茯苓、远志养心安神;人参补气以生血,并能安神益智;丹参清心活血,合补血药使补而不滞,则

心血易生。桔梗为舟楫,载药上行以使药力缓留于上部心经。

【加　减】　①失眠重者,可酌加龙骨(先煎)18 克,磁石(先煎)18 克以重镇安神。②心悸怔忡甚者,可酌加龙眼肉 9 克,夜交藤 18 克以增强养心安神之功。③遗精者,可酌加金樱子 9 克,煅牡蛎(先煎)18 克以固肾涩精。

【方 药3】　炙甘草汤(《伤寒论》)加减。

炙甘草 12 克	生姜 9 克	人参 6 克	生地黄 30 克
桂枝 9 克	阿胶 6 克	麦冬 10 克	麻仁 10 克
大枣 6 克	黄酒 10 毫升		

【方 解】　方中重用生地黄滋阴养血为君,《名医别录》谓地黄"补五脏内伤不足,通血脉,益气力"。炙甘草、人参、大枣,益心气,补脾气,以资气血生化之源;阿胶、麦冬、麻仁滋心阴,养心血,充血脉,共为臣药。桂枝、生姜辛行温通,温心阳,通血脉,诸厚味滋腻之品得姜、桂则滋而不腻。用法中加黄酒煎服,以黄酒辛热,可温通血脉,以行药力,是为使药。

【加　减】　①偏于心气不足者,重用炙甘草、人参。②偏于阴血虚者重用生地、麦冬。③心阳偏虚者,易桂枝为肉桂 6 克,加附子(先煎)9 克以增强温心阳之力。④阴虚而内热较盛者,易人参为南沙参 9 克,并减去桂枝、生姜、大枣、黄酒,酌加知母 6 克,黄柏 6 克,则滋阴液降虚火之力更强。

【方 药4】　加减复脉汤(《温病条辨》)加减。

| 炙甘草 18 克 | 生地黄 18 克 | 白芍 18 克 | 麦冬 15 克 |
| 阿胶 9 克 | 麻仁 9 克 | 人参 9 克 | |

【方　解】　方中重用生地黄滋阴养血为君。炙甘草、人参,二者合用益气健脾,以资气血生化之源;阿胶、麦冬、麻仁,滋心阴,养心血,充血脉,共为臣药。白芍酸寒敛阴,合甘草酸甘化阴,并能和中缓急。全方寓酸敛于滋润之中,重在滋液敛阴而复脉,有温凉通敛之意。

【加　减】　①心悸怔忡较重者,加酸枣仁 9 克,柏子仁 9 克以助养心定悸之效,或加龙齿(先煎)18 克,磁石(先煎)18 克以增重镇安神之功。②虚火重者加玄参 9 克,天冬 9 克,麦冬 9 克。③失眠重者,加龙齿(先煎)18 克,夜交藤 18 克。

二、中成药治疗

1. 银杏叶胶囊(口服液、片)

【药物组成】　银杏叶。

【功能主治】　活血化瘀通络。用于瘀血阻络引起的胸痹心痛、中风、半身不遂、舌强语謇;冠心病稳定型心绞痛、脑梗死见上述证候者。

【临床应用】　冠心病术后多因瘀血闭阻心脉所致。症见胸部疼痛,痛处不移,入夜更甚,心悸不宁,舌黯红,脉沉细涩。

【用法用量】　胶囊剂:口服,一次 2 粒(每粒含总黄酮醇苷 9.6 毫克);一次 1 粒(每粒含总黄酮醇苷 19.2 毫克),一日 3 次;或遵医嘱。口服液:口服,一次 10 毫升,一日 3 次;或遵医嘱。一个疗程 4 周。片剂:口服。一次 2 片(每粒含总黄酮醇苷 9.6 毫克);一次 1 片(每粒含总黄酮醇苷 19.2 毫克),一日 3 次;或遵医嘱。

【注意事项】

(1)月经期及有出血倾向者禁用。

(2)孕妇慎用。

(3)忌食生冷、辛辣、油腻食物,忌烟酒、浓茶。

(4)在治疗期间,心绞痛持续发作,宜加用硝酸酯类药。若出现剧烈心绞痛,心肌梗死,见气促、汗出、面色苍白者,应及时救治。

2. 生脉饮(胶囊)

【药物组成】　红参、麦冬、五味子。

【功能主治】　益气复脉,养阴生律。用于气阴两亏,心悸气短,脉微自汗。

【临床应用】　冠心病术后因气阴两虚所致,症见胸痛胸闷,心悸气短,头晕乏力,舌微红,脉微细。

【用法用量】　生脉饮:口服。一次 10 毫升,一日 3 次。胶囊剂:口服。一次 3 粒,一日 3 次。

【注意事项】

(1)里实证及表证未解者慎用。

(2)忌食辛辣、油腻食物。

(3)在治疗期间,心绞痛持续发作者,宜加用硝酸酯类药。若出现剧烈心绞痛、心肌梗死,见气促、汗出、面色苍白者,应及时救治。

3. 血栓心脉宁胶囊

【药物组成】　人参茎叶总皂苷、人工牛黄、冰片、蟾酥、川芎、水蛭、丹参、人工麝香、毛冬青、槐花。

【功能主治】　益气活血,开窍止痛。用于气虚血瘀所致的中风、胸痹,症见头晕目眩、半身不遂、胸闷心痛、心悸气短;缺血性中风恢复期、冠心病心绞痛见上述证候者。

【临床应用】　冠心病术后因气虚血瘀、心脉痹阻所致,症见胸闷、疼痛隐隐、头晕目眩、乏力、动则气短,苔薄舌紫,脉细带涩。

【用法用量】　口服。一次 4 粒,一日 3 次。

【注意事项】

(1)孕妇禁用。

(2)寒凝、阴虚血瘀胸痹心痛者不宜单用。

(3)经期妇女慎用。

(4)久服易伤脾胃,餐后服用为宜。

(5)忌食生冷、辛辣、油腻食物,忌烟酒、浓茶。

(6)本品中蟾酥有强心作用,正在服用洋地黄类药物的患者慎用。

(7)在治疗期间,心绞痛持续发作,宜加用硝酸酯类药。如果出现剧烈心绞痛、心肌梗死等,应及时救治。

 ## 4. 山玫胶囊

【药物组成】　山楂叶、刺玫果。

【功能主治】　益气化瘀。用于冠心病、脑动脉硬化气滞血瘀证,症见胸痛、痛有定处、胸闷憋气,或眩晕、心悸、气短、乏力、舌质紫黯。

【临床应用】　冠心病术后因气虚血瘀所致。症见胸痛隐隐,或痛有定处,遇劳加重,心悸气短,倦怠乏力或少气懒言,舌质紫黯或有瘀点,脉虚缓。

【用法用量】　口服。一次 3 粒,一日 3 次;或遵医嘱。

【注意事项】

(1)孕妇慎用。

(2)在治疗期间,心绞痛持续发作,宜加用硝酸酯类药。如果出现剧烈心绞痛、心肌梗死等,应及时救治。

(3)忌食生冷、辛辣、油腻食物,忌烟酒、浓茶。

 ## 5. 心痛康胶囊

【药物组成】　白芍、红参、淫羊藿、北山楂。

【功能主治】　益气活血,温阳养阴,散结止痛。用于气滞血瘀所致的胸痹,症见心胸刺痛或闷痛、痛有定处、心悸气短或兼有神疲自汗、咽干心烦;冠心病、心绞痛见上述证候者。

【临床应用】　冠心病术后因气滞血瘀而致,症见心胸刺痛或闷痛,痛有定处,胸闷不舒,心悸,气短,或兼有神疲乏力,自汗,盗汗,咽干,心烦,舌质黯或见瘀点、瘀斑,脉涩、细弦或结代。

【用法用量】　口服。一次 3～4 粒,一日 3 次。

【注意事项】

(1)在治疗期间,心绞痛持续发作,宜加用硝酸酯类药。若出现剧烈心绞痛、心肌梗死,应及时救治。

(2)饮食宜清淡。

(3)孕妇慎用。

 6. 益脑宁片

【药物组成】 炙黄芪、党参、制何首乌、灵芝、女贞子、旱莲草、桑寄生、天麻、钩藤、丹参、赤芍、地龙、山楂、琥珀、麦芽。

【功能主治】 益气补肾,活血通脉。用于气虚血瘀,肝肾不足所致的中风、胸痹。症见半身不遂,口舌歪斜,言语謇涩,肢体麻木或胸痛,胸闷,憋气;中风后遗症、冠心病心绞痛及高血压病见上述证候者。

【临床应用】 冠心病术后高血压病辨证属气虚血瘀、肝肾不足或气虚血瘀,肝肾亏虚所致的胸痹。症见半身不遂,口舌歪斜,偏身麻木,言语謇涩,肢体肿胀或疼痛,关节屈伸不利,伴气短乏力,自汗出,下肢软,步态不稳,饮水呛咳,视物不清,头晕耳鸣,舌质黯或见瘀点、瘀斑,脉细弦。

【用法用量】 口服。一次 4～5 片,一日 3 次。

【注意事项】

(1)孕妇禁用。

(2)中风病属风火、痰热证者慎用。

(3)冠心病心绞痛发作时应根据病情采取相应的治疗措施。

(4)治疗高血压应根据病情轻重配合服用降压药。

 7. 灵宝护心丹

【药物组成】 红参、人工麝香、冰片、三七、丹参、蟾酥、人工牛黄、苏合香、琥珀。

【功能主治】 强心益气,通阳复脉,芳香开窍,活血镇痛。用于气虚血瘀所致的胸痹,症见胸闷气短、心前区疼痛、脉结代;心动过缓型病态窦房结综合征及冠心病心绞痛、心律失常见上述证候者。

【临床应用】 冠心病术后因气虚行血无力,心脉痹阻所致,症见胸闷气短,心前区疼痛,舌质黯或见瘀点、瘀斑,脉缓或结代。

【用法用量】 口服。一次 3～4 丸,一日 3～4 次。饭后服用或遵医嘱。

【注意事项】

(1)孕妇禁用。

(2)月经期妇女及有出血倾向者禁用。

(3)本品中蟾酥有毒,不宜过量久用。

(4)忌食生冷、辛辣、油腻食物,忌烟酒、浓茶。

（5）在治疗期间，心绞痛持续发作，宜加用硝酸酯类药。若出现剧烈心绞痛、心肌梗死，或见气促、汗出、面色苍白者，应及时救治。

（6）少数患者在服药初期偶见轻度腹胀，口干，继续服药后可自行消失，无须停药。

（7）忌与洋地黄类药物同用。

 8. 益心丸

【药物组成】 红参、附片(黑顺片)、红花、三七、冰片、人工麝香、安息香、蟾酥、牛角尖粉、人工牛黄、珍珠。

【功能主治】 益气温阳，活血止痛。用于心气不足、心阳不振、瘀血闭阻所致的胸痹，症见胸闷心痛、心悸气短、畏寒肢冷、乏力自汗；冠心病心绞痛见上述证候者。

【临床应用】 冠心病术后由心气不足，心阳不振，瘀血闭阻所致。症见胸闷，心痛，气短，心悸，怔忡，乏力，自汗，舌淡紫，脉细。

【用法用量】 舌下含服或吞服。一次 1～2 丸，一日 1～2 次。

【注意事项】

（1）孕妇禁用。

（2）胸痹属阴虚证者慎用。

（3）经期妇女慎用。

（4）本品中蟾酥有强心作用，正在服用洋地黄类药物者慎用，或遵医嘱。

（5）宜饭后服用。

（6）在治疗期间，心绞痛持续发作，应及时就医。

 9. 活心丸

【药物组成】 人参、灵芝、红花、冰片、牛黄、麝香、蟾酥、珍珠、熊胆、附子。

【功能主治】 益气活血，芳香开窍，宣痹止痛。用于气虚血瘀、胸阳不振所致的胸痹，症见胸闷、心痛、气短、乏力；冠心病心绞痛见上述证候者。

【临床应用】 冠心病术后因心气不足，心血瘀阻，心脉痹塞，胸阳失宣所致。症见胸闷，心前区刺痛，心悸，气短，乏力，舌紫，脉细。

【用法用量】 口服。一次 1～2 粒，一日 1～3 次；或遵医嘱。

【注意事项】

（1）孕妇及月经期妇女禁用。

（2）正在服用洋地黄类药物的患者慎用，或遵医嘱。

（3）宜餐后服用。

（4）在治疗期间，心绞痛持续发作，应及时就诊。

10. 心荣口服液

【药物组成】　黄芪、地黄、赤芍、麦冬、五味子、桂枝。

【功能主治】　助阳,益气,养阴。用于心阳不振、气阴两虚所致的胸痹,症见胸闷隐痛、心悸气短、头晕目眩、倦怠懒言、面色少华;冠心病见上述证候者。

【临床应用】　冠心病术后因心阳不振,气阴两亏,心脉瘀阻所致。症见胸闷,心前区隐痛,心悸,气短,头晕目眩,倦怠懒言,面色少华,舌淡,少苔,脉细。

【用法用量】　口服。一次 2 支,一日 3 次,疗程 6 周,或遵医嘱。

【注意事项】

(1)饮食宜清淡。

(2)本品久置可沉淀,摇匀后服用。

(3)心绞痛持续发作,应及时救治。

 11. 益心舒胶囊

【药物组成】　人参、黄芪、丹参、麦冬、五味子、川芎、山楂。

【功能主治】　益气复脉,活血化瘀,养阴生津。用于气阴两虚,瘀血阻脉所致的胸痹,症见胸痛胸闷、心悸气短、脉结代;冠心病心绞痛见上述证候者。

【临床应用】　冠心病术后因气阴两虚,瘀血阻脉而致。症见胸闷隐痛,心悸,气短,动则汗出,头晕,乏力,心烦失眠,面色不华,舌淡红或紫黯或有瘀斑,苔少,脉细数或结代。

【用法用量】　口服。一次 3 粒,一日 3 次。

【注意事项】

(1)孕妇及月经期妇女慎用。

(2)忌食辛辣、油腻食物。

(3)心绞痛持续发作及严重心律失常者,应及时救治。

 12. 康尔心胶囊

【药物组成】　人参、麦冬、三七、丹参、山楂、枸杞子、何首乌。

【功能主治】　益气养阴,活血止痛。用于气阴两虚、瘀血阻络所致的胸痹,症见胸闷心痛、心悸气短、腰膝酸软、耳鸣眩晕;冠心病心绞痛见上述证候者。

【临床应用】　冠心病术后因气阴亏虚,血瘀络阻,心脉失养所致。症见胸闷不适,心前区疼痛,或隐痛或刺痛,心悸不安,腰膝酸软,耳鸣,眩晕,舌淡红或有瘀点,脉细无力。

【用法用量】　口服。一次 4 粒,一日 3 次。

【注意事项】

(1)孕妇、经期妇女慎用。

(2)心绞痛持续发作者应及时救治。

(3)饮食宜清淡。

 13. 洛布桑胶囊

【药物组成】 红景天、冬虫夏草、手参。

【功能主治】 益气养阴,活血通脉。用于气阴两虚、心血瘀阻所致的胸痹心痛、胸闷、胸部刺痛或隐痛、心悸气短、倦怠懒言、头晕目眩、面色少华等症。冠心病、心绞痛见上述证候者。

【临床应用】 冠心病术后因心气不足,心阴亏虚,心血瘀阻而致胸闷,胸前区刺痛或隐痛,不寐,心悸,少气懒言,头晕目眩,面色无华,倦怠乏力,舌淡暗,脉细涩无力。

【用法用量】 口服。一次 2 粒,一日 3 次。或遵医嘱。

【注意事项】

(1)宜饭后服用。

(2)心绞痛持续发作者应及时救治。

 14. 七叶神安片

【药物组成】 三七叶总皂苷。

【功能主治】 益气安神,活血止痛。用于心气不足、心血瘀阻所致的心悸、失眠、胸痛、胸闷。

【临床应用】 冠心病术后因心气不足,瘀血阻滞而致,症见入睡困难,多梦易醒,胸痛胸闷,倦怠乏力,舌质淡或淡暗,或有瘀斑,瘀点,脉弱。

【用法用量】 口服。一次 50～100 毫克,一日 3 次。饭后服或遵医嘱。

【注意事项】

(1)孕妇禁用。

(2)饮食宜清淡。

(3)睡前不宜服用咖啡、浓茶等兴奋性饮品。

(4)保持心情舒畅。

(5)在治疗期间,心绞痛严重发作,应及时救治。

 15. 心脑舒通胶囊

【药物组成】 蒺藜。

【功能主治】 活血化瘀,舒利血脉。用于瘀血阻络所致的胸痹心痛,中风恢复期的半身不遂、语言障碍和动脉硬化等心脑血管缺血性疾患,以及高黏血症。

【临床应用】　冠心病术后多因瘀血阻络,心脉不畅所致。症见心胸闷痛、绞痛,痛处常常固定不移,胸闷心悸,面晦唇青,口苦或口干,时或心悸不宁,舌质紫黯或暗红,舌下脉络纡曲,脉弦涩或结代。

【用法用量】　口服。一次 2～3 粒,一日 3 次;饭后服用。

【注意事项】

(1)月经期禁用。

(2)颅内出血后尚未完全止血者禁用。

(3)有出血史或低黏血症患者慎用。

(4)孕妇慎用。

(5)忌食生冷、辛辣、油腻食物,忌烟酒、浓茶。

(6)在治疗期间,心绞痛持续发作,宜加用硝酸酯类药。若出现剧烈心绞痛、心肌梗死,见有气促、汗出、面色苍白者,应及时救治。

第11章 风湿性心脏病

风湿性心脏病是一种常见的结缔组织病——风湿热所致的心脏病。风湿热病变可累及全身结缔组织，包括心血管系统、大关节、浆膜和中枢神经系统。风湿热反复发作累及心脏时常遗留慢性心脏瓣膜损害，形成慢性风湿性心脏病。

风湿热的发病机制，尚未十分明确，曾提出感染学说、链球菌毒素学说、过敏学说、病毒感染学说和毒性-免疫学假说。目前一般认为与甲组乙型溶血性链球菌反复感染有关，以毒性-免疫学假说最为盛行。风湿热引起心脏病理变化，主要是机体的自身抗体和补体的复合物在心肌细胞膜及间质中血管壁的沉积，引起间质中结缔组织及其周围心肌细胞坏死和单核、淋巴细胞浸润，结缔组织发生纤维素样变性，形成风湿小体。后期有纤维组织增生造成纤维瘢痕。风湿热所致病变可影响心包、心肌和心内膜。心内膜炎常累及二尖瓣和主动脉瓣，造成心内膜下纤维素样变性和组织细胞增殖，内膜上有微小的血小板和纤维蛋白组成的赘生物沉积，以后形成纤维结节，促使瓣膜增厚或粘连，最后导致相应的瓣膜狭窄或关闭不全。腱索和乳头肌纤维化或腱索粘连皆可引起房室瓣关闭不全或狭窄，或二者并存。在风湿热时，或以后数年中，可有 $60\%\sim70\%$ 患者发展成慢性瓣膜病，以累及二尖瓣和主动脉瓣为主，可能与这些瓣膜在左心承受较大的血压，血小板和纤维蛋白易于沉积，形成赘生物有关。

风湿性心脏病的发展可分为活动期心脏炎和非活动期慢性风湿性心脏病两个阶段。后者指急性风湿性心脏炎停止后，从发炎、损害、愈合过程中遗留的心脏病变，以心瓣膜病变为主。但因风湿热容易复发，慢性风湿性心瓣膜病形成后，活动性心脏炎仍可继续存在或发展。

活动性风湿性心脏病时，患者可兼有心肌炎、心内膜炎和心包炎表现，合称全心炎，为临床上最重要的表现。儿童风湿热患者中 $65\%\sim80\%$ 有心脏病变，急性风湿性心脏炎是儿童期充血性心力衰竭的最常见原因。心肌、心内膜和心包的病变中以心肌炎最重要。

慢性风湿性心脏病时，以慢性心瓣膜病为主，其中又以二尖瓣和主动脉瓣病变为多见。二尖瓣狭窄主要以劳累后呼吸困难、发绀、咳嗽、咳血及心前区典型的隆隆样舒张期杂音,心电图示二尖瓣型 P 波,X 线下钡餐食道有压迹(左心房扩大),以及超声心动图二尖瓣前瓣叶曲线呈典型城垛样改变。二尖瓣关闭不全早期症状较少,一旦出现症状,就有左心功能不全表现,听诊有心前区全收缩期杂音,伴心电图左心室肥大和 X 线左心室扩大。

主动脉瓣狭窄和关闭不全者往往合并二尖瓣病变。主动脉瓣狭窄者往往以疲乏,活动后呼吸困难,眩晕或昏厥,心绞痛或左心室衰竭为主要表现,而主动脉瓣关闭不全者,早期症状少,而以体征(特别是周围血管体征)为明显。三尖瓣病变者几乎都合并二尖瓣病变,右心明显扩大伴有持续性腹水及水肿。肺动脉瓣和三尖瓣病变较少见。

风湿性心脏病的治疗,对风湿活动病变则控制风湿活动最为重要;已形成慢性心瓣膜病者则保护心脏功能,根据受侵瓣膜病变情况进行必要的手术纠治。首次风湿热发作,年龄越轻,心脏受累也越多,复发率也越高。首次发作后经过五年未有复发,则以后复发率也低。风湿热整个病程中有 75%～80% 会发生风湿性心脏病。

风湿性心脏病是风湿性心脏炎遗留下来以心脏瓣膜为主的病变,在 5 岁以上儿童后天性心脏病中最为常见。属于中医"心悸""怔忡""气喘""水肿""虚劳""瘀血""心痹"等病证的范畴。以发热、心悸、胸闷、气促、关节肌肉疼痛或胸痛为主症。中医各家多数认为本病是由风寒湿等外邪侵入所致,内因则主要与先天禀赋不足,元阳羸弱有关,心阳不足,心气推动无力则血行不畅,渐成血瘀,阻滞脉络。久则脾肾阳虚,运化失调,气不化水,虚不纳气,故临床发为气喘、水肿、心悸等症状。其病机主要涉及心、脾、肾等多个脏器,从疾病的发生、发展的整个过程中所表现出气血阴阳失调都与此相关。

一、中医辨证治疗

 ## 1. 心脉瘀阻证

【临床表现】 两颧紫红,头晕乏力,心悸怔忡,唇甲青灰,咳嗽甚则咯血,或见心痛,舌质青紫或有瘀斑,脉细涩或结代。

【治 法】 活血化瘀。

【方药1】 桃仁红花煎(《陈素庵妇科补解》)加减。

红花 12 克	当归 9 克	桃仁 12 克	香附 9 克
延胡索 9 克	赤芍 9 克	川芎 9 克	丹参 9 克
生地黄 9 克	青皮 6 克		

【方 解】 桃仁、红花,活血化瘀。丹参去旧血以生新血,赤芍、川芎,增强君

药活血化瘀之力。佐以延胡索、香附、青皮理气通脉止痛;生地黄、当归养血活血。

【加　减】　①气滞血瘀者,加柴胡9克,枳壳9克。②兼见气虚者,加黄芪9克,党参9克。③兼血虚者,加枸杞子9克,熟地黄9克。④兼阴虚者,加麦冬9克,玉竹9克。

【方药2】　血府逐瘀汤(《医林改错》)加减。

桃仁12克	当归9克	赤芍9克	牛膝9克
川芎5克	桔梗5克	柴胡9克	枳壳6克
生地黄9克	甘草3克	红花9克	

【方　解】　桃仁,破血祛瘀。当归、红花、赤芍、牛膝、川芎助君药活血祛瘀之力,其中牛膝且能通行血脉,引瘀血下行。柴胡疏肝理气,升达清阳;桔梗开宣肺气,载药上行入胸中,使气行则血行;生地黄清热以除瘀热,合当归又滋阴养血,使祛瘀而不伤正。甘草调和诸药为使。各药配伍,使血活气行,诸症自愈。

【加　减】　①若瘀痛入络,可加全蝎9克,穿山甲9克,地龙9克以破血通络止痛。②气机郁滞较重,加川楝子9克,香附9克,青皮9克以疏肝理气止痛。

【方药3】　桃红四物汤(《医垒元戎》)加减。

| 桃仁12克 | 红花9克 | 熟地黄9克 | 当归9克 |
| 赤芍9克 | 白芍9克 | 川芎9克 | |

【方　解】　桃仁、红花,破血祛瘀。熟地黄、当归滋阴补血,养血活血;赤芍活血祛瘀,白芍养血敛阴,川芎畅达血脉。全方可使血滞得散,血虚得补。

【加　减】　①若兼见气虚,加人参9克,黄芪9克以补气生血。②瘀滞较重者,加丹参9克。③血虚有寒者,加肉桂9克,炮姜9克。④血虚有热者,加黄芩9克,牡丹皮9克。

【方药4】　丹参饮(《时方歌括》)加减。

| 丹参15克 | 檀香6克 | 砂仁(后下)6克 | 五灵脂6克 |
| 蒲黄(包煎)6克 | 玉竹6克 | 沙参6克 | |

【方　解】　丹参,活血祛瘀,通经止痛。檀香、砂仁,行气温中,以助活血。五灵脂、蒲黄,活血祛瘀,散结止痛。全方药简力专,能活血祛瘀并能行气,为气血并治之方。

【加　减】　①若瘀血甚者,可酌加当归9克,赤芍9克,川芎9克,桃仁9克,红花9克以加强活血祛瘀之力。②若兼见血虚者,可合四物汤同用,以增强养血调经之功。③若疼痛较剧者,可加乳香9克,没药9克,延胡索9克以化瘀止痛。④兼气滞者,可加香附9克,川楝子9克以行气止痛。

2. 心脾两虚证

【临床表现】　心悸怔忡,失眠多梦,眩晕健忘,面色萎黄,食欲缺乏,腹胀便溏,神倦乏力,或皮下出血,妇女月经量少色淡,淋漓不尽等。舌质淡嫩,脉细弱。

【治　法】　补益心脾。

【方药1】　归脾汤(《正体类要》)加减。

白术9克	人参12克	黄芪9克	当归9克
甘草6克	茯苓9克	远志9克	酸枣仁9克
木香6克	桂圆肉9克	生姜2片	大枣6克
熟地黄6克	阿胶6克		

【方　解】　人参、桂圆肉补益心脾,养血安神为君。黄芪、白术助人参益气补脾;当归、阿胶、熟地黄助桂圆肉养血补心,同为臣药。茯苓(多用茯神)、酸枣仁、远志宁心安神;木香辛香而散,理气醒脾,与大量益气健脾药配伍,复中焦运化之功,又能防大量益气补血药滋腻碍胃,使补而不滞,滋而不腻。炙甘草益气补中,调和诸药。用法中姜、枣调和脾胃,以资化源。

【加　减】　①崩漏下血偏寒者,可加艾叶炭9克,炮姜炭9克,以温经止血。②偏热者,加生地炭9克,阿胶珠9克,棕榈炭9克,以清热止血。③不寐重者,加五味子6克,夜交藤18克,合欢皮9克,柏子仁9克养心安神。

【方药2】　四君子汤(《医学正传》)加减。

| 人参12克 | 白术15克 | 熟地黄12克 | 炙甘草6克 |
| 当归12克 | 柏子仁9克 | 茯苓15克 | |

【方　解】　方中人参为君,甘温益气,健脾养胃。以苦温之白术,健脾燥湿,加强益气助运之力;熟地黄,滋阴养血,当归养血补血,柏子仁养心安神。茯苓,健脾渗湿,苓术相配,则健脾祛湿之功益著。使以炙甘草,益气和中,调和诸药。四药配伍,共奏益气健脾养心之功。

【加　减】　①心血不足甚者,加芍药9克,阿胶9克以养心血。②不寐重者,加生龙骨12克,生牡蛎12克以镇静安神。③兼见纳呆者,加苍术9克,半夏9克,陈皮9克。

【方药3】　甘麦大枣汤(《金匮要略》)加减。

| 甘草9克 | 小麦30克 | 大枣15克 | 远志6克 |
| 白芍9克 | | | |

【方　解】　小麦味甘微寒,养心气而安心神为君。甘草和中缓急。佐以大枣补益中气,并润脏躁;远志交通心肾。四药合用,甘润滋养,平躁缓急,为清补兼施

之剂。

【加　减】　①兼心胆气虚而心悸易惊者,加龙齿 12 克,人参 12 克。②虚火内扰者,加栀子 9 克。

【方药 4】　天王补心丹(《校注妇人良方》)加减。

人参 9 克	茯苓 12 克	玄参 12 克	丹参 9 克
桔梗 12 克	远志 12 克	当归 12 克	麦冬 9 克
天冬 10 克	柏子仁 6 克	酸枣仁 15 克	生地黄 9 克
大枣 20 克			

【方　解】　方中重用甘寒之生地黄,入心能养血,入肾能滋阴,故能滋阴养血,壮水以制虚火,为君药。天冬、麦冬滋阴清热;酸枣仁、柏子仁养心安神;当归补血润燥;共助生地黄滋阴补血,并养心安神,俱为臣药。玄参滋阴降火;茯苓、远志养心安神;人参补气以生血,并能安神益智;丹参清心活血,合补血药使补而不滞,则心血易生,以上共为佐药。桔梗为舟楫,载药上行以使药力缓留于上部心经。

【加　减】　①失眠重者,可酌加龙骨 18 克,磁石 18 克以重镇安神。②心悸怔忡甚者,可酌加桂圆肉 9 克,夜交藤 18 克以增强养心安神之功。③遗精者,可酌加金樱子 9 克,煅牡蛎(先煎)18 克以固肾涩精。

3. 气阴两虚证

【临床表现】　心胸隐痛,时作时休,心悸气短,动则益甚,伴倦怠乏力,声息低微,面色㿠白,易汗出,舌质淡红,舌体胖且边有齿痕,苔薄白,脉虚细缓或结代。

【治　法】　益气养阴,活血通脉。

【方药 1】　生脉散(《医学启源》)加减。

人参 15 克	麦冬 9 克	五味子 6 克	玄参 9 克
沙参 9 克	牡丹皮 6 克		

【方　解】　方中人参甘温,益元气,补肺气,生津液,故为君药。麦冬甘寒养阴清热,润肺生津。人参、麦冬合用,则益气养阴之功益彰。五味子酸温,敛肺止汗,生津止渴;玄参滋肾润肺,二者为佐药。四药合用,一补一润一敛,益气养阴,生津止渴,敛阴止汗,使气复津生,汗止阴存,气充脉复,故名“生脉”。

【加　减】　①方中人参性味甘温,若属阴虚有热者,可用西洋参 9 克代替。②病情急重者全方用量宜加重。

【方药 2】　人参养荣汤(《三因极一病证方论》)加减。

人参 15 克	白术 15 克	茯苓 15 克	甘草 6 克
陈皮 12 克	黄芪 20 克	当归 12 克	白芍 6 克
熟地黄 9 克	五味子 10 克	桂心 9 克	远志 12 克

生姜 2 片　　　　　大枣 6 克

【方　解】　熟地、当归、白芍,养血之品,合用以滋阴养血。人参、黄芪益气健脾,以资生化之源。茯苓、白术健脾燥湿,助脾生化;陈皮理气行滞,甘草和人参、白芍酸甘化阴;远志能通肾气上达于心;桂心能导诸药入营生血。甘草、生姜、大枣调和诸药兼为使药。纵观全方,五脏交养互益,故能统治诸病,而其要则归于养荣也。

【加　减】　①阴虚内热,五心烦热者,加生地黄 9 克,知母 9 克,鳖甲 9 克清退虚热。②伴汗出者,加山茱萸 9 克,麻黄 6 克增加敛阴止汗之力。

【方药 3】　炙甘草汤(《伤寒论》)加减。

炙甘草 12 克　　生姜 9 克　　　人参 6 克　　　生地黄 30 克

桂枝 12 克　　　阿胶 6 克　　　麦冬 10 克　　麻仁 10 克

大枣 6 克　　　　黄酒 10 毫升

【方　解】　方中重用生地黄滋阴养血为君,《名医别录》谓地黄"补五脏内伤不足,通血脉,益气力"。炙甘草、人参、大枣,益心气,补脾气,以资气血生化之源;阿胶、麦冬、麻仁滋心阴,养心血,充血脉,共为臣药。桂枝、生姜辛行温通,温心阳,通血脉,诸厚味滋腻之品得姜、桂则滋而不腻。用法中加黄酒煎服,以黄酒辛热,可温通血脉,以行药力,是为使药。

【加　减】　①偏于心气不足者,重用炙甘草、人参。②偏于阴血虚者重用生地、麦冬。③心阳偏虚者,易桂枝为肉桂 6 克,加附子(先煎)9 克以增强温心阳之力。④阴虚而内热较盛者,易人参为南沙参 9 克,并减去桂枝、生姜、大枣、黄酒,酌加知母 6 克,黄柏 6 克,则滋阴液降虚火之力更强。

【方药 4】　加减复脉汤(《温病条辨》)加减。

炙甘草 18 克　　　生地黄 18 克　　白芍 18 克　　　麦冬 15 克

阿胶 9 克　　　　　麻仁 9 克　　　　人参 9 克

【方　解】　方中重用生地黄滋阴养血为君。炙甘草、人参,二者合用益气健脾,以资气血生化之源;阿胶、麦冬、麻仁,滋心阴,养心血,充血脉,共为臣药。白芍酸寒敛阴,合甘草酸甘化阴,并能和中缓急。全方寓酸敛于滋润之中,重在滋液敛阴而复脉,有温凉通敛之意。

【加　减】　心悸怔忡较重者,加酸枣仁 9 克,柏子仁 9 克以助养心定悸之效,或加龙齿(先煎)18 克,磁石(先煎)18 克以增重镇安神之功。

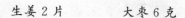

4. 心肾阳虚证

【临床表现】　心悸怔忡,形寒肢冷,肢体浮肿,小便不利,神疲乏力,腰膝酸冷,唇甲青紫,舌淡紫,苔白滑,脉弱。

【治　法】　温补阳气,振奋心阳。

【方　药 1】 参附汤(《济生续方》)加减。

人参 15 克　　　炮附子(先煎)12 克　　　黄芪 9 克　　　桂枝 9 克
炙甘草 9 克

【方　解】 人参,药性甘温,大补元气以固脱,益脾肺之气以固后天之本,使脾肺之气旺则五脏之气旺;大辛大热之炮附子,温壮肾阳,大补先天之本,使先天之阳生则一身之阳生。臣以黄芪,助人参益气,桂枝助附子温阳。四药相伍,共奏回阳、益气、固脱之功。

【加　减】 ①寒湿相搏,肢体重痛者,去人参,加白术 9 克以健脾祛湿。②休克危症急救时常加生龙骨(先煎)12 克,生牡蛎(先煎)12 克,白芍 9 克敛汗潜阳,固脱强心。

【方　药 2】 右归饮(《景岳全书》)加减。

熟地黄 15 克　　　山药 6 克　　　山茱萸 3 克　　　枸杞子 6 克
炙甘草 6 克　　　杜仲 6 克　　　肉桂 3 克　　　制附子 9 克
鹿角胶 9 克　　　桂枝 9 克

【方　解】 方中以附子、肉桂、鹿角胶为君药,温补肾阳,填精补髓。熟地黄、枸杞子、山茱萸、山药滋阴益肾,养肝补脾。杜仲补益肝肾,强筋壮骨;桂枝,温通血脉。炙甘草补脾和中,且用汤救急。诸药配合,共奏温补肾阳之功。

【加　减】 ①腰膝疼痛者,加菟丝子 9 克,加重杜仲用量。②营血亏虚者,加当归 9 克养血活血。

【方　药 3】 肾气丸(《金匮要略》)加减。

生地黄 9 克　　　山药 9 克　　　山茱萸 9 克　　　茯苓 9 克
牡丹皮 9 克　　　泽泻 9 克　　　桂枝 9 克　　　附子 9 克
牛膝 9 克　　　车前子 9 克

【方　解】 附子,大辛大热,温阳补火;桂枝,温通阳气,二药相合,补肾阳之虚,助气化之复,共为君药。生地黄滋补肾精;山茱萸、山药补益肝脾之精,共为臣药。泽泻、茯苓、车前子淡渗利湿,配伍桂枝温化痰饮;牡丹皮活血散瘀;牛膝入肝肾经,引血下行。

【加　减】 ①若畏寒肢冷较甚者,可将桂枝改为肉桂 9 克,并加重桂、附之量,以增温补肾阳之效。②兼痰饮咳喘者,加姜 9 克,细辛 6 克,半夏 9 克以温肺化饮。③夜尿多者,可加巴戟天 9 克,益智仁 9 克,金樱子 9 克,芡实 9 克以助温阳固涩之功。

【方　药 4】 保元汤(《博爱心鉴》)加减。

人参 12 克　　　黄芪 15 克　　　肉桂 5 克　　　甘草 5 克

生姜 2 片　　　　大枣 6 克

【方　解】　人参,大补元气,固护原有之气。重用黄芪,以增强人参益气之功。配伍少量肉桂,引火归元,使气得生。甘草调和诸药为使,且可配合人参健脾益气,一药两用。

【加　减】　①心胸疼痛者,加郁金 9 克,川芎 9 克,丹参 9 克活血定痛。②形寒肢冷,阳虚较重者加附子(先煎)9 克,巴戟天 9 克温补阳气。

二、中成药治疗

 ## 1. 镇心痛口服液

【药物组成】　党参、三七、肉桂、薤白、葶苈子(炒)、延胡索(醋炙)、冰片、薄荷脑、地龙。

【功能主治】　益气活血,通络化痰。用于气虚血瘀、痰阻脉络、心阳失展所致的胸痹,症见胸痛、胸闷、心悸、气短、乏力肢冷;冠心病心绞痛见上述证候者。

【临床应用】　风湿性心脏病因心气不足,心血瘀阻,痰阻胸膺,心阳失展所致。症见胸闷如窒,心痛,心悸不安,气短,乏力,舌淡暗,苔薄白,脉细涩。

【用法用量】　口服。一次 20 毫升,一日 3 次。3 周为一个疗程,或遵医嘱。

【注意事项】

(1)孕妇慎用。

(2)在治疗期间,心绞痛持续发作,应及时就诊。

(3)久放可出现轻度沉淀,稍作摇动均匀后服用。

 ## 2. 参桂胶囊

【药物组成】　红参、川芎、桂枝。

【功能主治】　益气通阳、活血化瘀。用于心阳不振,气虚血瘀所致的胸痛。症见胸部刺痛,固定不移,入夜更甚,遇冷加重,或畏寒喜暖,面色少华;冠心病心绞痛见上述证候者。

【临床应用】　风湿性心脏病因心阳不振,气虚血瘀所致。症见胸部刺痛,固定不移,入夜更甚,遇冷加重,或畏寒喜暖,面色少华,舌质淡,或紫黯,脉沉细或沉涩。

【用法用量】　口服,一次 4 粒,一日 3 次。

【注意事项】

(1)孕妇慎用。

(2)心绞痛持续发作者应及时救治。

3. 人参归脾丸

【药物组成】 人参、炙黄芪、当归、龙眼肉、白术(麸炒)、茯苓、远志(去心片草炙)、炒酸枣仁、木香、炙甘草。

【功能主治】 益气补血,健脾养心。用于心脾两虚、气血不足所致的心悸、怔忡、失眠健忘、食少体倦、面色萎黄及脾不统血所致的便血、崩漏、带下。

【临床应用】 风湿性心脏病系由思虑过度,劳伤心脾,或脾胃虚弱,气血生化之源不足,心失所养所致,症见心悸、怔忡、头晕目眩,面色不华,倦怠乏力,舌质淡,脉细弱。

【用法用量】 大蜜丸:口服,一次 1 丸,一日 2 次。水蜜丸:口服,一次 6 克,一日 2 次。小蜜丸:口服,一次 9 克,一日 2 次。浓缩丸:口服,一次 30 丸,一日 2 次。

【注意事项】

(1)热邪内伏、阴虚脉数及痰湿壅盛者慎用。

(2)服药期间应进食营养丰富而易消化吸收的食物,饮食有节。忌食生冷食物,忌烟酒、浓茶。

(3)保持精神舒畅,劳逸适度;忌过度思虑,避免恼怒、抑郁、惊恐等不良情绪。

4. 柏子养心丸(片)

【药物组成】 炙黄芪、党参、当归、川芎、柏子仁、酸枣仁、制远志、醋五味子、肉桂、茯苓、半夏曲、朱砂、炙甘草。

【功能主治】 补气,养血,安神。用于心气虚寒,心悸易惊,失眠多梦,健忘。

【临床应用】 风湿性心脏病由于心气虚寒,心神失养所致心悸易惊,失眠,多梦,健忘,神疲乏力,或肤冷畏寒,舌淡苔白,脉细弱或结或代。

【用法用量】 丸剂:口服。水蜜丸一次 6 克,小蜜丸一次 9 克,大蜜丸一次 1 丸,一日 2 次。片剂:口服。一次 3-4 片,一日 2 次。

【注意事项】

(1)肝肾功能不全者禁用。

(2)保持精神舒畅,劳逸适度。

(3)不宜饮用浓茶、咖啡等兴奋性饮品。

(4)宜饭后服用。

(5)本品含有朱砂,不可过量、久用;不可与溴化物、碘化物同服。

5. 养心定悸膏(口服液)

【药物组成】 地黄、红参、麦冬、阿胶、炙甘草、大枣、黑芝麻、桂枝、生姜。

【功能主治】 养血益气,复脉定悸。用于气虚血少,心悸气短,心律不齐,盗汗失眠,咽干舌燥,大便干结。

【临床应用】　风湿性心脏病由气虚血少、心失所养、脉道空虚所致,症见心动悸、脉结或代、气短乏力、盗汗、失眠、咽干舌燥、大便干结,舌淡红,苔少,脉细。

【用法用量】　煎膏剂:口服。一次 15～20 克,一日 2 次。口服液:口服。一次 20 毫升,一日 2 次。

【注意事项】

(1)孕妇慎用。

(2)严重感冒者慎用。

(3)忌食生冷食物。

(4)保持心情舒畅,劳逸适度。

 6. 眠安宁口服液

【药物组成】　丹参、熟地黄、首乌藤、白术(麸炒)、陈皮,远志(制)、大枣。

【功能主治】　补养心脾,宁心安神。用于心脾两虚、心神不宁所致的失眠多梦、气短乏力、心悸;神经衰弱症见上述证候者。

【临床应用】　风湿性心脏病因心脾两虚,心神不宁而致,症见失眠多梦,气短乏力,面色少华,心悸不安,舌质淡紫,脉细涩。

【用法用量】　口服。一次 20 毫升,一日 2 次。

【注意事项】

(1)孕妇慎用。

(2)不宜服用咖啡、浓茶等兴奋性饮品。

(3)保持心情舒畅。

 7. 天王补心丸

【药物组成】　地黄、天冬、麦冬、炒酸枣仁、柏子仁、当归、党参、五味子、茯苓、制远志、石菖蒲、玄参、丹参、朱砂、枯梗、甘草。

【功能主治】　滋阴养血,补心安神。用于心阴不足,心悸健忘,失眠多梦,大便干燥。

【临床应用】　风湿性心脏病因心肾阴虚、心失所养所致,症见心悸、气短、舌红少苔、脉细数或结代。

【用法用量】　口服。水蜜丸一次 6 克,小蜜丸一次 9 克,大蜜丸一次 1 丸,一日 2 次;浓缩丸一次 8 丸,一日 3 次。

【注意事项】

(1)肝肾功能不全者禁用。

(2)本品含有朱砂,不宜长期服用。

(3)不宜饮用浓茶、咖啡等刺激性饮品。

(4)严重心律失常者,需急诊观察治疗。

 8. 血府逐瘀口服液(胶囊)

【药物组成】 炒桃仁、红花、地黄、川芎、赤芍、当归、牛膝、柴胡、桔梗、麸炒枳壳、甘草。

【功能主治】 活血祛瘀,行气止痛。用于气滞血瘀所致的胸痹、头痛日久、痛如针刺而有定处、内热烦闷、心悸失眠、急躁易怒。

【临床应用】 风湿性心脏病因气滞血瘀,心脉闭塞而致。症见胸痛,痛如针刺而有定处,烦躁,心悸,气短,舌黯红或有瘀斑,脉弦紧或涩。

【用法用量】 口服液:口服。一次 10 毫升,一日 3 次;或遵医嘱。胶囊剂:口服。一次 6 粒,一日 2 次;一个月为一疗程。

【注意事项】

(1)孕妇禁用。

(2)气虚血瘀者慎用。

(3)忌食生冷、油腻食物。

(4)在治疗期间若心痛持续发作,宜加用硝酸酯类药。如出现剧烈心绞痛、心肌梗死,应及时救治。

 9. 复方丹参滴丸(颗粒)

【药物组成】 丹参、三七、冰片。

【功能主治】 活血化瘀,理气止痛。用于气滞血瘀所致的胸痹,症见胸闷、心前区刺痛;冠心病心绞痛见上述证候者。

【临床应用】 风湿性心脏病因气滞血瘀,阻塞心脉所致。症见胸前闷痛,或卒然心痛如绞,痛有定处,甚则胸痛彻背,背痛彻胸,舌紫黯或有瘀斑,脉弦涩或结代。

【用法用量】 滴丸:口服或舌下含服。一次 10 丸,一日 3 次。28 天为一个疗程;或遵医嘱。颗粒剂:口服。一次 1 袋,一日 3 次。

【注意事项】

(1)孕妇禁用。

(2)寒凝血瘀、胸痹心痛者不宜使用。

(3)脾胃虚寒者慎用。

(4)忌食生冷、辛辣、油腻食物,忌烟酒、浓茶。

(5)个别人服药后胃脘不适,宜饭后服用。

(6)治疗期间,心绞痛持续发作,宜加用硝酸酯类药。如果出现剧烈心绞痛、心肌梗死等,应及时救治。

10. 心脑舒通胶囊

【药物组成】 蒺藜。

【功能主治】 活血化瘀,舒利血脉。用于瘀血阻络所致的胸痹心痛,中风恢复期的半身不遂、语言障碍和动脉硬化等心脑血管缺血性疾患。以及高黏血症。

【临床应用】 风湿性心脏病多因瘀血阻络,心脉不畅所致。症见心胸闷痛、绞痛,痛处常常固定不移,胸闷心悸,面晦唇青,口苦或口干,时或心悸不宁,舌质紫黯或暗红,舌下脉络纡曲,脉弦涩或结代。

【用法用量】 口服。一次 2～3 粒,一日 3 次;饭后服用。

【注意事项】

(1)月经期禁用。

(2)颅内出血后尚未完全止血者禁用。

(3)有出血史或血液低黏血症患者慎用。

(4)孕妇慎用。

(5)忌食生冷、辛辣、油腻食物,忌烟酒、浓茶。

(6)在治疗期间,心绞痛持续发作,宜加用硝酸酯类药。若出现剧烈心绞痛、心肌梗死,见有气促、汗出、面色苍白者,应及时救治。

11. 活心丸

【药物组成】 人参、灵芝、红花、冰片、牛黄、麝香、蟾酥、珍珠、熊胆、附子。

【功能主治】 益气活血,芳香开窍,宣痹止痛。用于气虚血瘀、胸阳不振所致的胸痹,症见胸闷、心痛、气短、乏力;冠心病心绞痛见上述证候者。

【临床应用】 风湿性心脏病因心气不足,心血瘀阻,心脉痹塞,胸阳失宣所致。症见胸闷,心前区刺痛,心悸,气短,乏力,舌紫,脉细。

【用法用量】 口服。一次 1～2 粒,一日 1-3 次;或遵医嘱。

【注意事项】

(1)孕妇及月经期妇女禁用。

(2)正在服用洋地黄类药物的患者慎用,或遵医嘱。

(3)宜餐后服用。

(4)在治疗期间,心绞痛持续发作,应及时就诊。

第12章 扩张性心肌病

扩张性心肌病是一种病因尚未明确的心肌病。该病的主要特征是以心肌变性、萎缩和纤维化为主。左心室或右心室或双侧心室明显扩大、心室收缩功能减退。心肌有代偿性肥大、乳头肌伸张、心小梁变粗和扁平。常有心腔内附壁血栓形成。是心力衰竭的第3位发病原因。临床常表现为心脏扩大,充血性心力衰竭,心律失常多见,严重者可以引起栓塞,甚至猝死。扩张性心肌病的病程长短不等,充血性心力衰竭的出现频度较高,预后不良。死亡原因多为心力衰竭和严重心律失常,5年病死率15%～50%。有研究发现家族性扩张性心肌病约占扩张性心肌病总数的4.6%,1/3以上的病人家族有猝死史;家族性病例的发病年龄、确诊年龄、恶化到死亡或心脏移植时的年龄都较轻,5年生存率低。

扩张性心肌病属于"心悸""喘证""水肿""胸痹"等范畴。本病因为体质虚弱、外邪侵袭、七情内伤等。以正气亏虚为本,痰饮、水湿、血瘀、外邪为标。本病病位在心,与肺、脾、肝、肾均有关联,其中以心与脾的关系最为密切。心位于胸中而居膈上,在五行属火,为阳中之太阳,故为阳脏,又称"火脏"。心为"君主之官"为"五脏六腑之大主"。心主火,主血脉,心气推动,使血液在脉管内运行,以流注全身,发挥营养和滋润的作用。故心气不足,失于温煦,运血无力,血不养心,可致心神失养、心血瘀滞诸证,此为扩张性心肌病的病理基础。心血的充盈是维持正常血液循环的基础,但心血却又靠脾胃的供给。脾为后天之本,主运化。正常情况下,胃约脾运,心血充盈,在宗气的推动下运行全身。若脾气不足,则气血生化乏源,可致血不养心,必致心脉不利。

一、中医辨证治疗

1. 心脾两虚证

【临床表现】 心悸怔忡,失眠多梦,眩晕健忘,面色萎黄,食欲缺乏,腹胀便溏,神倦乏力,或皮下出血,妇女月经量少色淡,淋漓不尽等。舌质淡嫩,脉细弱。

【治　法】　补益心脾。

【方药1】　归脾汤(《正体类要》)加减。

白术9克	人参12克	黄芪9克	当归9克
甘草6克	茯苓9克	远志9克	酸枣仁9克
木香6克	桂圆肉9克	生姜2片	大枣6克
熟地黄6克	阿胶6克		

【方　解】　人参、桂圆肉补益心脾,养血安神为君。黄芪、白术助人参益气补脾;当归、阿胶、熟地黄助桂圆肉养血补心,同为臣药。茯苓(多用茯神)、酸枣仁、远志宁心安神;木香辛香而散,理气醒脾,与大量益气健脾药配伍,复中焦运化之功,又能防大量益气补血药滋腻碍胃,使补而不滞,滋而不腻。炙甘草益气补中,调和诸药。用法中姜、枣调和脾胃,以资化源。

【加　减】　①崩漏下血偏寒者,可加艾叶炭9克,炮姜炭9克,以温经止血。②偏热者,加生地炭9克,阿胶珠9克,棕榈炭9克,以清热止血。③不寐重者,加五味子6克,夜交藤18克,合欢皮9克,柏子仁9克养心安神。

【方药2】　四君子汤(《医学正传》)加减。

人参10克	白术12克	熟地黄9克	炙甘草6克
当归10克	柏子仁9克	茯苓6克	

【方　解】　方中人参为君,甘温益气,健脾养胃。以苦温之白术,健脾燥湿,加强益气助运之力;熟地黄,滋阴养血,当归养血补血,柏子仁养心安神。茯苓,健脾渗湿,苓术相配,则健脾祛湿之功益著。使以炙甘草,益气和中,调和诸药。六药配伍,共奏益气健脾养心之功。

【加　减】　①心血不足甚者,加白芍9克,阿胶9克以养心血。②不寐重者,加生龙骨12克,生牡蛎(先煎)12克以镇静安神。③兼见纳呆者,加苍术9克,半夏9克,陈皮9克。

【方药3】　甘麦大枣汤(《金匮要略》)加减。

甘草9克	小麦30克	大枣15克	远志6克
白芍9克			

【方　解】　小麦味甘微寒,养心气而安心神为君。甘草和中缓急。佐以大枣补益中气,远志交通心肾。

【加　减】　①兼心胆气虚而心悸易惊者,加龙齿先煎12克,人参12克。②虚火内扰者,加栀子9克。

【方药4】　天王补心丹(《校注妇人良方》)加减。

人参10克	茯苓12克	玄参9克	丹参9克

桔梗 6 克	远志 6 克	当归 12 克	麦冬 9 克
天冬 9 克	柏子仁 6 克	酸枣仁 10 克	生地黄 9 克
大枣 6 克			

【方　解】 方中重用甘寒之生地黄，入心能养血，入肾能滋阴，故能滋阴养血，壮水以制虚火，为君药。天冬、麦冬滋阴清热；酸枣仁、柏子仁养心安神；当归补血润燥；共助生地黄滋阴补血，并养心安神，俱为臣药。玄参滋阴降火；茯苓、远志养心安神；人参补气以生血，并能安神益智；丹参清心活血，合补血药使补而不滞，则心血易生，以上共为佐药。桔梗为舟楫，载药上行以使药力缓留于上部心经。

【加　减】 ①失眠重者，可酌加龙骨(先煎)18 克，磁石(先煎)18 克以重镇安神。②心悸怔忡甚者，可酌加桂圆肉 9 克，夜交藤 18 克以增强养心安神之功。③遗精者，可酌加金樱子 9 克，煅牡蛎(先煎)18 克以固肾涩精。

2. 心肾阳虚证

【临床表现】 心悸怔忡，形寒肢冷，肢体浮肿，小便不利，神疲乏力，腰膝酸冷，唇甲青紫，舌淡紫，苔白滑，脉弱。

【治　法】 温补阳气，振奋心阳。

【方　药1】 参附汤(《济生续方》)加减。

| 人参 15 克 | 炮附子 12 克 | 黄芪 9 克 | 桂枝 9 克 |
| 炙甘草 9 克 | | | |

【方　解】 人参，药性甘温，大补元气以固脱，益脾肺之气以固后天之本，使脾肺之气旺则五脏之气旺；大辛大热之炮附子，温壮肾阳，大补先天之本，使先天之阳生则一身之阳生。臣以黄芪，助人参益气，桂枝助附子温阳。四药相伍，共奏回阳、益气、固脱之功。

【加　减】 ①寒湿相搏，肢体重痛者，去人参，加白术 9 克以健脾祛湿。②休克危症急救时常加生龙骨先煎 12 克，生牡蛎先煎 12 克，白芍 9 克敛汗潜阳，固脱强心。

【方　药2】 右归饮(《景岳全书》)加减。

熟地黄 15 克	山药 10 克	山茱萸 9 克	枸杞子 6 克
炙甘草 6 克	杜仲 10 克	肉桂 6 克	制附子(先煎)9 克
鹿角胶 9 克	桂枝 12 克		

【方　解】 方中以附子、肉桂、鹿角胶为君药，温补肾阳，填精补髓。熟地黄、枸杞子、山茱萸、山药滋阴益肾，养肝补脾。杜仲补益肝肾，强筋壮骨；桂枝，温通血脉。炙甘草补脾和中，且用汤求急。诸药配合，共奏温补肾阳之功。

【加　减】 ①腰膝疼痛者，加菟丝子 9 克，加重杜仲用量。②营血亏虚者，加当归9克养血活血。

【方药3】 肾气丸(《金匮要略》)加减。

生地黄9克	山药12克	山茱萸12克	茯苓15克
牡丹皮9克	泽泻9克	桂枝12克	附子10克
牛膝12克	车前子(包煎)10克		

【方解】 附子,大辛大热,温阳补火;桂枝,温通阳气,二药相合,补肾阳之虚,助气化之复,共为君药。生地黄滋补肾精;山茱萸、山药补益肝脾之精,共为臣药。泽泻、茯苓、车前子淡渗利湿,配伍桂枝温化痰饮;牡丹皮活血散瘀;牛膝入肝肾经,引血下行。

【加减】 ①若畏寒肢冷较甚者,可将桂枝改为肉桂9克,并加重桂、附之量,以增温补肾阳之效。②兼痰饮咳喘者,加姜9克,细辛3克,半夏9克以温肺化饮。③夜尿多者,可加巴戟天9克,益智仁9克,金樱子9克,芡实9克以助温阳固摄之功。

【方药4】 保元汤(《博爱心鉴》)加减。

| 人参12克 | 黄芪15克 | 肉桂5克 | 甘草5克 |
| 生姜2片 | 大枣6克 | | |

【方解】 人参,大补元气,固护原有之气。重用黄芪,以增强人参益气之功。配伍少量肉桂,引火归元,使气得生。甘草调和诸药为使,且可配合人参健脾益气,一药两用。

【加减】 ①心胸疼痛者,加郁金9克,川芎9克,丹参9克活血定痛。②形寒肢冷,阳虚较重者加附子(先煎)9克,巴戟天9克温补阳气。

3. 气滞血瘀证

【临床表现】 胸胁胀闷,走窜疼痛,急躁易怒,胁下痞块,刺痛拒按,妇女可见月经闭止,或痛经,经色紫暗有块,舌质紫暗或见瘀斑,脉涩。

【治法】 活血祛瘀,疏肝理气。

【方药1】 复元活血汤(《医学发明》)加减。

柴胡10克	瓜蒌根10克	当归12克	红花9克
甘草6克	穿山甲9克	大黄6克	桃仁10克
青皮12克	三七粉冲服3克	黄酒10毫升	

【方解】 方中重用酒制大黄,荡涤凝瘀败血,导瘀下行,推陈致新;柴胡疏肝行气,并可引诸药入肝经。两药合用,一升一降,以攻散胁下之瘀滞,共为君药。桃仁、红花、三七活血祛瘀,消肿止痛;穿山甲破瘀通络,消肿散结;青皮疏肝理气,共

为臣药。当归补血活血；瓜蒌根"续绝伤""消仆损瘀血"，既能入血分助诸药而消瘀散结，又可清热润燥。甘草缓急止痛，调和诸药。加酒煎服，乃增强活血通络之意。

【加　减】　①瘀重而痛甚者，酌加乳香9克，没药9克，延胡索9克增强活血祛瘀，消肿止痛之功。②气滞重而痛甚者，可加川芎9克，香附9克，郁金9克以增强行气止痛之力。

【方药2】　失笑散（《太平惠民和剂局方》）加味。

五灵脂9克　　　　蒲黄（包煎）9克　　　　柴胡6克　　　　川芎6克
醋10毫升

【方　解】　方中五灵脂苦咸甘温，入肝经血分，功擅通利血脉，散瘀止痛；蒲黄甘平，行血消瘀，炒用并能止血，二者相须为用，为化瘀散结止痛的常用组合。柴胡疏肝理气，川芎活血行气。佐调以米醋乃取其活血脉、行药力、化瘀血，以加强五灵脂、蒲黄活血止痛之功，且制五灵脂气味之腥臊。

【加　减】　①若瘀血甚者，可酌加当归9克，赤芍9克，桃仁9克，红花9克，丹参9克以加强活血祛瘀之力。②若兼见血虚者，可合四物汤同用，以增强养血调经之功。③若疼痛较剧者，可加乳香9克，没药9克，延胡索9克以化瘀止痛。④兼气滞者，可加香附9克，川楝子6克，或配合金铃子散以行气止痛。⑤兼寒者，加炮姜9克，艾叶9克，小茴香6克以温经散寒。

【方药3】　柴胡疏肝散（《医学统旨》）加减。

柴胡6克　　　　陈皮6克　　　　川芎6克　　　　香附6克
枳壳6克　　　　赤芍6克　　　　白芍6克　　　　炙甘草3克
桃仁6克　　　　红花6克

【方　解】　柴胡，主入肝胆，功擅条达肝气而疏郁结。香附，长于疏肝理气，并有良好的止痛作用；川芎疏肝开郁，行气活血，止痛。陈皮、枳壳理气行滞调中；白芍、甘草养血柔肝，缓急止痛；桃仁、红花，活血散瘀。甘草调和诸药为使。诸药相合，共奏疏肝解郁，行气止痛之功。

【加　减】　①若胁肋痛甚者，酌加郁金6克，青皮6克，当归6克，乌药6克以增强其行气活血之力。②肝郁化火者，可酌加山栀6克，黄芩6克，川楝子6克以清热泻火。

【方药4】　金铃子散（《太平圣惠方》）加减。

柴胡12克　　　　金铃子9克　　　　延胡索15克　　　郁金9克
厚朴3克

【方　解】　金铃子，入肝胃经，疏肝行气，清泄肝火；柴胡，疏肝理气。延胡索，行气活血,止痛;郁金,疏肝理气,活血止痛。药简力专,既可疏肝,又可清热,还可活血止痛,使气血畅,肝郁疏,则诸痛止。

【加　减】　①若用治胸胁疼痛,可加香附 9 克。②用治脘腹疼痛,可加木香 9 克,砂仁 4 克,陈皮 6 克。

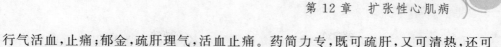 4. 气阴两虚证

【临床表现】　心胸隐痛,时作时休,心悸气短,动则益甚,伴倦怠乏力,声息低微,面色㿠白,易汗出,舌质淡红,舌体胖且边有齿痕,苔薄白,脉虚细缓或结代。

【治法】　益气养阴,活血通脉。

【方药 1】　生脉散(《医学启源》)加减。

| 人参 15 克 | 麦冬 9 克 | 五味子 10 克 | 玄参 9 克 |
| 沙参 9 克 | 牡丹皮 9 克 | | |

【方　解】　方中人参甘温,益元气,补肺气,生津液,故为君药。麦冬甘寒养阴清热,润肺生津。人参、麦冬合用,则益气养阴之功益彰。五味子酸温,敛肺止汗,生津止渴;玄参滋肾润肺,二者为佐药。四药合用,一补一润一敛,益气养阴,生津止渴,敛阴止汗,使气复津生,汗止阴存,气充脉复,故名"生脉"。

【加　减】　①方中人参性味甘温,若属阴虚有热者,可用西洋参 9 克代替。②病情急重者全方用量宜加重。

【方药 2】　人参养荣汤(《三因极一病证方论》)加减。

人参 9 克	白术 12 克	茯苓 12 克	甘草 6 克
陈皮 12 克	黄芪 12 克	当归 10 克	白芍 9 克
熟地黄 9 克	五味子 10 克	桂心 9 克	远志 9 克
生姜 2 片	大枣 6 克		

【方　解】　熟地黄、当归、白芍,养血之品,合用以滋阴养血。人参、黄芪益气健脾,以资生化之源。茯苓、白术健脾燥湿,助脾生化;陈皮理气行滞,甘草和人参、白芍酸甘化阴;远志能通肾气上达于心;桂心能导诸药入营生血。甘草、生姜、大枣调和诸药兼为使药。纵观全方,五脏交养互益,故能统治诸病,而其要则归于养荣也。

【加　减】　①阴虚内热,五心烦热者,加生地黄 9 克,知母 9 克,鳖甲 9 克清退虚热。②伴汗出者,加山茱萸 9 克,麻黄 6 克增加敛阴止汗之力。

【方药 3】　炙甘草汤(《伤寒论》)加减。

炙甘草 12 克	生姜 9 克	人参 10 克	生地黄 30 克
桂枝 12 克	阿胶 6 克	麦冬 10 克	麻仁 10 克
大枣 6 克	黄酒 10 毫升		

【方　　解】　方中重用生地黄滋阴养血为君,《名医别录》谓地黄"补五脏内伤不足,通血脉,益气力"。炙甘草、人参、大枣,益心气,补脾气,以资气血生化之源;阿胶、麦冬、麻仁滋心阴,养心血,充血脉,共为臣药。桂枝、生姜辛行温通,温心阳,通血脉,诸厚味滋腻之品得姜、桂则滋而不腻。用法中加黄酒煎服,以黄酒辛热,可温通血脉,以行药力,是为使药。

【加　　减】　①偏于心气不足者,重用炙甘草、人参。②偏于阴血虚者重用生地黄、麦冬。③心阳偏虚者,易桂枝为肉桂 6 克,加附子 9 克以增强温心阳之力。④阴虚而内热较盛者,易人参为南沙参 9 克,并减去桂枝、生姜、大枣、黄酒,酌加知母 6 克,黄柏 6 克,则滋阴液降虚火之力更强。

【方 药 4】　加减复脉汤(《温病条辨》)加减。

| 炙甘草 18 克 | 生地黄 18 克 | 白芍 18 克 | 麦冬 15 克 |
| 阿胶 9 克 | 麻仁 9 克 | 人参 9 克 | |

【方　　解】　方中重用生地黄滋阴养血为君。炙甘草、人参,二者和用益气健脾,以资气血生化之源;阿胶、麦冬、麻仁,滋心阴,养心血,充血脉,共为臣药。白芍酸寒敛阴,合甘草酸甘化阴,并能和中缓急。全方寓酸敛于滋润之中,重在滋液敛阴而复脉,有温凉通敛之意。

【加　　减】　心悸怔忡较重者,加酸枣仁 9 克,柏子仁 9 克以助养心定悸之效,或加龙齿 18 克,磁石 18 克以增重镇安神之功。

二、中成药治疗

 1. 血府逐瘀口服液(胶囊)

【药物组成】　炒桃仁、红花、地黄、川芎、赤芍、当归、牛膝、柴胡、桔梗、麸炒枳壳、甘草。

【功能主治】　活血祛瘀,行气止痛。用于气滞血瘀所致的胸痹、头痛日久、痛如针刺而有定处、内热烦闷、心悸失眠、急躁易怒。

【临床应用】　扩张性心肌病因气滞血瘀,心脉闭塞而致。症见胸痛,痛如针刺而有定处,烦躁,心悸,气短,舌黯红或有瘀斑,脉弦紧或涩。

【用法用量】　口服液:口服。一次 10 毫升,一日 3 次;或遵医嘱。胶囊剂:口服。一次 6 粒,一日 2 次;一个月为一疗程。

【注意事项】

(1)孕妇禁用。

(2)气虚血瘀者慎用。

(3)忌食生冷、油腻食物。

(4)在治疗期间若心痛持续发作,宜加用硝酸酯类药。如出现剧烈心绞痛、心肌梗死,应及时救治。

 2. 心可舒胶囊(片)

【药物组成】　丹参、葛根、三七、山楂、木香。

【功能主治】　活血化瘀,行气止痛。用于气滞血瘀引起的胸闷、心悸、头晕、头痛、颈项疼痛;冠心病心绞痛、高血脂、高血压、心律失常见上述证候者。

【临床应用】　扩张性心肌病因气滞血瘀,心脉闭阻所致。症见疼痛剧烈,心前区憋闷,痛有定处,两胁胀痛,气短,心悸,头晕,舌质紫黯或瘀斑,脉弦涩或结代。

【用法用量】　胶囊剂:口服。一次 4 粒,一日 3 次;或遵医嘱。片剂:口服。一次 4 片(小片)2 片(大片),一日 3 次,或遵医嘱。

【注意事项】

(1)孕妇禁用。

(2)气虚血瘀、痰瘀互阻之胸痹、心悸者不宜单用。

(3)出血性疾病及有出血倾向者慎用。

(4)忌食生冷、辛辣、油腻食物,忌烟酒、浓茶。

(5)在治疗期间,心绞痛持续发作宜加用硝酸酯类药。如果出现剧烈心绞痛、心肌梗死等,应及时救治。

(6)脑梗死发作期应及时留观,待病情稳定后方可用药。

 3. 冠脉宁片

【药物组成】　丹参、葛根、延胡索(醋制)、郁金、血竭、乳香(炒)、没药(炒)、桃仁(炒)、红花、当归、鸡血藤、制何首乌、黄精(蒸)、冰片。

【功能主治】　活血化瘀,行气止痛。用于气滞血瘀所致的胸痹,症见胸闷、心前区刺痛、心悸、舌质紫黯、脉沉弦;冠心病心绞痛见上述证候者。

【临床应用】　扩张性心肌病多因气滞血瘀、瘀阻心脉所致。症见胸闷而痛,或胸痛隐隐,痛有定处,舌黯红苔薄,脉弦涩。

【用法用量】　口服。一次 5 片,一日 3 次;或遵医嘱。

【注意事项】

(1)孕妇禁用。

(2)脾胃虚弱、年老体衰者不宜长期使用。

(3)有出血倾向或出血性疾病者慎用。

(4)忌食生冷、辛辣、油腻食物,忌烟酒、浓茶。

(5)在治疗期间,心绞痛持续发作,宜加用硝酸酯类药。如果出现剧烈心绞痛、心肌梗死等,应及时救治。

（6）本品含乳香、没药,胃弱者慎用。

 4. 保心宁胶囊

【药物组成】 丹参干浸膏、枳壳干浸膏、当归干浸膏、三七。

【功能主治】 活血化瘀,行气止痛,用于冠心病心绞痛、心律失常气滞血瘀证。

【临床应用】 扩张性心肌病因气滞血瘀,心脉痹阻所致。症见胸闷气短,胸部刺痛,固定不移,舌质紫黯或有瘀斑,脉弦涩或结代。

【用法用量】 口服,一次 2～4 粒,一日 3 次。

【注意事项】 宜饭后服用。

 5. 黄杨宁片

【药物组成】 环维黄杨星 D。

【功能主治】 行气活血、通络止痛。用于气滞血瘀所致的胸痹心痛、脉结代;冠心病、心律失常见上述证候者。

【临床应用】 扩张性心肌病多因瘀血闭阻所致。症见胸部疼痛,痛处固定,甚或痛引肩背,或心悸不宁,舌质紫黯或有瘀斑,脉弦涩。

【用法用量】 口服。一次 1～2 毫克,一日 2～3 次。

【注意事项】

（1）孕妇禁用。

（2）月经期妇女慎用。

（3）在治疗期间,心绞痛持续发作,宜加用硝酸酯类药。若出现剧烈心绞痛,心肌梗死,应及时急诊救治。

（4）饮食宜清淡。忌食生冷、辛辣、油腻食物,忌烟酒、浓茶。

6. 麝香保心丸

【药物组成】 人工麝香、人参提取物、肉桂、苏合香、蟾酥、人工牛黄、冰片。

【功能主治】 芳香温通,益气强心。用于气滞血瘀所致的胸痹,症见心前区疼痛、固定不移;心肌缺血所致的心绞痛、心肌梗死见上述证候者。

【临床应用】 扩张性心肌病由气滞血瘀,脉络闭塞所致。症见胸痹,胸闷,心前区疼痛,痛处固定不移,舌质黯红或紫,脉弦涩。

【用法用量】 口服。一次 1～2 丸,一日 3 次;或症状发作时服用。

【注意事项】

（1）孕妇禁用。

（2）不宜与洋地黄类药物同用。

（3）心绞痛持续发作,服药后不能缓解时应加用硝酸甘油等药物。如出现剧烈心绞痛,心肌梗死,应及时救治。

(4)忌食生冷、辛辣、油腻食物。食勿过饱,忌烟酒。

 ## 7. 速效救心丸

【药物组成】　川芎、冰片。

【功能主治】　行气活血,祛瘀止痛,增加冠脉血流量,缓解心绞痛。用于气滞血瘀型冠心病,心绞痛。

【临床应用】　扩张性心肌病因气滞血瘀,心脉闭阻所致。症见胸闷而痛,或心悸,或痛有定处或牵引左臂内侧,舌紫黯苔薄,脉细涩。

【用法用量】　含服。一次 4～6 粒,一日 3 次;急性发作时,一次 10～15 粒。

【注意事项】

(1)孕妇禁用。

(2)气阴两虚、心肾阴虚之胸痹心痛者慎用。

(3)有过敏史者慎用。

(4)忌食生冷、辛辣、油腻食物,忌烟酒、浓茶。

(5)伴中重度心力衰竭的心肌缺血者慎用。

(6)在治疗期间,心绞痛持续发作宜加用硝酸酯类药。如果出现剧烈心绞痛、心肌梗死等,应及时救治。

8. 复方丹参气雾剂

【药物组成】　丹参干浸膏、三七、冰片。

【功能主治】　活血化瘀,理气止痛。用于气滞血瘀所致的胸痹,症见胸闷、心前区刺痛;冠心病心绞痛见上述证候者。

【临床应用】　扩张性心肌病由气滞血瘀,阻塞心脉所致。症见胸前闷痛。或卒然心痛如绞,痛有定处,甚则胸痛彻背,背痛彻胸,舌紫黯或有瘀斑,脉弦涩或结代。

【用法用量】　口腔喷雾。一次喷 3～5 下,一日 3 次,或遵医嘱。

【注意事项】

(1)孕妇禁用。

(2)寒凝血瘀、胸痹心痛者不宜使用。

(3)本品用于心绞痛发作时,中病则止,不宜长期、连续使用。

(4)忌食生冷、辛辣、油腻食物,忌烟酒、浓茶。

(5)在治疗期间,心绞痛持续发作,宜加用硝酸酯类药。如果出现剧烈心绞痛、心肌梗死等,应及时救治。

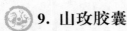

9. 山玫胶囊

【药物组成】 山楂叶、刺玫果。

【功能主治】 益气化瘀。用于冠心病、脑动脉硬化气滞血瘀证,症见胸痛、痛有定处、胸闷憋气,或眩晕、心悸、气短、乏力、舌质紫黯。

【临床应用】 扩张性心肌病因气虚血瘀所致。症见胸痛隐隐,或痛有定处,遇劳加重,心悸气短,倦怠乏力或少气懒言,舌质紫黯或有瘀点,脉虚缓。

【用法用量】 口服。一次 3 粒,一日 3 次;或遵医嘱。

【注意事项】

(1)孕妇慎用。

(2)在治疗期间,心绞痛持续发作,宜加用硝酸酯类药。如果出现剧烈心绞痛、心肌梗死等,应及时救治。

(3)忌食生冷、辛辣、油腻食物,忌烟酒、浓茶。

10. 心痛康胶囊

【药物组成】 白芍、红参、淫羊藿、北山楂。

【功能主治】 益气活血,温阳养阴,散结止痛。用于气滞血瘀所致的胸痹,症见心胸刺痛或闷痛、痛有定处、心悸气短或兼有神疲自汗、咽干心烦;冠心病、心绞痛见上述证候者。

【临床应用】 扩张性心肌病因气滞血瘀而致,症见心胸刺痛或闷痛,痛有定处,胸闷不舒,心悸,气短,或兼有神疲乏力,自汗,盗汗,咽干,心烦,舌质黯或见瘀点、瘀斑,脉涩、细弦或结代。

【用法用量】 口服。一次 3～4 粒,一日 3 次。

【注意事项】

(1)在治疗期间,心绞痛持续发作,宜加用硝酸酯类药。若出现剧烈心绞痛、心肌梗死,应及时救治。

(2)饮食宜清淡。

(3)孕妇慎用。

11. 心荣口服液

【药物组成】 黄芪、地黄、赤芍、麦冬、五味子、桂枝。

【功能主治】 助阳,益气,养阴。用于心阳不振、气阴两虚所致的胸痹,症见胸闷隐痛、心悸气短、头晕目眩、倦怠懒言、面色少华;冠心病见上述证候者。

【临床应用】 扩张性心肌病因心阳不振,气阴两亏,心脉瘀阻所致。症见胸闷,心前区隐痛,心悸,气短,头晕目眩,倦怠懒言,面色少华,舌淡暗,少苔,脉细涩。

【用法用量】 口服。一次 2 支，一日 3 次，疗程 6 周，或遵医嘱。

【注意事项】

(1)饮食宜清淡。

(2)本品久置可沉淀，摇匀后服用。

(3)心绞痛持续发作，应及时救治。

 12. 心脑舒口服液

【药物组成】 人参、麦冬、党参、黄芪、五味子。

【功能主治】 补气养阴。用于气阴两虚所致的头晕目眩、失眠、健忘、心悸、怔仲、气短、肢倦、自汗、盗汗。

【临床应用】 扩张性心肌病因年老体弱，或久病失养，或热病后期，以致气阴两虚而见气短懒言，肢体倦怠，神疲乏力，口干舌燥，心悸，舌淡暗，少苔，脉细涩。

【用法用量】 口服。一次 10 毫升，一日 2 次；短期突击用药：一次 20 毫升，一日 2～3 次，竞技或工作前服用。

【注意事项】

(1)体实者慎用。

(2)感冒者慎用。

(3)忌食辛辣、油腻、生冷食物。

(4)在治疗失眠时，睡前勿吸烟，勿喝酒、茶和咖啡。

 13. 益气复脉胶囊（颗粒）

【药物组成】 红参、麦冬、五味子。

【功能主治】 益气复脉，养阴生津。用于气阴两亏引起的心悸，气短，脉微，自汗；冠心病心绞痛和衰老见上述证候者。

【临床应用】 扩张性心肌病气阴两虚、心脉失养所致，症见胸闷不适，胸痛，乏力气短，自汗，舌淡，少苔，脉细涩。

【用法用量】 胶囊剂：口服，一次 3 粒，一日 2 次。颗粒剂：口服，一次 2～4粒，一日 2 次。

【注意事项】

(1)宜饭后服用。

(2)服用本品期间忌食辛辣、油腻食物。

(3)服药期间心绞痛发作加剧者应及时救治。

 14. 稳心颗粒

【药物组成】 黄精、党参、三七、琥珀、甘松。

【功能主治】 益气养阴,活血化瘀。用于气阴两虚,心脉瘀阻所致的心悸不宁、气短乏力、胸闷胸痛;室性期前收缩、房性期前收缩见上述证候者。

【临床应用】 扩张性心肌病由于气阴两虚,心脉瘀阻,心神失养所致。症见心悸不宁,怔忡,短气喘息,胸闷不舒,胸痛时作,神疲乏力,心烦少寐,舌黯有瘀点、瘀斑,脉虚或结代。

【用法用量】 开水冲服。一次1袋,一日3次或遵医嘱。

【注意事项】

(1)孕妇慎用。

(2)忌食生冷食物,忌烟酒、浓茶。

(3)用药时应将药液充分搅匀,勿将杯底药粉丢弃。

(4)危重病人应采取综合治疗方法。

15. 参松养心胶囊

【药物组成】 人参、麦冬、南五味子、山茱萸、炒酸枣仁、桑寄生、丹参、赤芍、土鳖虫、甘松、黄连、龙骨。

【功能主治】 益气养阴,活血通络,清心安神。用于治疗冠心病室性早搏属气阴两虚,心络瘀阻证。症见心悸不安,气短乏力,动则加剧,胸部闷痛,失眠多梦,盗汗,神倦,懒言。

【临床应用】 扩张性心肌病由气阴两虚,心络瘀阻所致。症见心悸不安,气短乏力,动则加剧,胸部闷痛,失眠多梦,盗汗,神倦,懒言,舌质黯或有瘀点,少苔,脉细弱或结代。

【用法用量】 口服。一次4粒,一日3次。

【注意事项】

(1)孕妇禁用。

(2)应注意配合原发性疾病的治疗。

(3)在治疗期间心绞痛持续发作者应及时就诊。

(4)忌食生冷、辛辣、油腻食物,忌烟酒、浓茶。

16. 心通口服液

【药物组成】 黄芪、党参、葛根、麦冬、丹参、当归、何首乌、淫羊藿、海藻、昆布、牡蛎、皂角刺、枳实。

【功能主治】 益气活血,化痰通络。用于气阴两虚,痰瘀痹阻所致的胸痹,症见心痛、胸闷、气短、呕恶、纳呆;冠心病心绞痛见上述证候者。

【临床应用】 扩张性心肌病因气阴两虚,痰瘀阻痹而致。症见心胸疼痛,胸闷,气短,心悸,乏力,心烦,口干,头晕,少寐,舌淡红或黯或有齿痕,苔白腻,脉沉细、弦滑或结代。

【用法用量】　口服。一次 10～20 毫升,一日 2～3 次。

【注意事项】

(1)孕妇禁用。

(2)服本品后泛酸者可于饭后服用。

(3)过敏体质者慎用。

(4)在治疗期间,心绞痛加重持续发作,宜加用硝酸酯类药。若出现剧烈心绞痛、心肌梗死,或见气促、汗出、面色苍白者,应及时救治。

(5)服药期间忌食油腻食物。

第13章 肥厚性心肌病

肥厚性心肌病是一类遗传性疾病,影响心脏肌节蛋白代谢,导致在后负荷不升高情况下心肌肥厚和重新排列,最终心力衰竭甚至猝死。55％肥厚性心肌病的病例呈家族聚集性,大多数呈常染色体显性遗传。ACC/ESC(2003)报道成人患病率为1/500;中国阜外医院调查8080例,患病率约0.18％,全国肥厚性心肌病病人有100万。肥厚性心肌病是儿童和青少年心源性猝死的最常见病因,病人有恶性室性快速性心律失常的倾向,易发生心脏性猝死。猝死者常有晕厥史、心脏性猝死家族史、心搏骤停生还史、非持续性室性心动过速和对运动的异常血压反应等高危因素。

肥厚性心肌病属胸痹、心悸、喘症、晕厥范畴。在中医整体观理论中,心脾肾在气机、经脉联属和五行理论等方面有着密切的联系。胸痹心痛是由于正气亏虚,饮食、情志、寒邪等所引起的以痰浊、瘀血、气滞、寒凝痹阻心脉,以膻中或左胸部发作性憋闷、疼痛为主要临床表现的一种病症。轻者偶发短暂轻微的胸部沉闷或隐痛,或为发作性膻中或左胸含糊不清的不适感;重者疼痛剧烈,或呈压榨样绞痛。常伴有心悸、气短、呼吸不畅,甚至喘促、惊恐不安、面色苍白、冷汗自出等。多由劳累、饱餐、寒冷及情绪激动而诱发,亦可无明显诱因或安静时发病。胸部闷痛,甚则胸痛彻背,气短喘息不得卧为主症的一种疾病。其病因多与寒邪内侵,饮食不当,情志波动,年老体虚等有关。分别与西医的肥厚性心肌病引起的心前区疼痛,以及肺部疾病、胸膜炎、肋间神经痛等以胸痛为主症的疾病相类似,胸痹如持续发作,疼痛剧烈,也可变生厥证、脱证等危重证候。

一、中医辨证治疗

1. 寒凝心脉证

【临床表现】 卒然心痛如绞,心痛彻背,喘不得卧,多因气候骤冷或骤感风寒而发病或加重,伴形寒,甚则手足不温,冷汗自出,胸闷气短,心悸,面色苍白,苔薄

白,脉沉紧或沉细。

【治　法】　辛温散寒,宣通心阳。

【方药1】　枳实薤白桂枝汤(《金匮要略》)加减。

| 枳实 12 克 | 厚朴 12 克 | 薤白 9 克 | 桂枝 6 克 |
| 瓜蒌 12 克 | 细辛 3 克 | 大枣 6 克 | |

【方　解】　桂枝上以宣通心胸之阳,下以温化中下二焦之阴气,既通阳又降逆。降逆则阴寒之气不致上逆,通阳则阴寒之气不致内结。薤白辛温通阳散结气;细辛温散寒邪;枳实、川厚朴开痞散结,下气除满。瓜蒌苦寒润滑,开胸涤痰。大枣养脾和营。

【加　减】　①若寒重者,可酌加干姜 9 克,附子(先煎)6 克以助通阳散寒之力。②气滞重者,可加重厚朴、枳实用量以助理气行滞之力;痰浊重者,可酌加半夏 9 克,茯苓 9 克以助消痰之力。

【方药2】　当归四逆汤(《伤寒论》)加减。

| 当归 12 克 | 桂枝 9 克 | 白芍 9 克 | 细辛 6 克 |
| 炙甘草 6 克 | 通草 3 克 | 大枣 15 克 | 赤芍 9 克 |

【方　解】　方中当归甘温,养血和血;桂枝辛温,温经散寒,温通血脉,共为君药。细辛温经散寒,助桂枝温通血脉;白芍养血和营,助当归补益营血,共为臣药。通草通经脉,以畅血行;大枣、甘草,益气健脾养血,共为佐药。重用大枣,既合归、芍以补营血,又防桂枝、细辛燥烈太过,伤及阴血。甘草兼调药性而为使药。

【加　减】　①腰、股、腿、足疼痛属血虚寒凝者,加续断 9 克,牛膝 9 克,鸡血藤 9 克,木瓜 6 克以活血祛瘀。②若兼有水饮呕逆者,加吴茱萸 3 克,生姜 6 克。③若妇女经期腹痛及男子寒疝、睾丸掣痛、牵引少腹冷痛、肢冷脉弦者,可加乌药 9 克,茴香 9 克,良姜 9 克,香附 9 克以理气止痛。

【方药3】　当归四逆加吴茱萸生姜汤(《伤寒论》)加减。

当归 12 克	桂枝 9 克	白芍 9 克	赤芍 9 克
炙甘草 6 克	通草 3 克	大枣 6 克	细辛 3 克
吴茱萸 3 克	生姜 15 克		

【方　解】　吴茱萸、生姜,重用以温中散寒。当归,养血活血止痛;桂枝温通血脉,以助散寒;赤芍、白芍养血活血敛阴。通草通经脉,以畅血行;大枣、甘草,益气健脾养血,共为佐药。炙甘草调和诸药为使。

【加　减】　①气虚重者,加黄芪 9 克,人参 9 克益气健脾。②疼痛甚者,加川芎 9 克行气止痛。

【方药4】　乌附麻辛桂姜汤(《中医治法与方剂》)加减。

| 制乌头(先煎)10克 | 制附子(先煎)10克 | 麻黄6克 | 细辛3克 |
| 桂枝9克 | 干姜10克 | 蜂蜜30克 | |

【方　解】　制乌头,祛风除湿,温经止痛之力较强;制附子,大辛大热,温通阳气。麻黄宣达肺气,以助散寒;细辛温散寒邪;桂枝温通经脉,三药合用,助君药温经散寒止痛之力。干姜,散寒止痛。佐制:重用蜂蜜,以其润而温经,尚可兼制乌头、附子之燥烈之性。

【加　减】　①若寒甚加制草乌(先煎)10克。②痛偏上肢加羌活15克,威灵仙24克,千年健15克。③痛偏下肢加独活15克,牛膝18克,防己24克。④痛偏于腰加桑寄生15克,杜仲10克,续断15克,淫羊藿15克。

2. 痰浊闭阻证

【临床表现】　胸闷重而心痛微,痰多气短,形体肥胖,遇阴雨天易发作或加重,伴有倦怠乏力,纳呆便溏,咯吐痰涎,舌体胖大且有齿痕,苔浊腻或白滑,脉滑。

【治　法】　通阳泄浊,豁痰宣痹。

【方药1】　瓜蒌薤白半夏汤(《金匮要略》)加减。

| 瓜蒌12克 | 薤白9克 | 半夏9克 | 白酒10毫升 |
| 丹参12克 | | | |

【方　解】　瓜蒌,理气宽胸,涤痰散结,治胸痹胸痛之要药。薤白,温通滑利,通阳散结,行气止痛。半夏,燥湿化痰,降逆止呕,消痞散结。白酒,行气活血,增强薤白行气通阳之功。

【加　减】　①冠心病者加丹参9克,三七粉冲服6克。②乳腺增生加浙贝母9克,乳香9克,没药9克。③咳喘加紫菀12克,款冬花12克。④慢性胆囊炎加枳壳12克,大腹皮9克,葛根12克,丹参12克。

【方药2】　半夏白术天麻汤(《医学心悟》)加减。

| 半夏9克 | 天麻6克 | 茯苓6克 | 橘红6克 |
| 白术18克 | 甘草3克 | 生姜2片 | 大枣4枚 |

【方　解】　半夏燥湿化痰,降逆止呕,意在治痰;天麻平肝息风,而止头眩,两者合用,为治风痰眩晕头痛之要药。白术、茯苓,健脾祛湿,能治生痰之源。橘红理气化痰,俾气顺则痰消。甘草和中调药;煎加姜、枣调和脾胃,生姜兼制半夏之毒。

【加　减】　①眩晕较甚者,可加僵蚕9克,胆南星9克以加强化痰息风之力。②头痛甚者,加蔓荆子9克,白蒺藜9克以祛风止痛。③呕吐甚者,可加代赭石(先煎)15克,旋覆花(包煎)9克以镇逆止呕。④兼气虚者,可加党参9克,生黄芪9克以益气。⑤湿痰偏盛,舌苔白滑者,可加泽泻9克,桂枝9克以渗湿化饮。

【方药3】　瓜蒂散(《伤寒论》)加减。

| 瓜蒂 6 克 | 赤小豆 6 克 | 党参 15 克 | 炙甘草 15 克 |
| 白术 15 克 | 干姜 15 克 | | |

【方　解】　瓜蒂,味苦性升而善吐;干姜温运中焦,祛散寒邪,恢复脾阳;人参补气健脾,振奋脾胃;白术健脾燥湿;佐炙甘草调和诸药而兼补脾和中。

【加　减】　黄疸者可加丁香 10 克。

【方药 4】　黄连温胆汤(《六因条辨》)加减。

| 黄连 6 克 | 半夏 9 克 | 竹茹 12 克 | 陈皮 10 克 |
| 甘草 6 克 | 茯苓 10 克 | 生姜 3 片 | 大枣 2 枚 |

【方　解】　黄连燥湿化痰、清心泻火。半夏降逆和胃、除湿化痰,竹茹清热化痰、止呕除烦。陈皮理气燥湿,茯苓健脾渗湿。姜、枣、甘草益脾和胃而协调诸药。综合全方,共奏理气化痰、清胆和胃、养心安神之效。

【加　减】　①肝郁者加柴胡 10 克,香附 6 克,川楝子 6 克。②多梦易惊、胆怯心悸者加龙骨(先煎)20 克,牡蛎(先煎)20 克,磁石(先煎)10 克。③急躁易怒,口苦咽干者加栀子 10 克,龙胆草 6 克。

3. 瘀血痹阻证

【临床表现】　心胸疼痛,如刺如绞,痛有定处,入夜为甚,甚则心痛彻背,背痛彻心,或痛引肩背,伴有胸闷,日久不愈,可因暴怒、劳累而加重,舌质紫黯,有瘀斑,苔薄,脉弦涩。

【治　法】　活血化瘀,通脉止痛。

【方药 1】　桃仁红花煎(《陈素庵妇科补解》)加减。

红花 12 克	当归 9 克	桃仁 12 克	香附 9 克
延胡索 9 克	赤芍 9 克	川芎 9 克	丹参 9 克
生地黄 9 克	青皮 6 克		

【方　解】　桃仁、红花,活血化瘀。丹参去旧血以生新血,赤芍、川芎,增强君药活血化瘀之力。佐以延胡索、香附、青皮理气通脉止痛;生地黄、当归养血活血。

【加　减】　①气滞血瘀者,加柴胡 9 克,枳壳 9 克。②兼见气虚者,加黄芪 9 克,党参 9 克。③兼血虚者,加枸杞子 9 克,熟地黄 9 克。④兼阴虚者,加麦冬 9 克,玉竹 9 克。

【方药 2】　血府逐瘀汤(《医林改错》)加减。

桃仁 12 克	当归 9 克	赤芍 9 克	牛膝 9 克
川芎 5 克	桔梗 5 克	柴胡 9 克	枳壳 6 克
生地黄 9 克	甘草 3 克	红花 9 克	

【方　解】　桃仁,破血祛瘀。当归、红花、赤芍、牛膝、川芎助君活血祛瘀之力,其中牛膝且能通行血脉,引瘀血下行。柴胡疏肝理气,升达清阳;桔梗开宣肺气,载药上行入胸中,使气行则血行;生地黄清热以除瘀热,合当归又滋阴养血,使祛瘀而不伤正。甘草调和诸药为使。各药配伍,使血活气行,诸症自愈。

【加　减】　①若瘀痛入络,可加全蝎9克,穿山甲9克,地龙9克以破血通络止痛。②气机郁滞较重,加川楝子9克,香附9克,青皮9克以疏肝理气止痛。

【方药3】　桃红四物汤(《医垒元戎》)加减。

桃仁12克　　　红花10克　　　熟地黄9克　　当归10克
赤芍10克　　　白芍10克　　　川芎12克

【方　解】　桃仁、红花,破血祛瘀。熟地黄、当归滋阴补血,养血活血;赤芍活血祛瘀,白芍养血敛阴,川芎畅达血脉。全方可使血滞得散,血虚得补。

【加　减】　①若兼见气虚,加人参9克,黄芪9克以补气生血。②瘀滞较重者,加丹参9克。③血虚有寒者,加肉桂9克,炮姜9克。④血虚有热者,加黄芩9克,牡丹皮9克。

【方药4】　丹参饮(《时方歌括》)加减。

丹参15克　　　檀香12克　　　砂仁(后下)10克　　　五灵脂10克
蒲黄(包煎)9克　玉竹6克　　　沙参10克

【方　解】　丹参,活血祛瘀,通经止痛。檀香、砂仁,行气温中,以助活血。五灵脂、蒲黄,活血祛瘀,散结止痛。全方药简力专,能活血祛瘀并能行气,为气血并治之方。

【加　减】　①若瘀血甚者,可酌加当归9克,赤芍9克,川芎9克,桃仁9克,红花9克以加强活血祛瘀之力。②若兼见血虚者,可合四物汤同用,以增强养血调经之功。③若疼痛较剧者,可加乳香9克,没药9克,元胡9克以化瘀止痛。④兼气滞者,可加香附9克,川楝子9克以行气止痛。

4. 心阳不足证

【临床表现】　心悸,自汗,神倦嗜卧,心胸憋闷疼痛,形寒肢冷,手足不温,气息微弱,或有浮肿,下肢为甚,面色苍白,舌质胖嫩,边有齿痕,苔淡白而润,脉细微,沉迟或虚大。

【治　法】　益气温阳。

【方药1】　保元汤(《博爱心鉴》)加减。

人参12克　　　黄芪15克　　　肉桂5克　　　甘草5克
生姜2片　　　大枣6克　　　巴戟天9克

【方　解】　人参,大补元气,固护原有之气。重用黄芪,以增强人参益气之功。配伍少量肉桂,引火归元,使气得生;巴戟天温补阳气。甘草调和诸药为使,且可配合人参健脾益气,一药两用。

【加　减】　①心胸疼痛者,加郁金 9 克,川芎 9 克,丹参 9 克活血定痛。②形寒肢冷,阳虚较重者加附子(先煎)9 克,仙灵脾 9 克温补阳气。

【方 药 2】　桂枝甘草汤(《伤寒论》)加减。

| 桂枝 12 克 | 炙甘草 6 克 | 芍药 6 克 | 大枣 6 克 |
| 干姜 9 克 | 附子(先煎)9 克 | | |

【方　解】　桂枝,辛性温,温通血脉,以助阳气。炙甘草,甘温,益气补中。二者相配,辛甘化阳,补益心阳;干姜附子,大辛大热,温补阳气;芍药,敛阴止汗,固护原有阳气。

【加　减】　①气虚短气者,加人参 9 克,黄芪 9 克以益气补虚。②血虚头晕目眩者,加桂圆肉 9 克,当归 9 克以滋补阴血。③怔忡者,加远志 9 克,酸枣仁 9 克以安神定志。

【方 药 3】　桂枝甘草龙骨牡蛎汤(《伤寒论》)加减。

| 桂枝 12 克 | 炙甘草 10 克 | 煅龙骨(先煎)24 克 | 煅牡蛎(先煎)24 克 |
| 附子(先煎)9 克 | 肉桂 9 克 | | |

【方　解】　桂枝,温通血脉,温振心阳。炙甘草,补虚益气养心;附子助桂枝扶助心阳。佐以牡蛎、龙骨重镇安神定悸;肉桂温阳散寒。全方复阳安神,培本固脱,为其配伍特点。

【加　减】　①兼见水饮内停者,加葶苈子 9 克,五加皮 9 克,车前子 9 克利水化饮。②夹瘀血者,加丹参 9 克,赤芍 9 克,桃仁 9 克,红花 9 克。③兼见阴伤者,加麦冬 9 克,枸杞子 9 克。④若心阳不振,以致心动过缓者,加炙麻黄 9 克,补骨脂 9 克,重用桂枝温通心阳。

【方 药 4】　桂枝加桂汤(《伤寒论》)加减。

| 桂枝 15 克 | 芍药 9 克 | 附子 9 克 | 炙甘草 6 克 |
| 大枣 8 克 | 肉桂 5 克 | | |

【方　解】　重用桂枝,意在温通心阳,以制肾水,温通心阳。芍药酸苦而凉,益阴敛营。附子、肉桂补火助阳,增强桂枝温通心阳的功效。炙甘草甘温,益气和中,合桂枝辛甘化阳;大枣甘平,益气和中。

【加　减】　①偏气虚者,加玄参 9 克,黄芪 9 克。②心悸不安者,加龙骨(先煎)18 克,牡蛎(先煎)18 克。③中焦虚寒者,加吴茱萸 3 克,小茴香 9 克。④伴腰膝发冷者,加淫羊藿 9 克,仙茅 9 克。

5. 心阴不足证

【临床表现】 心悸,失眠,烦躁,潮热盗汗,或口舌生疮,面色潮红,唇红,手足心热,虚烦不安,盗汗,口干,舌质光红少津,脉细数。

【治　法】 滋阴养心。

【方药1】 天王补心丹(《校注妇人良方》)加减。

人参9克	茯苓12克	玄参10克	丹参9克
桔梗6克	远志9克	当归10克	麦冬9克
天冬9克	柏子仁6克	酸枣仁6克	生地黄9克
大枣6克	五味子6克		

【方　解】 方中重用甘寒之生地黄,入心能养血,入肾能滋阴,故能滋阴养血,壮水以制虚火,为君药。天冬、麦冬滋阴清热;酸枣仁、柏子仁养心安神;当归补血润燥;五味子,收敛心气,引神入舍;共助生地黄滋阴补血,并养心安神,俱为臣药。玄参滋阴降火;茯苓、远志养心安神;人参补气以生血,并能安神益智;丹参清心活血,合补血药使补而不滞,则心血易生。桔梗为舟楫,载药上行以使药力缓留于上部心经。

【加　减】 ①虚热不甚者,去玄参、天冬、麦冬。②火热偏盛者,去当归、远志,加黄连9克,木通9克,淡竹叶9克清心泄火。③遗精者,可酌加金樱子9克,煅牡蛎先煎18克以固肾涩精。

【方药2】 甘麦大枣汤(《金匮要略》)加减。

甘草9克	小麦30克	大枣15克	玄参9克
白芍9克			

【方　解】 小麦味甘微寒,养心气而安心神为君。甘草和中缓急。佐以大枣补益中气,并润脏躁;玄参滋阴降火。四药合用,甘润滋养,平躁缓急,为清补兼施之剂。

【加　减】 ①潮热者,加地骨皮9克,银柴胡9克清退虚热。②虚火内扰者,加栀子9克。

【方药3】 牡蛎散(《太平惠民和剂局方》)加减。

煅牡蛎(先煎)15克	黄芪15克	生地黄12克	白芍9克
五味子6克	炙甘草6克		

【方　解】 煅牡蛎咸涩微寒,敛阴潜阳,固涩止汗。生黄芪味甘微温,益气实卫,固表止汗。君臣相配,是为益气固表、敛阴潜阳的常用组合。生地黄、白芍、甘草,酸甘化阴,滋阴清热;五味子益气生津,补肾宁心。

【加　减】　①气虚甚者重用黄芪,加人参 9 克,白术 9 克。②盗汗甚者,加糯稻根 9 克,山萸肉 9 克。

【方 药 4】　左归丸(《景岳全书》)加减。

| 熟地黄 12 克 | 龟甲胶 9 克 | 鹿角胶 9 克 | 生地黄 9 克 |
| 丹参 10 克 | 柏子仁 9 克 | 酸枣仁 9 克 | 远志 10 克 |

【方　解】　熟地黄滋阴,填精益髓。龟甲胶、鹿角胶血肉有情之品,峻补精髓;丹参、柏子仁、酸枣仁、远志养心阴以安心神。

【加　减】　①盗汗重者,加牡蛎(先煎)12 克,浮小麦 30 克敛汗止汗。②真阴不足,虚火上炎,加女贞子 9 克,麦冬 9 克以养阴清热。

二、中成药治疗

1. 银杏叶胶囊(口服液、片)

【药物组成】　银杏叶。

【功能主治】　活血化瘀通络。用于瘀血阻络引起的胸痹心痛、中风、半身不遂、舌强语謇;冠心病稳定型心绞痛、脑梗死见上述证候者。

【临床应用】　肥厚性心肌病多因瘀血闭阻心脉所致。症见胸部疼痛,痛处不移,入夜更甚,心悸不宁,舌黯红,脉沉细涩。

【用法用量】　胶囊剂:口服,一次 2 粒(每粒含总黄酮醇苷 9.6 毫克)、一次 1 粒(每粒含总黄酮醇苷 19.2 毫克),一日 3 次;或遵医嘱。口服液:口服,一次 10 毫升,一日 3 次;或遵医嘱。一个疗程 4 周。片剂:口服。一次 2 片,每粒含总黄酮醇苷 9.6 毫克、一次 1 片(每粒含总黄酮醇苷 19.2 毫克),一日 3 次;或遵医嘱。

【注意事项】

(1)月经期及有出血倾向者禁用。

(2)孕妇慎用。

(3)忌食生冷、辛辣、油腻食物,忌烟酒、浓茶。

(4)在治疗期间,心绞痛持续发作,宜加用硝酸酯类药。若出现剧烈心绞痛,心肌梗死,见气促、汗出、面色苍白者。应及时救治。

2. 生脉饮(胶囊)

【药物组成】　红参、麦冬、五味子。

【功能主治】　益气复脉,养阴生津。用于气阴两亏,心悸气短,脉微自汗。

【临床应用】　肥厚性心肌病因气阴两虚所致,症见胸痛胸闷,心悸气短,头晕乏力,舌微红,脉微细。

【用法用量】 生脉饮:口服。一次 10 毫升,一日 3 次。胶囊剂:口服。一次 3 粒,一日 3 次。

【注意事项】

(1)里实证及表证未解者慎用。

(2)忌食辛辣、油腻食物。

(3)在治疗期间,心绞痛持续发作者,宜加用硝酸酯类药。若出现剧烈心绞痛、心肌梗死,见气促、汗出、面色苍白者,应及时救治。

3. 山玫胶囊

【药物组成】 山楂叶、刺玫果。

【功能主治】 益气化瘀。用于冠心病、脑动脉硬化气滞血瘀证,症见胸痛、痛有定处、胸闷憋气,或眩晕、心悸、气短、乏力、舌质紫黯。

【临床应用】 肥厚性心肌病因气虚血瘀所致。症见胸痛隐隐,或痛有定处,遇劳加重,心悸气短,倦怠乏力或少气懒言,舌质紫黯或有瘀点,脉虚缓。

【用法用量】 口服。一次 3 粒,一日 3 次;或遵医嘱。

【注意事项】

(1)孕妇慎用。

(2)在治疗期间,心绞痛持续发作,宜加用硝酸酯类药。如果出现剧烈心绞痛、心肌梗死等,应及时救治。

(3)忌食生冷、辛辣、油腻食物,忌烟酒、浓茶。

4. 血栓心脉宁胶囊

【药物组成】 人参茎叶总皂苷、人工牛黄、冰片、蟾酥、川芎、水蛭、丹参、人工麝香、毛冬青、槐花。

【功能主治】 益气活血,开窍止痛。用于气虚血瘀所致的中风、胸痹,症见头晕目眩、半身不遂、胸闷心痛、心悸气短;缺血性中风恢复期、冠心病心绞痛见上述证候者。

【临床应用】 肥厚性心肌病因气虚血瘀、心脉痹阻所致,症见胸闷、疼痛隐隐、头晕目眩、乏力、动则气短,苔薄舌紫,脉细涩。

【用法用量】 口服。一次 4 粒,一日 3 次。

【注意事项】

(1)孕妇禁用。

(2)寒凝、阴虚血瘀、胸痹心痛者不宜单用。

(3)经期妇女慎用。

(4)久服易伤脾胃,餐后服用为宜。

（5）忌食生冷、辛辣、油腻食物,忌烟酒、浓茶。

（6）本品中蟾酥有强心作用,正在服用洋地黄类药物的患者慎用。

（7）在治疗期间,心绞痛持续发作,宜加用硝酸酯类药。如果出现剧烈心绞痛、心肌梗死等,应及时救治。

 ### 5. 麝香保心丸

【药物组成】　人工麝香、人参提取物、肉桂、苏合香、蟾酥、人工牛黄、冰片。

【功能主治】　芳香温通,益气强心。用于气滞血瘀所致的胸痹,症见心前区疼痛、固定不移;心肌缺血所致的心绞痛、心肌梗死见上述证候者。

【临床应用】　肥厚性心肌病由气滞血瘀,脉络闭塞所致。症见胸痹,胸闷,心前区疼痛,痛处固定不移,舌质黯红或紫,脉弦涩。

【用法用量】　口服。一次 1～2 丸,一日 3 次;或症状发作时服用。

【注意事项】

（1）孕妇禁用。

（2）不宜与洋地黄类药物同用。

（3）心绞痛持续发作,服药后不能缓解时应加用硝酸甘油等药物。如出现剧烈心绞痛,心肌梗死,应及时救治。

（4）忌食生冷、辛辣、油腻食物。勿食过饱,忌烟酒。

 ### 6. 速效救心丸

【药物组成】　川芎、冰片。

【功能主治】　行气活血,祛瘀止痛,增加冠脉血流量,缓解心绞痛。用于气滞血瘀型冠心病,心绞痛。

【临床应用】　肥厚性心肌病因气滞血瘀,心脉闭阻所致。症见胸闷而痛,或心悸,或痛有定处或牵引左臂内侧,舌紫黯苔薄,脉细涩。

【用法用量】　含服。一次 4～6 粒,一日 3 次;急性发作时,一次 10～15 粒。

【注意事项】

（1）孕妇禁用。

（2）气阴两虚、心肾阴虚之胸痹心痛者慎用。

（3）有过敏史者慎用。

（4）忌食生冷、辛辣、油腻食物,忌烟酒、浓茶。

（5）伴中重度心力衰竭的心肌缺血者慎用。

（6）在治疗期间,心绞痛持续发作宜加用硝酸酯类药。如果出现剧烈心绞痛、心肌梗死等,应及时救治。

7. 麝香心脑乐片

【药物组成】 丹参、人参茎叶总皂苷、葛根、郁金、红花、三七、淫羊藿、麝香、冰片。

【功能主治】 活血化瘀,理气止痛。用于瘀血闭阻所致的胸痹、中风,症见胸闷心痛、心悸气短或偏瘫失语;冠心病心绞痛、脑梗死见上述证候者。

【临床应用】 肥厚性心肌病多因瘀血闭阻而致。症见胸部刺痛,胸痛彻背,伴有胸闷,或胸部压迫感,舌质紫黯或有瘀斑,脉弦涩或结代。

【用法用量】 口服。一次 3～4 片,一日 3 次;或遵医嘱。

【注意事项】

(1)孕妇禁用。

(2)阴虚内热者慎用。

(3)在治疗期间,心绞痛持续发作,宜加用硝酸酯类药。若出现剧烈心绞痛、心肌梗死,应及时救治。

(4)饮食宜清淡。忌食生冷、辛辣食物,忌烟酒、浓茶。

8. 复方丹参气雾剂

【药物组成】 丹参干浸膏、三七、冰片。

【功能主治】 活血化瘀,理气止痛。用于气滞血瘀所致的胸痹,症见胸闷、心前区刺痛;冠心病心绞痛见上述证候者。

【临床应用】 肥厚性心肌病由气滞血瘀,阻塞心脉所致。症见胸前闷痛。或卒然心痛如绞,痛有定处,甚则胸痛彻背,背痛彻胸,舌紫黯或有瘀斑,脉弦涩或结代。

【用法用量】 口腔喷雾。一次喷 3～5 下,一日 3 次,或遵医嘱。

【注意事项】

(1)孕妇禁用。

(2)寒凝血瘀胸痹心痛者不宜使用。

(3)本品用于心绞痛发作时,中病则止,不宜长期、连续使用。

(4)忌食生冷、辛辣、油腻食物,忌烟酒、浓茶。

(5)在治疗期间,心绞痛持续发作,宜加用硝酸酯类药。如果出现剧烈心绞痛、心肌梗死等,应及时救治。

9. 愈风宁心片(胶囊)

【药物组成】 葛根。

【功能主治】 解痉止痛,增强脑及冠脉血流量。用于高血压头晕,头痛,颈项疼痛。冠心病,心绞痛,神经性头痛,早期突发性聋。

【临床应用】　肥厚性心肌病瘀血闭阻心脉所致者。症见心胸疼痛,如刺如绞。痛处固定,伴有胸闷,头晕,颈项不适,舌黯,脉弦涩。

【用法用量】　片剂:口服。一次 5 片,一日 3 次。胶囊剂:口服。一次 4 粒,一日 3 次。

【注意事项】

(1)月经期及有出血倾向者禁用。

(2)孕妇慎用。

(3)忌食生冷、辛辣、油腻食物,忌烟酒、浓茶。

(4)在治疗期间,心绞痛持续发作,宜加用硝酸酯类药。若出现剧烈心绞痛,心肌梗死,见气促、汗出、面色苍白者,应及时救治。

10. 延枳丹胶囊

【药物组成】　延胡索、瓜蒌、薤白、丹参、枳壳、茯苓、黄连。

【功能主治】　宣痹豁痰,活血通脉。用于冠心病、心绞痛痰浊壅滞挟瘀证,症见胸闷、胸痛、气短、肢体沉重、形体肥胖、痰多、舌质紫黯、苔浊腻、脉弦滑。

【临床应用】　肥厚性心肌病因痰浊壅滞,瘀血内阻所致,症见胸前闷痛,或卒然心痛如绞,甚则胸痛彻背,气短,肢体沉重,形体肥胖,痰多,舌质紫黯,苔浊腻,脉弦滑。

【用法用量】　口服,一日 3 次,一次 4 粒。

【注意事项】

(1)孕妇禁用。

(2)饭后服用。

(3)忌食生冷、辛辣、油腻食物,忌烟酒、浓茶。

(4)治疗期间,心绞痛持续发作,宜加用硝酸酯类药。如果出现剧烈心绞痛、心肌梗死等,应及时救治。

11. 芪冬颐心口服液

【药物组成】　人参、黄芪、麦冬、茯苓、地黄、龟甲(烫)、丹参、郁金、桂枝、紫石英(煅)、淫羊藿、金银花、枳壳(炒)。

【功能主治】　益气养心,安神止悸。用于气阴两虚所致的心悸、胸闷、胸痛、气短乏力、失眠多梦、自汗、盗汗、心烦;病毒性心肌炎、冠心病心绞痛见上述证候者。

【临床应用】　肥厚性心肌病因气阴两虚,心神失养所致。症见心悸,怔忡,胸闷胸痛,气短乏力,自汗或盗汗,心烦失眠,多梦易惊,眩晕,耳鸣,舌淡红少津,脉细弱。

【用法用量】 口服。一次 20 毫升,一日 3 次,饭后服用,或遵医嘱。28 天为一疗程。

【注意事项】

(1)痰热内盛者不宜使用。

(2)孕妇慎用。

(3)饮食宜清淡。

(4)心绞痛持续发作及心肌炎危重者应及时救治。

 12. 益心酮片

【药物组成】 山楂叶提取物。

【功能主治】 活血化瘀,宣通血脉。用于瘀血阻脉所致的胸痹,症见胸闷憋气、心前区刺痛、心悸健忘、眩晕耳鸣;冠心病心绞痛、高脂血症、脑动脉供血不足见上述证候者。

【临床应用】 肥厚性心肌病因心血瘀阻、心脉不通所致。症见胸闷、心前区刺痛,苔薄舌黯紫,脉弦细。

【用法用量】 口服。一次 2～3 片,一日 3 次。

【注意事项】

(1)孕妇慎用。

(2)在治疗期间,心绞痛持续发作,应及时就诊。

 13. 双丹颗粒(口服液)

【药物组成】 丹参,牡丹皮。

【功能主治】 活血化瘀,通脉止痛。用于瘀血痹阻所致的胸痹,症见胸闷、心痛。

【临床应用】 肥厚性心肌病多因瘀血痹阻而致。症见心胸疼痛,痛处固定,入夜尤甚,甚或痛引肩背,时或胸闷,心悸,舌质紫黯或有瘀斑,脉弦涩。

【用法用量】 颗粒剂:温开水冲服。一次 5 克,一日 2 次。口服液:口服。一次 20 毫升,一日 2 次。

【注意事项】

(1)孕妇禁用。

(2)月经过多者禁用。

(3)寒凝血瘀胸痹心痛者慎用。

(4)服药期间宜清淡饮食。

(5)在治疗期间,心绞痛持续发作,宜加用硝酸酯类药。若出现剧烈心绞痛,心肌梗死,应及时救治。

第14章 限制性心肌病

限制性心肌病是以舒张功能异常为特征,表现为限制性充盈障碍的心肌病。心肌纤维变性、心肌浸润或心内膜心肌瘢痕组织形成是心脏限制性充盈障碍的主要原因。限制性心肌病可以是特发性、遗传性或是各种系统性疾病的结局。遗传性限制性心肌病通常以常染色体显性遗传为特征,还可通过常染色体隐性遗传。限制性心肌病继发于系统性疾病的有淀粉样变性、结节病、类癌综合征、硬皮病和蒽环霉素中毒等。病变有心内膜增厚,纤维增生,亦可有心肌纤维化,有附壁血栓形成。心肌纤维化可涉及乳头肌、腱索和房室瓣。心内膜和心肌可有钙化。本病主要发生在热带与亚热带地区,起病缓慢。早期可有发热,逐渐出现乏力、头晕、气急。可有心音低钝,颈静脉怒张,肝大、腹水、奇脉、下肢浮肿等体征。X线检查可见心影增大,有时可见心内膜钙化影,心室造影示心室腔缩小,造影剂在心室腔流动缓慢。心电图示低电压,心房及心室肥大,束支传导阻滞 ST-T 改变等。超声心动图示心腔狭小,心内膜增厚。室壁运动减弱。

本病可归属于中医学"心悸""怔忡""喘症"等病的范畴。中医学认为其病因病机有以下几方面:①风邪入侵,内舍于心,痰阻心脉。②饮食不慎,劳倦太过,伤及脾胃,气血生化无源,水湿痰浊内阻,而致心脾失养,痰浊阻遏。③情志不畅,忧郁太过,气机不畅,血脉瘀滞。④素体亏虚,或久病后精气内伤,不能温养心脉。总之,本病病位在心,而与脾、肺、肾密切相关。脾肾阳虚,心阳不振为本,瘀血、痰饮阻遏心脉为标。

一、中医辨证治疗

1. 痰阻心脉证

【临床表现】 胸闷重而心痛微,痰多气短,形体肥胖,遇阴雨天易发作或加重,伴有倦怠乏力,纳呆便溏,咯吐痰涎,舌体胖大且有齿痕,苔浊腻或白滑,脉滑。

【治　法】 通阳泄浊,豁痰宣痹。

【方 药 1】 瓜蒌薤白半夏汤(《金匮要略》)加减。

| 瓜蒌 12 克 | 薤白 10 克 | 半夏 12 克 | 胆南星 12 克 |
| 白酒 10 毫升 | 竹茹 6 克 | | |

【方 解】 瓜蒌,理气宽胸,涤痰散结,治胸痹胸痛之要药。薤白,温通滑利,通阳散结,行气止痛。半夏,燥湿化痰,降逆止呕,消痞散结;竹茹、胆南星清热化痰。白酒,行气活血,增强薤白行气通阳之功。

【加 减】 ①兼有郁火者,加海浮石 9 克,天竺黄 9 克。②大便干结加桃仁 9 克,大黄 10 克。

【方 药 2】 涤痰汤(《济生方》)加减。

姜半夏 12 克	胆南星 12 克	橘红 12 克	枳实 12 克
茯苓 12 克	菖蒲 12 克	竹茹 10 克	甘草 6 克
生姜 2 片	大枣 6 克		

【方 解】 姜半夏、胆南星、橘红清热燥湿而祛痰。竹茹,清燥开郁;茯苓、甘草补心益脾而泻心火;菖蒲开窍通心;枳实破痰利膈。佐生姜、大枣和胃健脾,以复脾运化之权。炙甘草调和诸药。全方使痰消火降,则经通矣。

【加 减】 风痰上扰而头晕目眩者,加天麻 9 克,僵蚕 9 克。

【方 药 3】 黄连温胆汤(《六因条辨》)加减。

黄连 6 克	半夏 10 克	竹茹 12 克	陈皮 10 克
甘草 6 克	茯苓 10 克	枳实 9 克	生姜 3 片
大枣 2 枚			

【方 解】 黄连燥湿化痰、清心泻火。半夏降逆和胃、除湿化痰,竹茹清热化痰、止呕除烦,枳实行气消痰,使痰随气下。陈皮理气燥湿,茯苓健脾渗湿;枳实苦辛微寒,降气化痰而消痞。生姜、大枣、甘草益脾和胃而协调诸药。综合全方,共奏理气化痰、清胆和胃、养心安神之效。

【加 减】 ①心神不宁,虚烦较重者可重用茯苓,加酸枣仁 9 克,远志 9 克,菖蒲 9 克。②多梦易惊、胆怯心悸者加龙骨 20 克,牡蛎 20 克,磁石 10 克。③痰浊上逆见眩晕呕吐者,可加菊花 9 克,僵蚕 9 克。

【方 药 4】 温胆汤(《三因极一病证方论》)加减。

半夏 9 克	竹茹 12 克	枳实 12 克	茯苓 12 克
炙甘草 6 克	酸枣仁 12 克	远志 10 克	五味子 10 克
生姜 2 片	大枣 6 克		

【方 解】 半夏辛温,燥湿化痰,和胃止呕。竹茹,取其甘而微寒,清热化痰,除烦止呕。半夏与竹茹相伍,一温一凉,化痰和胃,止呕除烦之功备;枳实辛苦微

寒,降气导滞,消痰除痞;酸枣仁、远志、五味子宁心养心安神。茯苓,健脾渗湿,以杜生痰之源;兼加生姜、大枣调和脾胃,且生姜兼制半夏毒性。以甘草为使,调和诸药。

【加　减】　①若心热烦甚者,加黄连9克,栀子9克,豆豉6克以清热除烦。②惊悸者,加珍珠母9克,生牡蛎18克,生龙齿18克以重镇定惊。③呕吐呃逆者,酌加苏叶或梗6克,枇杷叶6克,旋覆花9克以降逆止呕。④癫痫抽搐,可加胆星9克,钩藤9克,全蝎9克以息风止痉。

2. 寒凝心脉证

【临床表现】　卒然心痛如绞,心痛彻背,喘不得卧,多因气候骤冷或骤感风寒而发病或加重,伴形寒,甚则手足不温,冷汗自出,胸闷气短,心悸,面色苍白,苔薄白,脉沉紧或沉细。

【治　法】　辛温散寒,宣通心阳。

【方药1】　枳实薤白桂枝汤(《金匮要略》)加减。

枳实12克	厚朴12克	薤白9克	桂枝6克
瓜蒌12克	细辛3克	大枣6克	

【方　解】　桂枝上以宣通心胸之阳,下以温化中下二焦之阴气,既通阳又降逆。降逆则阴寒之气不致上逆,通阳则阴寒之气不致内结。薤白辛温通阳散结气;细辛温散寒邪;枳实、川厚朴开痞散结,下气除满。瓜蒌苦寒润滑,开胸涤痰。大枣养脾和营。

【加　减】　①若寒重者,可酌加干姜9克,附子6克以助通阳散寒之力。②气滞重者,可加重厚朴、枳实用量以助理气行滞之力;痰浊重者,可酌加半夏9克,茯苓9克以助消痰之力。

【方药2】　当归四逆汤(《伤寒论》)加减。

当归12克	桂枝12克	白芍9克	细辛3克
炙甘草6克	通草6克	大枣15克	赤芍9克

【方　解】　方中当归甘温,养血和血;桂枝辛温,温经散寒,温通血脉,共为君药。细辛温经散寒,助桂枝温通血脉;白芍养血和营,助当归补益营血,共为臣药。通草通经脉,以畅血行;大枣、甘草,益气健脾养血,共为佐药。重用大枣,既合当归、白芍以补营血,又防桂枝、细辛燥烈太过,伤及阴血。甘草兼调药性而为使药。

【加　减】　①腰、股、腿、足疼痛属血虚寒凝者,加续断9克,牛膝9克,鸡血藤9克,木瓜6克以活血祛瘀。②若兼有水饮呕逆者,加吴茱萸3克,生姜6克。③若妇女经期腹痛,以及男子寒疝、睾丸掣痛、牵引少腹冷痛、肢冷脉弦者,可加乌药9克,茴香9克,良姜9克,香附9克以理气止痛。

【方　药3】　当归四逆加吴茱萸生姜汤(《伤寒论》)加减。

当归 12 克	桂枝 12 克	白芍 10 克	赤芍 10 克
炙甘草 6 克	通草 6 克	大枣 6 克	细辛 3 克
吴茱萸 3 克	生姜 15 克		

【方　解】　吴茱萸、生姜,重用以温中散寒。当归,养血活血止痛;桂枝温通血脉,以助散寒;赤芍、白芍养血活血敛阴。通草通经脉,以畅血行;大枣、甘草,益气健脾养血,共为佐药。炙甘草调和诸药为使。

【加　减】　①气虚重者,加黄芪 9 克,人参 9 克益气健脾。②疼痛甚者,加川芎 9 克行气止痛。

【方　药4】　乌附麻辛桂姜汤(《中医治法与方剂》)加减。

| 制乌头(先煎)10 克 | 制附子(先煎)10 克 | 麻黄 6 克 | 细辛 3 克 |
| 桂枝 9 克 | 干姜 10 克 | 蜂蜜 30 克 | |

【方　解】　制乌头,祛风除湿,温经止痛之力较强;制附子,大辛大热,温通阳气。麻黄宣达肺气,以助散寒;细辛温散寒邪;桂枝温通经脉,三药合用,助君药温经散寒止痛之力。干姜,散寒止痛。佐制:重用蜂蜜,以其润而温经,尚可兼制乌头、附子之燥烈之性。

【加　减】　①若寒甚加制草乌 15 克。②痛偏上肢加羌活 15 克,威灵仙 24 克,千年健 15 克。③痛偏下肢加独活 15 克,牛膝 18 克,防己 24 克。④痛偏于腰加桑寄生 15 克,杜仲 10 克,续断 15 克,淫羊藿 15 克。

3. 气滞血瘀证

【临床表现】　胸胁胀闷,走窜疼痛,急躁易怒,胁下痞块,刺痛拒按,妇女可见月经闭止,或痛经,经色紫暗有块,舌质紫暗或见瘀斑,脉涩。

【治　法】　活血祛瘀,疏肝理气。

【方　药1】　复元活血汤(《医学发明》)加减。

柴胡 10 克	瓜蒌根 6 克	当归 9 克	红花 10 克
甘草 6 克	穿山甲 9 克	大黄 6 克	桃仁 9 克
青皮 10 克	三七粉(冲服)3 克	黄酒 10 毫升	

【方　解】　方中重用酒制大黄,荡涤凝瘀败血,导瘀下行,推陈致新;柴胡疏肝行气,并可引诸药入肝经。两药合用,一升一降,以攻散胁下之瘀滞,共为君药。桃仁、红花、三七活血祛瘀,消肿止痛;穿山甲破瘀通络,消肿散结;青皮疏肝理气,共为臣药。当归补血活血;瓜蒌根"续绝伤""消仆损瘀血",既能入血分助诸药而消瘀散结,又可清热润燥。甘草缓急止痛,调和诸药。加酒煎服,乃增强活血通络之意。

【加　减】 ①瘀重而痛甚者,酌加乳香 9 克,没药 9 克,元胡 9 克增强活血祛瘀,消肿止痛之功。②气滞重而痛甚者,可加川芎 9 克,香附 9 克,郁金 9 克以增强行气止痛之力。

【方药 2】 失笑散(《太平惠民和剂局方》)加减。

五灵脂 12 克　　　蒲黄(包煎)9 克　　　柴胡 10 克　　　川芎 12 克
醋 10 毫升

【方　解】 方中五灵脂苦咸甘温,入肝经血分,功擅通利血脉,散瘀止痛;蒲黄甘平,行血消瘀,炒用并能止血,二者相须为用,为化瘀散结止痛的常用组合。柴胡疏肝理气,川芎活血行气。佐调以米醋乃取其活血脉、行药力、化瘀血,以加强五灵脂、蒲黄活血止痛之功,且制五灵脂气味之腥膻。

【加　减】 ①若瘀血甚者,可酌加当归 9 克,赤芍 9 克,桃仁 9 克,红花 9 克,丹参 9 克以加强活血祛瘀之力。②若兼见血虚者,可合四物汤同用,以增强养血调经之功。③若疼痛较剧者,可加乳香 9 克,没药 9 克,元胡 9 克以化瘀止痛。④兼气滞者,可加香附 9 克,川楝子 6 克,或配合金铃子散以行气止痛。⑤兼寒者,加炮姜 9 克,艾叶 9 克,小茴香 6 克以温经散寒。

【方药 3】 柴胡疏肝散(《医学统旨》)加减。

陈皮 12 克　　　柴胡 12 克　　　川芎 10 克　　　香附 10 克
枳壳 12 克　　　赤芍 12 克　　　白芍 10 克　　　炙甘草 3 克
桃仁 10 克　　　红花 9 克

【方　解】 柴胡,主入肝胆,功擅条达肝气而疏郁结。香附,长于疏肝理气,并有良好的止痛作用;川芎疏肝开郁,行气活血,止痛。陈皮、枳壳理气行滞调中;白芍、甘草养血柔肝,缓急止痛;桃仁红花,活血散瘀。甘草调和诸药为使。诸药相合,共奏疏肝解郁,行气止痛之功。

【加　减】 ①若胁肋痛甚者,酌加郁金 6 克,青皮 6 克,当归 6 克,乌药 6 克以增强其行气活血之力。②肝郁化火者,可酌加栀子 6 克,黄芩 6 克,川楝子 6 克以清热泻火。

【方药 4】 金铃子散(《太平圣惠方》)加减。

柴胡 12 克　　　金铃子 9 克　　　延胡索 15 克　　　郁金 9 克
厚朴 3 克

【方　解】 金铃子,入肝胃经,疏肝行气,清泄肝火;柴胡,疏肝理气。延胡索,行气活血,止痛;郁金,疏肝理气,活血止痛。药简力专,既可即疏肝,又可清热,还可活血止痛,使气血畅,肝郁疏,则诸痛止。

【加　减】 ①若用治胸胁疼痛,可加香附 9 克。②用治脘腹疼痛,可加木香 9

克,砂仁 4 克,陈皮 6 克。

4. 心阴不足证

【临床表现】 心悸,失眠,烦躁,潮热盗汗,或口舌生疮,面色潮红,唇红,手足心热,虚烦不安,盗汗,口干,舌质光红少津,脉细数。

【治　法】 滋阴养心。

【方 药 1】 天王补心丹(《校注妇人良方》)加减。

人参 12 克	茯苓 12 克	玄参 10 克	丹参 10 克
桔梗 12 克	远志 10 克	当归 9 克	麦冬 9 克
天冬 9 克	柏子仁 6 克	酸枣仁 6 克	生地黄 9 克
大枣 6 克	五味子 6 克		

【方　解】 方中重用甘寒之生地黄,入心能养血,入肾能滋阴,故能滋阴养血,壮水以制虚火,为君药。天冬、麦冬滋阴清热;酸枣仁、柏子仁养心安神;当归补血润燥;五味子,收敛心气,引神入舍;共助生地滋阴补血,并养心安神,俱为臣药。玄参滋阴降火;茯苓、远志养心安神;人参补气以生血,并能安神益智;丹参清心活血,合补血药使补而不滞,则心血易生。桔梗为舟楫,载药上行以使药力缓留于上部心经。

【加　减】 ①虚热不甚者,去玄参、天冬、麦冬。②火热偏盛者,去当归、远志,加黄连 9 克,木通 9 克,淡竹叶 9 克清心泄火。③遗精者,可酌加金樱子 9 克,煅牡蛎 18 克以固肾涩精。

【方 药 2】 甘麦大枣汤(《金匮要略》)加减。

甘草 9 克	小麦 30 克	大枣 15 克	玄参 9 克
白芍 9 克			

【方　解】 小麦味甘微寒,养心气而安心神为君。甘草和中缓急。佐以大枣补益中气,并润脏躁;玄参滋阴降火。四药合用,甘润滋养,平躁缓急,为清补兼施之剂。

【加　减】 ①潮热者,加地骨皮 9 克,银柴胡 9 克清退虚热。②虚火内扰者,加栀子 9 克。

【方 药 3】 牡蛎散(《太平惠民和剂局方》)加减。

煅牡蛎(先煎)15 克	黄芪 15 克	生地黄 12 克	白芍 9 克
五味子 6 克	炙甘草 6 克		

【方　解】 煅牡蛎咸涩微寒,敛阴潜阳,固涩止汗。生黄芪味甘微温,益气实卫,固表止汗。君臣相配,是为益气固表、敛阴潜阳的常用组合。生地黄、白芍、甘

草,酸甘化阴,滋阴清热;五味子益气生津,补肾宁心。

【加　减】　①气虚甚者重用黄芪,加人参 9 克,白术 9 克。②盗汗甚者,加糯稻根 9 克,山萸肉 9 克。

【方药 4】　左归丸(《景岳全书》)加减。

| 熟地黄 12 克 | 龟甲胶 9 克 | 鹿角胶 9 克 | 生地黄 9 克 |
| 丹参 9 克 | 柏子仁 9 克 | 酸枣仁 9 克 | 远志 9 克 |

【方　解】　熟地黄滋阴,填精益髓。龟甲胶、鹿角胶血肉有情之品,峻补精髓;丹参、柏子仁、酸枣仁、远志养心阴以安心神。

【加　减】　①盗汗重者,加牡蛎(先煎)12 克,浮小麦 30 克敛汗止汗。②真阴不足,虚火上炎,加女贞子 9 克,麦冬 9 克以养阴清热。

5. 心脾亏虚证

【临床表现】　心悸怔忡,失眠多梦,眩晕健忘,面色萎黄,食欲缺乏,腹胀便溏,神倦乏力,或皮下出血,妇女月经量少色淡,淋漓不尽等。舌质淡嫩,脉细弱。

【治　法】　补益心脾。

【方药 1】　归脾汤(《正体类要》)加减。

白术 9 克	人参 12 克	黄芪 12 克	当归 10 克
甘草 6 克	茯苓 9 克	远志 9 克	酸枣仁 9 克
木香 6 克	桂圆肉 9 克	生姜 2 片	大枣 6 克
熟地黄 6 克	阿胶 6 克		

【方　解】　人参、桂圆肉补益心脾,养血安神为君。黄芪、白术助人参益气补脾;当归、阿胶、熟地黄助桂圆肉养血补心,同为臣药。茯苓(多用茯神)、酸枣仁、远志宁心安神;木香辛香而散,理气醒脾,与大量益气健脾药配伍,复中焦运化之功,又能防大量益气补血药滋腻碍胃,使补而不滞,滋而不腻。炙甘草益气补中,调和诸药。用法中姜、枣调和脾胃,以资化源。

【加　减】　①崩漏下血偏寒者,可加艾叶炭 9 克,炮姜炭 9 克,以温经止血。②偏热者,加生地炭 9 克,阿胶珠 9 克,棕榈炭 9 克,以清热止血。③不寐重者,加五味子 6 克,夜交藤 18 克,合欢皮 9 克,柏子仁 9 克养心安神。

【方药 2】　四君子汤(《医学正传》)加减。

| 人参 12 克 | 白术 15 克 | 熟地黄 9 克 | 炙甘草 6 克 |
| 当归 10 克 | 柏子仁 9 克 | 茯苓 15 克 | |

【方　解】　方中人参为君,甘温益气,健脾养胃。以苦温之白术,健脾燥湿,加强益气助运之力;熟地黄,滋阴养血,当归养血补血,柏子仁养心安神。茯苓,健脾

渗湿,苓术相配,则健脾祛湿之功益著。使以炙甘草,益气和中,调和诸药。四药配伍,共奏益气健脾养心之功。

【加　减】　①心血不足甚者,加芍药9克,阿胶9克以养心血。②不寐重者,加生龙骨(先煎)12克,生牡蛎(先煎)12克以镇静安神。③兼见纳呆者,加苍术9克,半夏9克,陈皮9克。

【方药3】　甘麦大枣汤(《金匮要略》)加减。

甘草9克　　　　小麦30克　　　大枣15克　　　远志6克
白芍9克

【方　解】　小麦味甘微寒,养心气而安心神为君。甘草和中缓急。佐以大枣补益中气,并润脏躁;远志交通心肾。四药合用,甘润滋养,平躁缓急,为清补兼施之剂。

【加　减】　①兼心胆气虚而心悸易惊者,加龙齿先煎12克,人参12克。②虚火内扰者,加栀子9克。

【方药4】　天王补心丹(《校注妇人良方》)加减。

人参12克　　　　茯苓12克　　　玄参9克　　　丹参9克
桔梗6克　　　　　远志6克　　　　当归9克　　　麦冬9克
天冬9克　　　　　柏子仁6克　　　酸枣仁6克　　生地黄9克
大枣6克

【方　解】　方中重用甘寒之生地黄,入心能养血,入肾能滋阴,故能滋阴养血,壮水以制虚火,为君药。天冬、麦冬滋阴清热;酸枣仁、柏子仁养心安神;当归补血润燥;共助生地黄滋阴补血,并养心安神,俱为臣药。玄参滋阴降火;茯苓、远志养心安神;人参补气以生血,并能安神益智;丹参清心活血,合补血药使补而不滞,则心血易生。桔梗为舟楫,载药上行以使药力缓留于上部心经。

【加　减】　①失眠重者,可酌加龙骨(先煎)18克,磁石(先煎)18克以重镇安神。②心悸怔忡甚者,可酌加桂圆肉9克,夜交藤18克以增强养心安神之功。③遗精者,可酌加金樱子9克,煅牡蛎(先煎)18克以固肾涩精。

6. 心肾阳虚证

【临床表现】　心悸怔忡,形寒肢冷,肢体浮肿,小便不利,神疲乏力,腰膝酸冷,唇甲青紫,舌淡紫,苔白滑,脉弱。

【治　法】　温补阳气,振奋心阳。

【方药1】　参附汤(《济生续方》)加减。

人参15克　　　　炮附子(先煎)12克　　黄芪10克　　　桂枝12克
炙甘草9克

【方　解】　人参,药性甘温,大补元气以固脱,益脾肺之气以固后天之本,使脾肺之气旺则五脏之气旺;大辛大热之炮附子,温壮肾阳,大补先天之本,使先天之阳生则一身之阳生。臣以黄芪,助人参益气,桂枝助附子温阳。四药相伍,共奏回阳、益气、固脱之功。

【加　减】　①寒湿相搏,肢体重痛者,去人参,加白术 9 克以健脾祛湿。②休克危症急救时常加生龙骨(先煎)12 克,生牡蛎(先煎)12 克,白芍 9 克敛汗潜阳,固脱强心。

【方药 2】　右归饮(《景岳全书》)加减。

熟地黄 15 克	山药 10 克	山茱萸 6 克	枸杞子 10 克
炙甘草 6 克	杜仲 12 克	肉桂 3 克	制附子(先煎)9 克
鹿角胶 9 克	桂枝 12 克		

【方　解】　方中以附子、肉桂、鹿角胶为君药,温补肾阳,填精补髓。熟地黄、枸杞子、山茱萸、山药滋阴益肾,养肝补脾。杜仲补益肝肾,强筋壮骨;桂枝,温通血脉。炙甘草补脾和中,且用汤求急。诸药配合,共奏温补肾阳之功。

【加　减】　①腰膝疼痛者,加菟丝子 9 克,加重杜仲用量。②营血亏虚者,加当归 9 克养血活血。

【方药 3】　肾气丸(《金匮要略》)加减。

地黄 9 克	山药 15 克	山茱萸 9 克	茯苓 9 克
牡丹皮 9 克	泽泻 10 克	桂枝 15 克	附子(先煎)9 克
牛膝 10 克	车前子(包煎)9 克		

【方　解】　附子,大辛大热,温阳补火;桂枝,温通阳气,二药相合,补肾阳之虚,助气化之复,共为君药。生地黄滋补肾精;山茱萸、山药补益肝脾之精,共为臣药。泽泻、茯苓、车前子淡渗利湿,配伍桂枝温化痰饮;牡丹皮活血散瘀;牛膝入肝肾经,引血下行。

【加　减】　①若畏寒肢冷较甚者,可将桂枝改为肉桂 9 克,并加重桂、附之量,以增温补肾阳之效。②兼痰饮咳喘者,加干姜 6 克,细辛 3 克,半夏 9 克以温肺化饮。③夜尿多者,可加巴戟天 9 克,益智仁 9 克,金樱子 9 克,芡实 9 克以助温阳固摄之功。

【方药 4】　保元汤(《博爱心鉴》)加减。

| 人参 12 克 | 黄芪 15 克 | 肉桂 5 克 | 甘草 5 克 |
| 生姜 2 片 | 大枣 6 克 | | |

【方　解】　人参,大补元气,固护原有之气。重用黄芪,以增强人参益气之功。配伍少量肉桂,引火归元,使气得生。甘草调和诸药为使,且可配合人参健脾益气,

一药两用。

【加　减】　①心胸疼痛者,加郁金9克,川芎9克,丹参9克活血定痛。②形寒肢冷,阳虚较重者加附子(先煎)9克,巴戟天9克温补阳气。

二、中成药治疗

 1. 心宝丸

【药物组成】　附子、鹿茸、人参、肉桂、洋金花、三七、麝香、蟾酥、冰片。

【功能主治】　温补心肾,活血通脉。用于心肾阳虚、心脉瘀阻所致的心悸,症见畏寒肢冷、动则喘促、心悸气短、下肢肿胀、脉结代;冠心病,心功能不全、病态窦房结综合征见上述证候者。

【临床应用】　限制性心肌病因心肾阳虚,无力运血,心脉瘀阻所致。症见畏寒肢冷,动则喘促,心悸气短,下肢肿胀,脉结代。

【用法用量】　口服。慢性心功能不全按心功能1、2、3级一次分别用120、240、360毫克,一日3次,一疗程为2个月;心功能正常后改为日维持量60~120毫克。病窦综合征病情严重者一次300~600毫克,一日3次,疗程为3~6个月。其他心律失常(期外收缩)及房颤、心肌缺血或心绞痛一次120~240毫克,一日3次,一个疗程为1~2个月。

【注意事项】

(1)孕妇、经期妇女禁用。

(2)青光眼患者禁用。

(3)本品不宜过量、久用。

(4)阴虚内热、肝阳上亢、痰火内盛者不宜使用。

(5)正在服用洋地黄类药物者慎用。

 2. 宁心宝胶囊

【药物组成】　虫草头孢菌粉。

【功能主治】　本品有提高心率,改善窦房结、房室传导功能作用。用于房室传导阻滞、缓慢型心律失常。

【临床应用】　限制性心肌病由心肾阳虚,精血不足所致,症见心中动悸,胸闷气短,动则尤甚,倦怠乏力,神疲懒言,体虚易汗,食欲缺乏,舌质淡,苔薄白,脉虚缓或结代。

【用法用量】　口服。一次2粒,一日3次;或遵医嘱。

【注意事项】

（1）心肾阳虚兼有气滞、血瘀、痰浊者,应配合其他药物治疗。

（2）保持心情愉快,情绪稳定,劳逸适度。

（3）忌烟酒茶等刺激食物。

 3. 心元胶囊

【药物组成】　制何首乌、丹参、地黄等。

【功能主治】　滋肾养心,活血化瘀。用于胸痹心肾阴虚、心血瘀阻证,症见胸闷不适、胸部刺痛或绞痛,或胸痛彻背、固定不移、入夜更甚、心悸盗汗、心烦不寐、腰酸膝软、耳鸣头晕;冠心病稳定型劳累性心绞痛、高脂血症见上述证候者。

【临床应用】　限制性心肌病由于心肾阴虚、心血瘀阻所致。症见胸闷不适,胸部刺痛或绞痛,或胸痛彻背,固定不移,入夜更甚,心悸,盗汗,心烦不寐,腰膝酸软,耳鸣,头晕,舌质紫黯,脉沉细涩。

【用法用量】　口服。一次 3～4 粒,一日 3 次。

【注意事项】

（1）孕妇慎用。

（2）忌食生冷、辛辣、油腻食物,忌烟酒、浓茶。

（3）在治疗期间,心绞痛持续发作,宜加用硝酸酯类药。若出现剧烈心绞痛、心肌梗死,见有气促、汗出、面色苍白者,应及时救治。

 4. 天王补心丸

【药物组成】　地黄、天冬、麦冬、炒酸枣仁、柏子仁、当归、党参、五味子、茯苓、制远志、石菖蒲、玄参、丹参、朱砂、桔梗、甘草。

【功能主治】　滋阴养血,补心安神。用于心阴不足,心悸健忘,失眠多梦,大便干燥。

【临床应用】　限制性心肌病因心肾阴虚、心失所养所致,症见心悸、气短、舌红少苔、脉细数或结代。

【用法用量】　口服。水蜜丸一次 6 克,小蜜丸一次 9 克,大蜜丸一次 1 丸,一日 2 次;浓缩丸一次 8 丸,一日 3 次。

【注意事项】

（1）肝肾功能不全者禁用。

（2）本品含有朱砂,不宜长期服用。

（3）不宜饮用浓茶、咖啡等刺激性饮品。

（4）严重心律失常者,需急诊观察治疗。

5. 归脾丸(合剂)

【药物组成】 炙黄芪、桂圆肉、党参、炒白术、当归、茯苓、炒酸枣仁、制远志、木香、炙甘草、大枣(去核)。

【功能主治】 益气健脾,养血安神。用于心脾两虚,气短心悸,失眠多梦,头晕头昏,肢倦乏力,食欲缺乏,崩漏便血。

【临床应用】 限制性心肌病因思虑过度,劳伤心脾,气血两虚而致气短懒言,失眠多梦,健忘,头晕头昏,肢倦乏力,精神疲惫,食欲缺乏,大便溏薄,舌淡苔白,脉细弱。

【用法用量】 浓缩丸:口服,一次 8～10 丸,一日 3 次。丸剂:用温开水或生姜汤送服,水蜜丸一次 6 克,小蜜丸一次 9 克,大蜜丸一次 1 丸,一日 3 次。合剂:口服,一次 10～20 毫升,一日 3 次,用时摇匀。

【注意事项】
(1)阴虚火旺者慎用。
(2)忌食辛辣、生冷、油腻食物。

 6. 复方扶芳藤合剂

【药物组成】 红参、黄芪、扶芳藤。

【功能主治】 益气补血,健脾养心。用于气血不足、心脾两虚证,症见胸闷气短、少气懒言、神疲乏力、自汗、心悸健忘、失眠多梦、面色不华、纳谷不馨、脘腹胀满、大便溏软、舌淡胖或有齿痕、脉细弱;神经衰弱、白细胞减少症见上述证候者。

【临床应用】 限制性心肌病由心脾两虚,生化乏源,气血不足,心失所养所致,症见心悸气短,胸闷不舒,面色不华,神疲乏力,失眠健忘,纳谷不馨,脘腹胀满,舌淡胖或有齿痕,脉细弱。

【用法用量】 口服。一次 15 毫升,一日 2 次。

【注意事项】
(1)阴虚内热、肝阳上亢、痰火内盛之心悸不寐者慎用。
(2)失眠患者睡前不宜饮用浓茶、咖啡等兴奋性饮品。
(3)保持心情舒畅,劳逸结合,忌过度思虑,避免恼怒、抑郁等不良情绪。

7. 人参养荣丸

【药物组成】 人参、熟地黄、土白术、茯苓、炙黄芪、五味子(酒蒸)、当归、白芍(麸炒)、肉桂、制远志、陈皮、炙甘草。

【功能主治】 温补气血。用于心脾不足、气血两亏,形瘦神疲,食少便溏,病后虚弱。

【临床应用】　限制性心肌病气血两虚证,或素体虚弱,或饮食所伤,或脾胃虚弱,症见形体消瘦,神疲乏力,少气懒言,食少纳呆,大便稀溏,舌淡,脉细弱。

【用法用量】　口服。水蜜丸一次 6 克,大蜜丸一次 1 丸,一日 1～2 次。

【注意事项】

(1)阴虚、热盛者慎用。

(2)孕妇慎用。

(3)服药期间饮食宜选清淡食物。

8. 人参归脾丸

【药物组成】　人参、炙黄芪、当归、桂圆肉、白术(麸炒)、茯苓、远志(去心片草炙)、炒酸枣仁、木香、炙甘草。

【功能主治】　益气补血,健脾养心。用于心脾两虚、气血不足所致的心悸、怔忡、失眠健忘、食少体倦、面色萎黄以及脾不统血所致的便血、崩漏、带下。

【临床应用】　限制性心肌病由思虑过度,劳伤心脾,或脾胃虚弱,气血生化之源不足,心失所养所致,症见心悸、怔忡、头晕目眩,面色不华,倦怠乏力,舌质淡,脉细弱。

【用法用量】　大蜜丸:口服,一次 1 丸,一日 2 次。水蜜丸:口服,一次 6 克,一日 2 次。小蜜丸:口服,一次 9 克,一日 2 次。浓缩丸:口服,一次 30 丸,一日 2 次。

【注意事项】

(1)热邪内伏、阴虚脉数以及痰湿壅盛者慎用。

(2)服药期间应进食营养丰富而易消化吸收的食物,饮食有节。忌食生冷食物,忌烟酒、浓茶。

(3)保持精神舒畅,劳逸适度;忌过度思虑,避免恼怒、抑郁、惊恐等不良情绪。

9. 眠安宁口服液

【药物组成】　丹参、熟地黄、首乌藤、白术(麸炒)、陈皮,远志(制)、大枣。

【功能主治】　补养心脾,宁心安神。用于心脾两虚、心神不宁所致的失眠多梦、气短乏力、心悸;神经衰弱症见上述证候者。

【临床应用】　限制性心肌病因心脾两虚,心神不宁而致,症见失眠多梦,气短乏力,面色少华,心悸不安,舌质淡紫,脉细涩。

【用法用量】　口服。一次 20 毫升,一日 2 次。

【注意事项】

(1)孕妇慎用。

(2)不宜服用咖啡、浓茶等兴奋性饮品。

(3)保持心情舒畅。

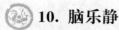10. 脑乐静

【药物组成】 甘草浸膏、小麦、大枣。

【功能主治】 养心安神。用于心神失养所致的精神忧郁、易惊不寐、烦躁。

【临床应用】 限制性心肌病因心气不足,心血耗伤,心神失养所致的精神恍惚,心神不宁,悲忧善哭,舌质淡,脉弦细。

【用法用量】 口服。一次30毫升,一日3次;小儿酌减。

【注意事项】

(1)饮食宜清淡。

(2)保持心情舒畅。

11. 脑力静糖浆

【药物组成】 小麦、甘草流浸膏、大枣、甘油磷酸钠(50%)、维生素 B_1、维生素 B_2、维生素 B_6。

【功能主治】 健脾和中,养心安神。用于心脾不足所致的失眠健忘、心烦易躁、头晕;神经衰弱症见上述证候者。

【临床应用】 限制性心肌病由心气不足,脾气虚弱所致,症见失眠多梦,心神不安,烦躁不宁,气短,自汗,头晕,健忘,腹胀纳差,舌淡苔薄,脉缓弱。

【用法用量】 口服。一次10～20毫升,一日3次。

【注意事项】

(1)睡前不宜饮用浓茶、咖啡等兴奋性饮品。

(2)保持心情舒畅。劳逸适度。

12. 北芪五加片

【药物组成】 黄芪、刺五加浸膏。

【功能主治】 益气健脾,宁心安神。用于心脾两虚、心神不宁所致的失眠多梦、体虚乏力、食欲缺乏。

【临床应用】 限制性心肌病因心脾两虚而致,症见失眠多梦,体虚乏力,食欲缺乏,腰膝酸软,气短自汗,舌淡,苔薄,脉弱。

【用法用量】 口服。一次4～6片,一日3次。

【注意事项】 睡前不宜饮用咖啡、浓茶等兴奋性饮品。

13. 心脑静片

【药物组成】 钩藤、夏枯草、珍珠母、龙胆、槐米、黄芩、黄柏、莲子心、淡竹叶、人工牛黄、冰片、制天南星、朱砂、铁丝威灵仙、木香、甘草。

【功能主治】 平肝潜阳,清心安神。用于肝阳上亢所致的眩晕及中风,症见头晕目眩、烦躁不宁、言语不清、手足不遂。也可用于高血压肝阳上亢证。

【临床应用】 限制性心肌病肝阳上亢所致,症见头晕目眩,烦躁不宁,心悸易惊,少寐多梦,胸闷痰多,口苦口干,舌质红苔黄腻,脉弦。

【用法用量】 口服。一次 4 片,一日 1～3 次。

【注意事项】

(1)气血不足眩晕者慎用。

(2)本品含有朱砂,不宜过量或长期服用。

14. 镇心痛口服液

【药物组成】 党参、三七、肉桂、薤白、葶苈子(炒)、延胡索(醋炙)、冰片、薄荷脑、地龙。

【功能主治】 益气活血,通络化痰。用于气虚血瘀、痰阻脉络、心阳失展所致的胸痹,症见胸痛、胸闷、心悸、气短、乏力肢冷;冠心病心绞痛见上述证候者。

【临床应用】 限制性心肌病因心气不足,心血瘀阻,痰阻胸膺,心阳失展所致。症见胸闷如窒。心痛,心悸不安,气短,乏力,舌淡暗,苔薄白,脉细涩。

【用法用量】 口服。一次 20 毫升,一日 3 次。3 周为一个疗程,或遵医嘱。

【注意事项】

(1)孕妇慎用。

(2)在治疗期间,心绞痛持续发作,应及时就诊。

(3)久放可出现轻度沉淀,稍作摇动均匀后服用。

15. 心痛康胶囊

【药物组成】 白芍、红参、淫羊藿、北山楂。

【功能主治】 益气活血,温阳养阴,散结止痛。用于气滞血瘀所致的胸痹,症见心胸刺痛或闷痛、痛有定处、心悸气短或兼有神疲自汗、咽干心烦;冠心病、心绞痛见上述证候者。

【临床应用】 限制性心肌病因气滞血瘀而致,症见心胸刺痛或闷痛,痛有定处,胸闷不舒,心悸,气短,或兼有神疲乏力,自汗,盗汗,咽干,心烦,舌质黯或见瘀点、瘀斑,脉涩、细弦或结代。

【用法用量】 口服。一次 3～4 粒,一日 3 次。

【注意事项】

(1)在治疗期间,心绞痛持续发作,宜加用硝酸酯类药。若出现剧烈心绞痛、心肌梗死,应及时救治。

(2)饮食宜清淡。

（3）孕妇慎用。

16. 益心丸

【药物组成】 红参、附片（黑顺片）、红花、三七、冰片、人工麝香、安息香、蟾酥、牛角尖粉、人工牛黄、珍珠。

【功能主治】 益气温阳，活血止痛。用于心气不足、心阳不振、瘀血闭阻所致的胸痹，症见胸闷心痛、心悸气短、畏寒肢冷、乏力自汗；冠心病心绞痛见上述证候者。

【临床应用】 限制性心肌病由心气不足，心阳不振，瘀血闭阻所致。症见胸闷，心痛，气短，心悸，怔忡，乏力，自汗，舌淡紫，脉细。

【用法用量】 舌下含服或吞服。一次1～2丸，一日1～2次。

【注意事项】

（1）孕妇禁用。

（2）胸痹属阴虚证者慎用。

（3）经期妇女慎用。

（4）本品中蟾酥有强心作用，正在服用洋地黄类药物者慎用，或遵医嘱。

（5）宜饭后服用。

（6）在治疗期间，心绞痛持续发作，应及时就医。

第**15**章　心　肌　炎

　　心肌炎是指各种原因引起的心肌的炎症性病变。多种因素如感染、物理和化学因素均可引起心肌炎，所造成的心肌损害的轻重程度差别很大，临床表现各异，轻症患者无任何症状，而重症患者可发生心力衰竭、心源性休克甚至猝死。大部分患者经治疗可获得痊愈，有些患者在急性期之后发展为扩张型心肌病改变，可反复发生心力衰竭。

　　病毒性心肌炎中医无此病名，根据胸闷、胸痛、心悸、气短、乏力等特点，本病归属中医学的"惊悸""怔忡""胸痹"等范畴。心藏于神而主血脉，虚劳损伤血脉，致令心气不足，因为邪之所乘，则损伤血脉，致令心气不足。因为邪之所乘，则使惊而悸动不安。此与心肌炎发病机制甚为相似。说明正气不足，热毒侵心是本病发生的关键，心肺心阴两虚、肺脾肾三脏功能失调是本病发生的内因所在。寒温失调，劳倦过度，饮食所伤等因素中外感温热邪毒是本病诱发和加重的主要外因。邪之袭体，随个体差异而表现不同，可从鼻喉而入，内卫入营，袭肺损心；亦可从口而入，损伤脾胃，蕴湿郁热，上犯于心。外邪袭表，导致营卫不和，由表及里，留而损气。心气不足，则鼓动无力，血滞而瘀。气阴既虚，脾失温煦，肺失濡润，肺脾两虚而不能布散水津，留而成痰为饮，痰瘀互结停于心内，心自不安；心阳受损，不能下温肾水，水邪上犯凌心射肺，则为气促，浮肿等。不难看出瘀血、痰饮为病变过程中的病理产物，同时又是导致病情复杂、加重的致病因素。本病病位在于心，与肺、脾、肾、关系密切。其发病取决于正气盛衰及病变的广泛程度。若正气胜，感邪轻浅，则病轻；若痰浊、瘀血合并阴虚、阳虚、水气凌心则病情严重，病程缠绵；总之，病毒性心肌炎正虚为本，热毒、瘀血、痰饮为标，属本虚标实，虚实夹杂之病患。

一、中医辨证治疗

 1. 热毒冲心证

【临床表现】　腿脚麻木无力、酸痛或挛急，或肿胀，突发心悸，胸闷、气喘，神志恍惚,言语错乱,呕吐不食,小腹不仁,小便热赤,舌红苔腻,脉细或细数。

【治　法】　宣壅逐湿,凉血清火。

【方药1】　犀珀至宝丹(《重订广温热论》)加减。

水牛角(先煎)30克	羚羊角(磨汁服)0.3克	郁金10克	琥珀3克
连翘9克	石菖蒲9克	藏红花9克	桂枝10克
砂仁6克	血竭9克	牡丹皮9克	

【方　解】　水牛角清心凉血解毒。羚羊、牡丹皮,旨在凉肝息风,属意惊厥瘛疭;特以藏红花、血竭、琥珀、牡丹皮、桂枝尖疏瘀散血,而和脉络;连翘心、石菖蒲、郁金芳透包络,醒脑通神。叶氏《温热论》中,揭示"营之后方言血……入血直须凉血散血。"此之谓也。

【加　减】　正气虚弱者,以人参汤送服。

【方药2】　牛黄清心丸(《痘疹世医心法》)加减。

人工牛黄(冲服)0.15克	朱砂(冲服)0.1克	黄连15克	黄芩9克
栀子9克	郁金9克	川芎9克	大枣6克

【方　解】　牛黄苦凉,功能清心解毒,息风定惊,豁痰开窍。朱砂,镇静安神;黄连、黄芩、栀子清热泻火解毒,助牛黄清心包热毒之力。川芎行气活血;郁金活血舒郁。大枣健脾和中。共奏清热解毒,安神开窍之功。

【加　减】　①脉实者,加金银花9克,薄荷6克。②兼有腑实者,加服安宫牛黄丸2粒,调大黄末9克内服,可先服一半,不效再服。

【方药3】　犀角散(《奇效良方》)加减。

水牛角(先煎)30克	麻黄6克	羌活6克	炮附子(先煎)9克
杏仁9克	防风9克	桂心9克	白术9克
人参9克	川芎9克	茯苓9克	细辛3克
当归9克	石膏(先煎)15克	炙甘草9克	

【方　解】　水牛角凉心清热解毒;石膏,清热泄火;麻黄、杏仁、羌活、防风、川芎活血行气,以助风散;人参、白术健脾益气,茯苓健脾渗湿;附子、桂心温阳化气;细辛散寒止痛;当归养血活血。炙甘草调和诸药。

【加　减】　①若邪气过盛,欲吐不能,可先用盐汤探吐。②若腹胀较甚,可用厚朴三物汤送服。

2. 热伤心阴证

【临床表现】　心神烦乱,失眠多梦,惊悸怔忡,舌红,脉细数。

【治　法】　镇心安神,泻火养阴。

【方　药 1】　朱砂安神丸(《内外伤辨惑论》)加减。

朱砂(冲服)0.15 克　　黄连 9 克　　　甘草 9 克　　　生地黄 6 克

当归 8 克　　　　　　远志 6 克

【方　解】　朱砂甘寒质重,入心经,寒能清热,重可镇怯,既能重镇安神,又可清心火,治标之中兼能治本,是为君药。黄连苦寒,入心经,清心泻火,以除烦热为臣。君、臣相伍,重镇以安神,清心以除烦,以收泻火安神之功。生地黄之甘苦寒,滋阴清热;当归之辛甘温润,以补血,合生地黄滋补阴血以养心;远志宁心安神。使以炙甘草调药和中,以防黄连之苦寒、朱砂之质重碍胃。

【加　减】　①若心火较重,烦热不寐者,可加栀子 6 克或莲子心 6 克。②若神乱而魂魄不宁,加龙骨(先煎)18 克,牡蛎(先煎)18 克,磁石(先煎)18 克。

【方　药 2】　珍珠母丸(《普济本事方》)加减。

珍珠母(先煎)30 克　　当归 9 克　　熟地黄 9 克　　人参 9 克

酸枣仁 9 克　　　　　　柏子仁 9 克　　远志 9 克　　　茯神 9 克

沉香粉(冲服)3 克

【方　解】　珍珠母平肝潜阳,镇心安神。人参、当归、熟地黄养阴血,益心气;酸枣仁、柏子仁、茯神、远志安神定志。沉香摄纳浮阳,潜于阴中。全方共奏镇心安神,滋阴养血之功。

【加　减】　①阳亢化风,内扰上冲见心烦,头痛者,加知母 9 克,夏枯草 9 克,菊花 9 克。②气血上逆,见眩晕较甚者,去人参、加怀牛膝 9 克,天麻 9 克,钩藤 9 克。

【方　药 3】　天王补心丹(《校注妇人良方》)加减。

人参 9 克　　　　茯苓 9 克　　　玄参 12 克　　　丹参 9 克

桔梗 10 克　　　　竹叶 10 克　　　黄连 9 克　　　麦冬 12 克

天冬 12 克　　　　柏子仁 6 克　　　酸枣仁 6 克　　生地黄 9 克

大枣 6 克　　　　五味子 6 克

【方　解】　方中重用甘寒之生地黄,入心能养血,入肾能滋阴,故能滋阴养血,壮水以制虚火,为君药。天冬、麦冬滋阴清热;酸枣仁、柏子仁养心安神;五味子,收敛心气,引神入舍;共助生地黄滋阴补血,并养心安神,俱为臣药。黄连、竹叶,清泄心火;玄参滋阴降火;茯苓健脾利湿;人参补气以生血,并能安神益智;丹参清心活血,合补血药使补而不滞,则心血易生。桔梗为舟楫,载药上行以使药力缓留于上部心经。

【加　减】　①虚热不甚者,去玄参、天冬、麦冬。②遗精者,可酌加金樱子 9 克,煅牡蛎 18 克以固肾涩精。

【方药4】 交泰丸(《韩氏医通》)加减。

黄连 15 克	肉桂 3 克	生地黄 9 克	麦冬 9 克
白术 9 克	茯苓 12 克		

【方　解】 黄连大苦大寒,主入心经,擅泻心火以挫其热势,十倍于肉桂,是在于清心降火除烦;生地黄、麦冬滋养心阴心血;肉桂辛甘大热,引火归元,制约黄连苦寒伤阳之性,又无助火之弊。

【加　减】 兼肾阴不足,腰膝足冷者,可加重肉桂用量或加补骨脂 9 克,菟丝子 9 克。

3. 气阴两伤证

【临床表现】 心悸气短,胸闷不舒,烦热口干。神疲乏力,头目不清。脉细数或结代,舌红无苔少津。

【治　法】 益气养阴,活血通脉。

【方药1】 生脉散(《医学启源》)合人参养荣汤(《三因极一病证方论》)加减。

黄芪 20 克	当归 10 克	桂心 9 克	炙甘草 6 克
橘皮 12 克	白术 15 克	人参 10 克	白芍 15 克
熟地黄 9 克	五味子 4 克	茯苓 4 克	远志 15 克

【方　解】 本方中熟地黄、当归、白芍,养血之品。人参、黄芪、茯苓、白术、甘草,补气之品,血不足而补其气,此阳生则阴长之义,且人参、黄芪、五味子,补肺。甘草、茯苓、白术,健脾。当归、白芍养肝。熟地黄滋肾。远志能通肾气上达于心。桂心能导诸药入营生血。五脏交养互益,故能统治诸病。

【加　减】 胸闷、心前区疼痛者加蒲黄 10 克,五灵脂 10 克,丹参 20 克,玄胡 15 克;惊悸、夜卧不宁加柏子仁 1 克,炒酸枣仁 20 克,合欢皮 15 克,夜交藤 20 克;脉结代者(心律失常、多发性室性期前收缩或室上性期前收缩)加炙甘草 20 克,桂枝 6 克,阿胶(烊化冲服)15 克,玉竹 20 克。

【方药2】 八珍汤(《丹溪心法》)加减。

人参 10 克	白术 15 克	茯苓 15 克	当归 12 克
川芎 12 克	白芍 10 克	熟地黄 10 克	炙甘草 6 克

【方　解】 本方所治气血两虚证多由久病失治,或病后失调。方中人参与熟地黄相配,益气养血,共为君药。白术、茯苓健脾渗湿,助人参益气补脾！当归、白芍养血和营,助熟地黄滋养心肝,均为臣药。川芎为佐,活血行气,使熟地黄、当归、白芍补而不滞。炙甘草为使,益气和中,调和诸药。

【加　减】 ①以血虚为主,眩晕心悸明显者,可加大熟地、白芍用量。②以气虚为主,气短乏力明显者,可加大人参、白术用量。③兼见不寐者,可加酸枣仁、五味子各 20 克。

【方药 3】　参苏饮(《太平惠民和剂局方》)加减。

木香 18 克	紫苏叶 6 克	葛根 6 克	姜半夏 6 克
前胡 6 克	人参 6 克	茯苓 6 克	枳壳 9 克
桔梗 9 克	炙甘草 9 克	陈皮 9 克	

【方　解】　本方所治气血两虚证多由久病失治、或病后失调。方中人参益气养血,共为君药。

【加　减】　①胸闷症状较轻,可去木香。②若恶寒发热、无汗严重的,加防风 9 克,荆芥 9 克。③头痛厉害的,加白芷 9 克,川芎 9 克,藁本 9 克。

【方药 4】　炙甘草汤(《伤寒论》)加减。

炙甘草 12 克	生姜 9 克	人参 6 克	生地黄 30 克
桂枝 9 克	阿胶 6 克	麦冬 10 克	麻仁 10 克
大枣 6 克	黄酒 10ml		

【方　解】　炙甘草、人参、大枣益心气,补脾气,以资气血生化之源;阿胶、麦冬、麻仁滋心阴,养心血,充血脉,共为臣药。佐以桂枝、生姜辛行温通,温心阳,通血脉,诸厚味滋腻之品得姜、桂则滋而不腻。用法中加黄酒煎服,以黄酒辛热,可温通血脉,以行药力,是为使药。

【加　减】　①心气不足者,重用炙甘草、人参。②阴血虚者重用生地黄、麦冬。③心阳偏虚者,改桂枝为肉桂 6 克,加附子 6 克。④阴虚而内热较盛者,易人参为南沙参 9 克,并减去桂枝、生姜、大枣、黄酒,酌加知母 9 克,黄柏 9 克。

4. 阴阳两虚证

【临床表现】　形体羸弱,精神萎顿,少气懒言,形寒肢冷,舌淡而少津,或有齿痕,或光剥,脉微细而数。

【治　法】　滋阴补阳。

【方药 1】　地黄饮子(《圣济总录》)加减。

熟地黄 12 克	生地黄 12 克	巴戟天 9 克	山茱萸 9 克
石斛 9 克	肉苁蓉 9 克	五味子 6 克	肉桂 9 克
茯苓 6 克	麦冬 9 克	菖蒲 9 克	远志 9 克
生姜 2 片	大枣 6 克		

【方　解】　熟地黄、山茱萸滋补肾阴,肉苁蓉、巴戟天温壮肾阳,四味共为君药。肉桂之辛热,以助温养下元,摄纳浮阳,引火归元;石斛、麦冬、五味子滋养肺肾,金水相生,壮水以济火,均为臣药。石菖蒲与远志、茯苓合用,是开窍化痰,交通心肾的常用组合,是为佐药。生姜、大枣和中调药,功兼佐使。

【加　减】　①兼有气虚者,酌加黄芪9克,人参9克以益气。②若阴虚较重,痰火偏盛者,去附子、肉桂,酌加川贝母9克,竹沥9克,胆南星9克,天竺黄9克以清化痰热。

【方药2】　龟鹿二仙胶(《医便》)加减。

鹿角胶10克　　　龟甲胶(先煎)10克　　　人参12克　　　　黄芪12克
枸杞子9克

【方　解】　鹿角胶甘咸微温,温肾壮阳,益精养血;龟甲胶甘咸而寒,填精补髓,滋阴养血,二味俱为血肉有情之品,能补肾益髓以生阴阳精血,共为君药。人参、黄芪大补元气,与鹿、龟二胶相伍,既可补气生精以助滋阴壮阳之功,又能藉补后天脾胃以资气血生化之源;枸杞子补肾益精,养肝明目,助君药滋补肝肾精血,同为臣药。

【加　减】　①若虚阳上扰,头晕目眩者,加杭菊花9克,明天麻9克以息风止眩。②阳痿者,可加淫羊藿9克,海狗脊9克以助暖肾壮阳之效。

【方药3】　补天大造丸(《回春》)加减。

紫河车15克　　　生地黄12克　　　麦冬9克　　　　天冬9克
熟地黄12克　　　牛膝9克　　　　当归9克　　　　小茴香6克
黄柏6克　　　　枸杞子6克　　　五味子6克　　　干姜6克

【方　解】　紫河车,血肉有情之品,补肾益精,益气养血;生地黄、熟地黄、麦冬、天冬、枸杞子滋补真阴;牛膝、当归补血活血;小茴香温肾阳以助滋补;五味子敛肝阴;干姜回阳通脉;黄柏泄肾浊。

【加　减】　①血虚,地黄倍之。②气虚,加人参、炙黄芪各30克。③肾虚,加覆盆子9克,巴戟9克,山茱萸9克。④腰痛,加苍术9克,萆薢9克,锁阳9克,续断9克。

【方药4】　肾气丸(《金匮要略》)加减。

地黄9克　　　　山药9克　　　　山茱萸9克　　　茯苓9克
牡丹皮9克　　　泽泻9克　　　　桂枝9克　　　　附子9克
牛膝9克　　　　车前子(包煎)9克　阿胶9克　　　　鸡子黄9克

【方　解】　附子,大辛大热,温阳补火;桂枝,温通阳气,二药相合,补肾阳之虚,助气化之复,共为君药。生地黄滋补肾精;山茱萸、山药补益肝脾之精;阿胶、鸡子黄填补真阴,共为臣药。泽泻、茯苓、车前子淡渗利湿,配伍桂枝温化痰饮;牡丹皮活血散瘀;牛膝入肝肾经,引血下行。

【加　减】　若阴虚重,可加知母9克,黄柏9克,熟地黄9克。

二、中成药治疗

 1. 羚羊角胶囊

【药物组成】 羚羊角。

【功能主治】 平肝息风,清肝明目,散血解毒。用于肝风内动,肝火上扰,血热毒盛所致的高热惊痫,神昏痉厥,子痫抽搐,癫痫发狂,头痛眩晕,目赤,翳障,温毒发斑。

【临床应用】 心肌炎因血热毒盛,引动肝风所致,症见高热,头痛,眩晕,神昏,惊厥,舌红,苔黄,脉滑数。

【用法用量】 口服。一次 0.3～0.6 克,一日 1 次。

【注意事项】

(1)阴虚火旺所致的发热慎用。

(2)孕妇慎用。

(3)服药期间忌食辛辣、油腻食物。

(4)脾胃虚寒便溏者慎用。

 2. 六味地黄胶囊(颗粒、口服液、片、软胶囊、丸)

【药物组成】 熟地黄、酒萸肉、山药、泽泻、茯苓、牡丹皮。

【功能主治】 滋阴补肾。用于肾阴亏损,头晕耳鸣,腰膝酸软,骨蒸潮热,盗汗遗精,消渴。

【临床应用】 心肌炎因先天肾阴不充,或年老肾亏,或久病伤肾,或房劳精耗,以致脑髓空虚,而见头晕目眩,视物昏花,神疲乏力,腰膝腿软,耳鸣,舌红少苔,脉细数。

【用法用量】 胶囊剂:口服。一次 1 粒(规格:每粒装 0.3 克)或一次 2 粒(规格:每粒装 0.5 克),一日 2 次。颗粒剂:开水冲服,每袋装 5 克,一次 5 克,一日 2 次。口服液:口服。每支装 10 毫升,一次 10 毫升,一日 2 次;儿童酌减或遵医嘱。片剂:口服。一次 8 片,一日 2 次。软胶囊:口服。每粒装 0.38 克,一次 3 粒,一日 2 次。丸剂:口服。大蜜丸每丸重 9 克,水蜜丸一次 6 克,小蜜丸一次 9 克,大蜜丸一次 1 丸,一日 2 次;浓缩丸:口服。浓缩丸每 8 丸 1.44 克(每 8 丸相当于饮片 3 克),一次 8 丸,一日 3 次。

【注意事项】

(1)体实及阳虚者慎用。

(2)感冒者慎用。

(3)脾虚、气滞、食少纳呆者慎用。

(4)服药期间忌食辛辣、油腻食物。

3. 心脑舒口服液

【药物组成】 人参、麦冬、党参、黄芪、五味子。

【功能主治】 补气养阴。用于气阴两虚所致的头晕目眩、失眠、健忘、心悸、怔忡、气短、肢倦、自汗、盗汗。

【临床应用】 心肌炎因年老体弱,或久病失养,或热病后期,以致气阴两虚而见气短懒言,肢体倦怠,神疲乏力,口干舌燥,心悸,舌淡,少苔,脉细数。

【用法用量】 口服。一次 10 毫升,一日 2 次;短期突击用药:一次 20 毫升,一日 2～3 次,竞技或工作前服用。

【注意事项】

(1)体实者慎用。

(2)感冒者慎用。

(3)忌食辛辣、油腻、生冷食物。

(4)在治疗失眠时,睡前勿吸烟,勿喝酒、茶和咖啡。

4. 天王补心丸

【药物组成】 地黄、天冬、麦冬、炒酸枣仁、柏子仁、当归、党参、五味子、茯苓、制远志、石菖蒲、玄参、丹参、朱砂、桔梗、甘草。

【功能主治】 滋阴养血,补心安神。用于心阴不足,心悸健忘,失眠多梦,大便干燥。

【临床应用】 心肌炎因心肾阴虚、心失所养所致,症见心悸、气短、舌红少苔、脉细数或结代。

【用法用量】 口服。水蜜丸一次 6 克,小蜜丸一次 9 克,大蜜丸一次 1 丸,一日 2 次;浓缩丸一次 8 丸,一日 3 次。

【注意事项】

(1)肝肾功能不全者禁用。

(2)本品含有朱砂,不宜长期服用。

(3)不宜饮用浓茶、咖啡等刺激性饮品。

(4)严重心律失常者,需急诊观察治疗。

5. 益气复脉胶囊(颗粒)

【药物组成】 红参、麦冬、五味子。

【功能主治】 益气复脉,养阴生津。用于气阴两亏引起的心悸,气短,脉微,自汗;冠心病心绞痛和衰老见上述证候者。

【临床应用】 心肌炎因气阴两虚,心脉失养所致,症见胸闷不适,胸痛,乏力气短,自汗,舌红少苔、脉细数。

【用法用量】 胶囊剂:口服,一次 3 粒,一日 2 次。颗粒剂:口服,一次 2～4 粒,一日 2 次。

【注意事项】

(1)宜饭后服用。

(2)服用本品期间忌食辛辣、油腻食物。

(3)服药期间心绞痛发作加剧者应及时救治。

6. 肾炎康复片

【药物组成】 人参、西洋参、山药、生地黄、杜仲(炒)、土茯苓、白花蛇舌草、黑豆、泽泻、白茅根、丹参、益母草、桔梗。

【功能主治】 益气养阴,健脾补肾,清解余毒。用于气阴两虚,脾肾不足,湿热内停所致的神疲乏力,膝酸酸软,面目、四肢浮肿,头晕耳鸣;慢性肾炎、蛋白尿、血尿见上述证候者。

【临床应用】 心肌炎因脾肾不足,气阴两虚,水湿内停所致。症见神疲乏力,腰膝酸软,面目、四肢浮肿,头晕耳鸣,舌偏红、边有齿印,苔薄白腻,脉细弱或细数。

【用法用量】 片剂:口服。一次 8 片,一日 3 次。小儿酌减或遵医嘱。

【注意事项】

(1)孕妇禁用。

(2)急性肾炎所致的水肿慎用。

(3)服药期间宜低盐饮食,忌烟酒及辛辣油腻食物。

(4)服药期间禁房事。

7. 稳心颗粒

【药物组成】 黄精、党参、三七、琥珀、甘松。

【功能主治】 益气养阴,活血化瘀。用于气阴两虚,心脉瘀阻所致的心悸不宁、气短乏力、胸闷胸痛;室性期前收缩、房性期前收缩见上述证候者。

【临床应用】 心肌炎由于气阴两虚,心脉瘀阻,心神失养所致。症见心悸不宁,怔忡,短气喘息,胸闷不舒,胸痛时作,神疲乏力,心烦少寐,舌黯有瘀点、瘀斑,脉虚或结代。

【用法用量】 开水冲服。一次 1 袋,一日 3 次或遵医嘱。

【注意事项】

(1)孕妇慎用。

(2)忌食生冷食物,忌烟酒、浓茶。

(3)用药时应将药液充分搅匀,勿将杯底药粉丢弃。

(4)危重病人应采取综合治疗方法。

8. 参松养心胶囊

【药物组成】 人参、麦冬、南五味子、山茱萸、炒酸枣仁、桑寄生、丹参、赤芍、土鳖虫、甘松、黄连、龙骨。

【功能主治】 益气养阴,活血通络,清心安神。用于治疗冠心病室性早搏属气阴两虚,心络瘀阻证。症见心悸不安,气短乏力,动则加剧,胸部闷痛,失眠多梦,盗汗,神倦,懒言。

【临床应用】 心肌炎由气阴两虚,心络瘀阻所致。症见心悸不安,气短乏力,动则加剧,胸部闷痛,失眠多梦,盗汗,神倦,懒言,舌质黯或有瘀点,少苔,脉细弱或结代。

【用法用量】 口服。一次4粒,一日3次。

【注意事项】

(1)孕妇禁用。

(2)应注意配合原发性疾病的治疗。

(3)在治疗期间心绞痛持续发作者应及时就诊。

(4)忌食生冷、辛辣、油腻食物,忌烟酒、浓茶。

9. 心通口服液

【药物组成】 黄芪、党参、葛根、麦冬、丹参、当归、何首乌、淫羊藿、海藻、昆布、牡蛎、皂角刺、枳实。

【功能主治】 益气活血,化痰通络。用于气阴两虚,痰瘀痹阻所致的胸痹,症见心痛、胸闷、气短、呕恶、纳呆;冠心病心绞痛见上述证候者。

【临床应用】 心肌炎因气阴两虚,痰瘀阻痹而致。症见心胸疼痛,胸闷,气短,心悸,乏力,心烦,口干,头晕,少寐,舌淡红或黯或有齿痕,苔白腻,脉沉细、弦滑或结代。

【用法用量】 口服。一次10~20毫升,一日2~3次。

【注意事项】

(1)孕妇禁用。

(2)服本品后泛酸者可于饭后服用。

(3)过敏体质者慎用。

(4)在治疗期间,心绞痛加重持续发作,宜加用硝酸酯类药。若出现剧烈心绞痛、心肌梗死,或见气促、汗出、面色苍白者,应及时救治。

(5)服药期间忌食油腻食物。

 10. 芪冬颐心口服液

【药物组成】　人参、黄芪、麦冬、茯苓、生地黄、龟甲(烫)、丹参、郁金、桂枝、紫石英(煅)、淫羊藿、金银花、枳壳(炒)。

【功能主治】　益气养心,安神止悸。用于气阴两虚所致的心悸、胸闷、胸痛、气短乏力、失眠多梦、自汗、盗汗、心烦;病毒性心肌炎、冠心病心绞痛见上述证候者。

【临床应用】　心肌炎因气阴两虚,心神失养所致。症见心悸,怔忡,胸闷胸痛,气短乏力,自汗或盗汗,心烦失眠,多梦易惊,眩晕,耳鸣,舌淡红少津,脉细弱。

【用法用量】　口服。一次 20 毫升,一日 3 次,饭后服用,或遵医嘱。28 天为一疗程。

【注意事项】

(1)痰热内盛者不宜使用。

(2)孕妇慎用。

(3)饮食宜清淡。

(4)心绞痛持续发作及心肌炎危重者应及时救治。

 11. 黄芪生脉饮

【药物组成】　黄芪、党参、麦冬、五味子。

【功能主治】　益气滋阴,养心补肺。用于气阴两虚所致的心悸气短、胸闷心痛、心烦倦怠;冠心病见上述证候者。

【临床应用】　心肌炎因气阴不足而致胸闷心痛、心悸,气短,心烦不寐,倦怠懒言,面色少华,舌红嫩少津,脉细弱无力或结代。

【用法用量】　口服。一次 10 毫升,一日 3 次。

【注意事项】　宜饭后服用。

 12. 生脉饮(胶囊)

【药物组成】　红参、麦冬、五味子。

【功能主治】　益气复脉,养阴生津。用于气阴两亏,心悸气短,脉微自汗。

【临床应用】　心肌炎因气阴两虚所致,症见胸痛胸闷,心悸气短,头晕乏力,舌微红,脉微细。

【用法用量】　生脉饮:口服。一次 10 毫升,一日 3 次。胶囊剂:口服。一次 3 粒,一日 3 次。

【注意事项】

(1)里实证及表证未解者慎用。

（2）忌食辛辣、油腻食物。

（3）在治疗期间,心绞痛持续发作者,宜加用硝酸酯类药。若出现剧烈心绞痛、心肌梗死,见气促、汗出、面色苍白者,应及时救治。

13. 心荣口服液

【药物组成】 黄芪、生地黄、赤芍、麦冬、五味子、桂枝。

【功能主治】 助阳,益气,养阴。用于心阳不振、气阴两虚所致的胸痹,症见胸闷隐痛、心悸气短、头晕目眩、倦怠懒言、面色少华;冠心病见上述证候者。

【临床应用】 心肌炎因心阳不振,气阴两亏,心脉瘀阻所致。症见胸闷,心前区隐痛,心悸,气短,头晕目眩,倦怠懒言,面色少华,舌红少苔、脉细数或结代。

【用法用量】 口服。一次 2 支,一日 3 次,疗程 6 周,或遵医嘱。

【注意事项】

（1）饮食宜清淡。

（2）本品久置可沉淀,摇匀后服用。

（3）心绞痛持续发作,应及时救治。

14. 益心通脉颗粒

【药物组成】 黄芪、人参、丹参、川芎、郁金、北沙参、玄参、炙甘草。

【功能主治】 益气养阴,活血通络。用于气阴两虚、瘀血阻络所致的胸痹,症见胸闷心痛、心悸气短、倦怠汗出、咽喉干燥;冠心病心绞痛见上述证候者。

【临床应用】 心肌炎因气阴两虚,瘀血阻脉而致。症见胸闷心痛,心悸,气短,倦怠,汗出,咽喉干燥,头晕,乏力,舌淡红或黯或有瘀斑,苔少,脉细数或结代。

【用法用量】 温开水冲服。一次 1 袋,一日 3 次。四周为一疗程,或遵医嘱。

【注意事项】

（1）孕妇慎用。

（2）服用本品同时忌食辛辣、油腻食物。

（3）心绞痛持续发作及严重心律失常者,应及时救治。

15. 益心舒胶囊

【药物组成】 人参、黄芪、丹参、麦冬、五味子、川芎、山楂。

【功能主治】 益气复脉,活血化瘀,养阴生津。用于气阴两虚,瘀血阻脉所致的胸痹,症见胸痛胸闷、心悸气短、脉结代;冠心病心绞痛见上述证候者。

【临床应用】 心肌炎因气阴两虚,瘀血阻脉而致。症见胸闷隐痛,心悸,气短,动则汗出,头晕,乏力,心烦失眠,面色不华,舌淡红或紫黯或有瘀斑,苔少,脉细数或结代。

【用法用量】　口服。一次 3 粒,一日 3 次。

【注意事项】

(1)孕妇及月经期妇女慎用。

(2)忌食辛辣、油腻食物。

(3)心绞痛持续发作及严重心律失常者,应及时救治。

16. 康尔心胶囊

【药物组成】　人参、麦冬、三七、丹参、山楂、枸杞子、何首乌。

【功能主治】　益气养阴,活血止痛。用于气阴两虚、瘀血阻络所致的胸痹,症见胸闷心痛、心悸气短、腰膝酸软、耳鸣眩晕;冠心病心绞痛见上述证候者。

【临床应用】　心肌炎因气阴亏虚,血瘀络阻,心脉失养所致。症见胸闷不适,心前区疼痛,或隐痛或刺痛,心悸不安,腰膝酸软,耳鸣,眩晕,舌淡红或有瘀点,脉细无力。

【用法用量】　口服。一次 4 粒,一日 3 次。

【注意事项】

(1)孕妇、经期妇女慎用。

(2)心绞痛持续发作者应及时救治。

(3)饮食宜清淡。

17. 洛布桑胶囊

【药物组成】　红景天、冬虫夏草、手参。

【功能主治】　益气养阴,活血通脉。用于气阴两虚、心血瘀阻所致的胸痹心痛、胸闷、胸部刺痛或隐痛、心悸气短、倦怠懒言、头晕目眩、面色少华等症。冠心病、心绞痛见上述证候者。

【临床应用】　心肌炎因心气不足,心阴亏虚,心血瘀阻而致胸闷,胸前区刺痛或隐痛,不寐,心悸,少气懒言,头晕目眩,面色无华,倦怠乏力,脉细涩无力。

【用法用量】　口服。一次 2 粒,一日 3 次。或遵医嘱。

【注意事项】

(1)宜饭后服用。

(2)心绞痛持续发作者应及时救治。

18. 心宝丸

【药物组成】　附子、鹿茸、人参、肉桂、洋金花、三七、麝香、蟾酥、冰片。

【功能主治】　温补心肾,活血通脉。用于心肾阳虚、心脉瘀阻所致的心悸,症见畏寒肢冷、动则喘促、心悸气短、下肢肿胀、脉结代;冠心病,心功能不全、病态窦房结综合征见上述证候者。

【临床应用】　心肌炎因心肾阳虚,无力运血,心脉瘀阻所致。症见畏寒肢冷,动则喘促,心悸气短,下肢肿胀,脉结代。

【用法用量】　口服。慢性心功能不全按心功能1、2、3级一次分别用120、240、360毫克,一日3次,一疗程为2个月;心功能正常后改为日维持量60~120毫克。病窦综合征病情严重者一次300~600毫克,一日3次,疗程为3~6个月。其他心律失常(期外收缩)及房颤、心肌缺血或心绞痛一次120~240毫克,一日3次,一个疗程为1~2个月。

【注意事项】

(1)孕妇、经期妇女禁用。

(2)青光眼患者禁用。

(3)本品不宜过量、久用。

(4)阴虚内热、肝阳上亢、痰火内盛者不宜使用。

(5)正在服用洋地黄类药物者慎用。

第16章 急性心包炎

急性心包炎是心包膜脏层和壁层的急性炎症,可合并心肌炎和心内膜炎,常伴有心包渗液。引起本病的原因很多,以非特异性、结核性、化脓性及风湿性心包炎多见。心包炎炎症反应范围可为局限性,也可为弥漫性。病理变化有纤维蛋白性(干性)和渗出性(湿性),前者可发展成后者。急性心包炎的主要症状是心前区疼痛,最可靠的体征是心包摩擦音及心电图的变化。但其临床表现可以不典型,甚则无任何症状。心前区疼痛症状常随发热而突然出现,多为剧烈锐痛,偶向臂侧放射,类似心肌梗死的疼痛,深吸气仰卧位时加重,坐位及前俯位时减轻,疼痛性质及程度可有很大差别。另外多数病人有呼吸困难、当心脏压塞明显时,呼吸困难加重,且伴面色苍白,发绀,乏力等。心包积液压迫食管时出现咽下困难。体征可见心包摩擦者,颈静脉怒张及奇脉,心界普遍增大及移动性浊音,心尖搏动不清楚。

中医学认为,大病久病之后,气血阴阳均受损。气(阳)虚弱,无以帅血,血行不畅而致瘀;阴血不足,脉道不通,如无水运舟,血瘀内停。血阻于心之包络而为此病。另外病后余邪痰湿未清与瘀相结,停于心包,也可发为本病。本病为本虚标实之证。本虚以气虚为主,标实表现为瘀血痰湿突出。对于本病的中医病因病机可分为外邪犯肺、痰热互结、瘀血内阻、痰饮内停、阴虚内热五个方面。

中医学无此病名,就其症状表现、病因病机而言,属"胸痹""饮证""心悸"等范畴。对于本病的中医病因病机,可分为外邪侵袭、痰饮内停、瘀血阻滞、正虚邪结四个方面:①外邪侵袭,气候变化失常或起居不慎,风热疫毒之邪入侵,或外感风寒入里化热,肺失宣肃,津布失常,痰热内生,邪毒内陷,逆传心包,扰乱神明,则发本病。②痰饮内停,饮食不节。脾胃受损,中焦失运,湿聚为饮,水饮上犯心胸。也可发为此病。③瘀血阻滞,久病入络,血行受阻,瘀血内生,阻滞心脉,也可发为此病。④正虚邪结,大病久病之后,阳气虚弱,中阳不足,水停为饮,痰饮上阻,而发为此病。总之,急性心包炎早期的标实为主,表现为痰饮、痰热瘀血;后期本虚标实,故早期治疗应以化痰逐饮、清热解毒、活血化瘀,后期应化痰益气,活血益气。本病病位在心、心包、肺。

一、中医辨证治疗

 1. 风热外袭证

【临床表现】 发热,微恶风寒,头痛,口干,微渴,或有汗,舌边尖红赤,脉浮数。

【治　法】 辛凉解表。

【方药1】 银翘散(《温病条辨》)加减。

金银花12克	连翘12克	桔梗3克	薄荷6克
竹叶6克	生甘草5克	荆芥5克	淡豆豉5克
牛蒡子9克	蒲公英6克		

【方　解】 金银花、连翘为君,辛凉透邪清热,还可芳香辟秽解毒。薄荷、牛蒡子、蒲公英疏散风热而利咽喉。荆芥、豆豉,助君药透散以助驱邪;桔梗宣肺利咽,甘草清热解毒;竹叶清泄上焦以除烦。甘草调和药性。

【加　减】 ①热夹湿浊,加藿香9克,郁金9克。②津伤渴甚者,加天花粉9克。③热毒较甚,加马勃9克,玄参9克。④咽喉红肿疼痛者,加玄参9克,板蓝根9克清热利咽。

【方药2】 桑菊饮(《温病条辨》)加减。

桑叶10克	菊花9克	杏仁6克	连翘10克
薄荷6克	桔梗12克	生甘草6克	芦根10克
知母9克			

【方　解】 桑叶、菊花甘凉轻清,疏散上焦风热,且桑叶善走肺络、清泻肺热为主药。薄荷助桑、菊疏散上焦之风热;杏仁、桔梗以宣肺止咳;连翘苦寒清热解毒;芦根甘寒清热生津止渴;知母清泄热气,共为佐药;甘草调和诸药,且有疏风清热、宣肺止咳作用,为使药。

【加　减】 ①气粗似喘,燥在气分者,加石膏9克以清解气分之热。②舌绛,暮热甚燥,邪初入营,加玄参9克,犀角9克以清营分热。③在血分者,去薄荷、苇根,加细生地、玉竹、丹皮各6克。④肺热甚,加黄芩9克,渴甚者,加天花粉9克以生津止咳。⑤咳嗽咳血者,加白茅根6克,茜草根6克凉血止血。

【方药3】 麻杏石膏汤(《伤寒论》)加减。

麻黄9克	石膏(先煎)20克	苦杏仁9克	炙甘草6克
荆芥12克			

【方　解】 石膏辛寒,辛能解肌透热,寒可泻热于肺,使肺热清,则喘咳自宁,

故石膏在方中的作用有二:一是透热于外:二是泻热于内。麻黄宣肺解表而平喘,二药相伍,一立足于宣肺,一立足于清肺,一寒一温,相制为用,石膏用量倍于麻黄,仍不失为辛凉之剂。杏仁降肺气以平喘,与麻黄合用,能增强宣畅气机之功以降逆平喘;荆芥疏散风邪;甘草调和诸药,与石膏相配,能缓石膏之大寒,保护胃气不受其损。

【加　减】　①若表邪未尽,加豆豉 9 克。②风热不解,加银花 9 克,薄荷 9 克。③表郁不畅,增加麻黄用量。④肺热气壅,加桑白皮 9 克,葶苈子 9 克。

【方 药 4】　柴葛解肌汤(《伤寒六书》)加减。

柴胡 9 克	葛根 10 克	甘草 6 克	黄芩 12 克
羌活 9 克	白芷 10 克	赤芍 9 克	白芍 9 克
桔梗 12 克	知母 9 克		

【方　解】　葛根味辛性凉,辛能外透肌热,凉能内清郁热;柴胡味辛性寒,既为"解肌要药",且有疏畅气机之功,又可助葛根外透郁热,二药共为君药。羌活、白芷助君药辛散发表,并止诸痛;黄芩石膏清泄里热,四药俱为臣药。其中葛根配白芷、石膏,清透阳明之邪热;柴胡配黄芩,透解少阳之邪热;羌活发散太阳之风寒,如此配合,三阳兼治,并治阳明为主。桔梗宣畅肺气以利解表;白芍敛阴养血,防止疏散太过而伤阴;知母清热生津,均为佐药。甘草调和诸药而为使药。诸药相配,共成辛凉解肌,兼清里热之剂。

【加　减】　①若无汗而恶寒甚者,可去黄芩,加麻黄增强发散表寒之力,值夏秋可以苏叶 9 克代之。②热邪伤津而见口渴者,宜加天花粉 9 克,加重知母用量以清热生津。③恶寒不明显而里热较甚,见发热重、烦躁、舌质偏红者,宜加金银花 9 克,连翘 9 克,并重用石膏以加强清热之功。

2. 痰饮内停证

【临床表现】　心悸眩晕,胸闷痞满,渴不欲饮,呕吐物多为清水痰涎,胸脘满闷,不思饮食,头眩心悸,或呕而肠鸣,苔白腻,脉滑。

【治　法】　温化痰饮,和胃降逆。

【方 药 1】　苓桂术甘汤(《金匮要略》)加减。

| 茯苓 12 克 | 桂枝 10 克 | 白术 15 克 | 炙甘草 6 克 |
| 党参 10 克 | 黄芪 10 克 | | |

【方　解】　茯苓,甘淡,渗湿健脾,利水化饮,使饮从小便而出。桂枝,温阳化气,布化津液,并能平冲降逆,加强君药化饮利水之功。白术,健脾燥湿,合茯苓增强健脾祛湿之功,合桂枝温运中阳;党参、黄芪益气以行水;炙甘草补脾益气,兼和诸药。四药合用,共奏健脾利湿,温阳化饮之功。

【加　　减】　痰饮犯肺见咳逆咳痰较甚者,加半夏9克,陈皮9克。

【方药2】　小半夏汤(《金匮要略》)加减。

| 半夏9克 | 生姜15克 | 桂枝12克 | 厚朴9克 |
| 砂仁3克 | 甘草3克 | | |

【方　　解】　半夏和胃降逆,燥湿化痰;生姜、桂枝温通血脉,以助君药燥湿化痰之力,生姜配合半夏和胃止呕,还可制约半夏之温燥,一药三用。

【加　　减】　①痰结气滞,可加枳实9克,厚朴9克。②痰浊扰心,可加黄连9克,胆南星9克,石菖蒲9克,远志9克。

【方药3】　苓甘五味姜辛汤(《金匮要略》)加减。

| 茯苓12克 | 猪苓12克 | 甘草9克 | 干姜12克 |
| 细辛3克 | 五味子10克 | | |

【方　　解】　干姜,既温肺散寒以化饮,又温运脾阳以化湿。细辛,取其辛散之性,温肺散寒,助干姜温肺散寒化饮之力;复以茯苓、猪苓健脾渗湿,化饮利水,一以导水饮之邪从小便而去,一以杜绝生饮之源,合干姜温化渗利,健脾助运。为防干姜、细辛耗伤肺气,又佐以五味子敛肺止咳,与干姜、细辛相伍,一温一散一敛,使散不伤正,敛不留邪,且能调节肺司开合之职,为仲景用以温肺化饮的常用组合。使以甘草和中调药。

【加　　减】　①若痰多欲呕者,加半夏9克以温化寒痰,降逆止呕。②咳甚喘急者,加杏仁9克,厚朴9克以降气止咳。③脾虚食少者,可加人参9克,白术9克,陈皮9克以益气健脾。

【方药4】　二陈汤(《太平惠民和剂局方》)加减。

| 半夏9克 | 陈皮5克 | 茯苓12克 | 泽泻12克 |
| 炙甘草6克 | 生姜3片 | 乌梅12克 | |

【方　　解】　半夏辛温性燥,善能燥湿化痰,且又和胃降逆。陈皮,既可理气行滞,又能燥湿化痰。

3. 气滞血瘀证

【临床表现】　胸胁胀闷,走窜疼痛,急躁易怒,胁下痞块,刺痛拒按,妇女可见月经闭止,或痛经,经色紫暗有块,舌质紫暗或见瘀斑,脉涩。

【治　　法】　活血祛瘀,疏肝理气。

【方药1】　复元活血汤(《医学发明》)加减。

| 柴胡12克 | 瓜蒌根10克 | 当归12克 | 红花10克 |
| 甘草6克 | 穿山甲10克 | 大黄6克 | 桃仁10克 |

青皮 12 克　　　　　三七粉(冲服)3 克

【方　解】　方中重用酒制大黄,荡涤凝瘀败血,导瘀下行,推陈致新;柴胡疏肝行气,并可引诸药入肝经。两药合用,一升一降,以攻散胁下之瘀滞,共为君药。桃仁、红花、三七活血祛瘀,消肿止痛;穿山甲破瘀通络,消肿散结;青皮疏肝理气,共为臣药。当归补血活血;瓜蒌根"续绝伤""消仆损瘀血",既能入血分助诸药而消瘀散结,又可清热润燥。甘草缓急止痛,调和诸药。

【加　减】　①瘀重而痛甚者,酌加乳香 9 克,没药 9 克,延胡索 9 克增强活血祛瘀,消肿止痛之功。②气滞重而痛甚者,可加川芎 9 克,香附 9 克,郁金 9 克以增强行气止痛之力。

【方药 2】　失笑散(《太平惠民和剂局方》)加味。

五灵脂 9 克　　　　蒲黄(包煎)9 克　　　柴胡 10 克　　　川芎 12 克
醋 10 毫升

【方　解】　方中五灵脂苦咸甘温,入肝经血分,功擅通利血脉,散瘀止痛;蒲黄甘平,行血消瘀,炒用并能止血,二者相须为用,为化瘀散结止痛的常用组合。柴胡疏肝理气,川芎活血行气。佐调以米醋乃取其活血脉、行药力、化瘀血,以加强五灵脂、蒲黄活血止痛之功,且制五灵脂气味之腥臊。

【加　减】　①若瘀血甚者,可酌加当归 9 克,赤芍 9 克,桃仁 9 克,红花 9 克,丹参 9 克以加强活血祛瘀之力。②若兼见血虚者,可合四物汤同用,以增强养血调经之功。③若疼痛较剧者,可加乳香 9 克,没药 9 克,延胡索 9 克以化瘀止痛。④兼气滞者,可加香附 9 克,川楝子 6 克,或配合金铃子散以行气止痛。⑤兼寒者,加炮姜 9 克,艾叶 9 克,小茴香 6 克以温经散寒。

【方药 3】　柴胡疏肝散(《医学统旨》)加减。

陈皮 12 克　　　柴胡 12 克　　　川芎 12 克　　　香附 9 克
枳壳 10 克　　　赤芍 10 克　　　白芍 12 克　　　炙甘草 6 克
桃仁 10 克　　　红花 9 克

【方　解】　柴胡,主入肝胆,功擅条达肝气而疏郁结。香附,长于疏肝理气,并有良好的止痛作用;川芎疏肝开郁,行气活血,止痛。陈皮、枳壳理气行滞调中;白芍、甘草养血柔肝,缓急止痛;桃仁、红花,活血散瘀。甘草调和诸药为使。诸药相合,共奏疏肝解郁,行气止痛之功。

【加　减】　①若胁肋痛甚者,酌加郁金 6 克,青皮 6 克,当归 6 克,乌药 6 克以增强其行气活血之力。②肝郁化火者,可酌加栀子 6 克,黄芩 6 克,川楝子 6 克以清热泻火。

【方药 4】　金铃子散(《太平圣惠方》)加减。

柴胡 12 克　　　　金铃子 9 克　　　延胡索 15 克　　　郁金 9 克

厚朴 3 克

【方　解】　金铃子,入肝胃经,疏肝行气,清泄肝火;柴胡,疏肝理气。延胡索,行气活血,止痛;郁金,疏肝理气,活血止痛。药简力专,既可疏肝,又可清热,还可活血止痛,使气血畅,肝郁疏,则诸痛止。

【加　减】　①若用治胸胁疼痛,可加香附 9 克。②用治脘腹疼痛,可加木香 9 克,砂仁 4 克,陈皮 6 克。

4. 气阴两伤证

【临床表现】　心胸隐痛,时作时休,心悸气短,动则益甚,伴疲倦乏力,声息低微,面色㿠白,易汗出,舌质淡红,舌体胖且边有齿痕,苔薄白,脉虚细缓或结代。

【治　法】　益气养阴,活血通脉。

【方药 1】　生脉散(《医学启源》)合人参养荣汤(《三因极一病证方论》)加减。

黄芪 20 克　　　　当归 15 克　　　桂心 10 克　　　炙甘草 6 克
橘皮 15 克　　　　白术 15 克　　　人参 10 克　　　白芍 15 克
熟地黄 9 克　　　　五味子 10 克　　茯苓 15 克　　　远志 15 克

【方　解】　本方中熟地黄、当归、白芍,养血之品。人参、黄芪、茯苓、白术、甘草、陈皮,补气之品,血不足而补其气,此阳生则阴长之义。且人参、黄芪、五味子,补肺。甘草、茯苓、白术,健脾。当归、白芍养肝。熟地黄滋肾。远志能通肾气上达于心。桂心能导诸药入营生血。五脏交养互益,故能统治诸病。

【加　减】　胸闷、心前区疼痛者加蒲黄 10 克,五灵脂 10 克,丹参 20 克,延胡索 15 克;惊悸、夜卧不宁加柏子仁 1 克,炒酸枣仁 20 克,合欢皮 15 克,夜交藤 20 克;脉结代者(心律失常、多发性室性期前收缩或室上性期前收缩)加炙甘草 20 克,桂枝 6 克,阿胶(烊化冲服)15 克,玉竹 20 克。

【方药 2】　八珍汤(《丹溪心法》)加减。

人参 10 克　　　　白术 15 克　　　茯苓 15 克　　　当归 12 克
川芎 15 克　　　　白芍 15 克　　　熟地黄 10 克　　炙甘草 6 克

【方　解】　本方所治气血两虚证多由久病失治,或病后失调。方中人参与熟地黄相配,益气养血,共为君药。白术、茯苓健脾渗湿,助人参益气补脾！当归、白芍养血和营,助熟地黄滋养心肝,均为臣药。川芎为佐,活血行气,使熟地黄、当归、白芍补而不滞。炙甘草为使,益气和中,调和诸药。

【加　减】　①以血虚为主,眩晕心悸明显者,可加大熟地黄、白芍用量。②以气虚为主,气短乏力明显者,可加大人参、白术用量。③兼见不寐者,可加酸枣仁、五味子各 20 克。

【方药3】　参苏饮(《太平惠民和剂局方》)加减。

木香 18 克	紫苏叶 6 克	葛根 6 克	姜半夏 6 克
前胡 6 克	人参 6 克	茯苓 6 克	枳壳 9 克
桔梗 9 克	炙甘草 9 克	陈皮 9 克	

【加　减】　①胸闷症状较轻,可去木香。②若恶寒发热、无汗严重的,加防风 9 克,荆芥 9 克。③头痛厉害的,加白芷 9 克,川芎 9 克,藁本 9 克。

【方药4】　炙甘草汤(《伤寒论》)加减。

炙甘草 12 克	生姜 9 克	人参 6 克	生地黄 30 克
桂枝 9 克	阿胶 6 克	麦冬 10 克	麻仁 10 克
大枣 6 克	黄酒 10 毫升		

【方　解】　炙甘草、人参、大枣益心气,补脾气,以资气血生化之源;阿胶、麦冬、麻仁滋心阴,养心血,充血脉,共为臣药。佐以桂枝、生姜辛行温通,温心阳,通血脉,诸厚味滋腻之品得姜、桂则滋而不腻。用法中加黄酒煎服,以黄酒辛热,可温通血脉,以行药力,是为使药。

【加　减】　①心气不足者,重用炙甘草、人参。②阴血虚者重用生地黄、麦冬。③心阳偏虚者,改桂枝为肉桂 6 克,加附子 6 克。④阴虚而内热较盛者,易人参为南沙参 9 克,并减去桂枝、生姜、大枣、黄酒,酌加知母 9 克,黄柏 9 克。

二、中成药治疗

1. 肾炎康复片

【药物组成】　人参、西洋参、山药、地黄、杜仲(炒)、土茯苓、白花蛇舌草、黑豆、泽泻、白茅根、丹参、益母草、桔梗。

【功能主治】　益气养阴,健脾补肾,清解余毒。用于气阴两虚,脾肾不足,湿热内停所致的神疲乏力,腰膝酸软,面目、四肢浮肿,头晕耳鸣;慢性肾炎、蛋白尿、血尿见上述证候者。

【临床应用】　急性心包炎因脾肾不足,气阴两虚,水湿内停所致。症见神疲乏力,腰膝酸软,面目、四肢浮肿,头晕耳鸣,舌偏红、边有齿印,苔薄白腻,脉细弱或细数。

【用法用量】　片剂:口服。一次 8 片,一日 3 次。小儿酌减或遵医嘱。

【注意事项】

(1)孕妇禁用。

(2)急性肾炎所致的水肿慎用。

(3)服药期间宜低盐饮食,忌烟酒及辛辣油腻食物。

(4)服药期间禁房事。

2. 益气复脉胶囊(颗粒)

【药物组成】 红参、麦冬、五味子。

【功能主治】 益气复脉,养阴生津。用于气阴两亏引起的心悸,气短,脉微,自汗;冠心病心绞痛和衰老见上述证候者。

【临床应用】 急性心包炎气阴两虚,心脉失养所致,症见胸闷不适,胸痛,乏力气短,自汗,舌淡,少苔,脉细弱。

【用法用量】 胶囊剂:口服,一次 3 粒,一日 2 次。颗粒剂:口服,一次 2～4 粒,一日 2 次。

【注意事项】

(1)宜饭后服用。

(2)服用本品期间忌食辛辣、油腻食物。

(3)服药期间心绞痛发作加剧者应及时救治。

3. 心脑舒口服液

【药物组成】 人参、麦冬、党参、黄芪、五味子。

【功能主治】 补气养阴。用于气阴两虚所致的头晕目眩、失眠、健忘、心悸、怔忡、气短、肢倦、自汗、盗汗。

【临床应用】 急性心包炎因年老体弱,或久病失养,或热病后期,以致气阴两虚而见气短懒言,肢体倦怠,神疲乏力,口干舌燥,心悸,舌淡,苔少,脉细弱。

【用法用量】 口服。一次 10 毫升,一日 2 次;短期突击用药:一次 20 毫升,一日 2～3 次,竞技或工作前服用。

【注意事项】

(1)体实者慎用。

(2)感冒者慎用。

(3)忌食辛辣、油腻、生冷食物。

(4)在治疗失眠时,睡前勿吸烟,勿喝酒、茶和咖啡。

4. 稳心颗粒

【药物组成】 黄精、党参、三七、琥珀、甘松。

【功能主治】 益气养阴,活血化瘀。用于气阴两虚,心脉瘀阻所致的心悸不宁、气短乏力、胸闷胸痛;室性期前收缩、房性期前收缩见上述证候者。

【临床应用】 急性心包炎由于气阴两虚,心脉瘀阻,心神失养所致。症见心悸不宁,怔忡,短气喘息,胸闷不舒,胸痛时作,神疲乏力,心烦少寐,舌黯有瘀点、瘀斑,脉虚或结代。

【用法用量】　开水冲服。一次 1 袋,一日 3 次或遵医嘱。

【注意事项】

(1)孕妇慎用。

(2)忌食生冷食物,忌烟酒、浓茶。

(3)用药时应将药液充分搅匀,勿将杯底药粉丢弃。

(4)危重病人应采取综合治疗方法。

5. 心通口服液

【药物组成】　黄芪、党参、葛根、麦冬、丹参、当归、何首乌、淫羊藿、海藻、昆布、牡蛎、皂角刺、枳实。

【功能主治】　益气活血,化痰通络。用于气阴两虚,痰瘀痹阻所致的胸痹,症见心痛、胸闷、气短、呕恶、纳呆;冠心病心绞痛见上述证候者。

【临床应用】　急性心包炎因气阴两虚,痰瘀阻痹而致。症见心胸疼痛,胸闷,气短,心悸,乏力,心烦,口干,头晕,少寐,舌淡红或黯或有齿痕,苔白腻,脉沉细、弦滑或结代。

【用法用量】　口服。一次 10～20 毫升,一日 2～3 次。

【注意事项】

(1)孕妇禁用。

(2)服本品后泛酸者可于饭后服用。

(3)过敏体质者慎用。

(4)在治疗期间,心绞痛加重持续发作,宜加用硝酸酯类药。若出现剧烈心绞痛、心肌梗死,或见气促、汗出、面色苍白者,应及时救治。

(5)服药期间忌食油腻食物。

6. 益心复脉颗粒

【药物组成】　生晒参、黄芪、丹参、麦冬、五味子、川芎。

【功能主治】　益气养阴,活血复脉。用于气阴两虚、瘀血阻脉所致的胸痹,症见胸痛胸闷、心悸气短、脉结代。

【临床应用】　急性心包炎因气阴两虚,瘀血阻脉,症见心胸隐痛,痛处固定,胸闷不舒,心悸气短,心烦,口干,动则汗出,舌淡红或黯。苔薄或剥,脉细涩或结代。

【用法用量】　开水冲服。一次 15 克,一日 2～3 次。

【注意事项】

(1)孕妇慎用。

(2)心绞痛持续发作,应及时救治。

7. 芪冬颐心口服液

【药物组成】 人参、黄芪、麦冬、茯苓、地黄、龟甲(烫)、丹参、郁金、桂枝、紫石英(煅)、淫羊藿、金银花、枳壳(炒)。

【功能主治】 益气养心,安神止悸。用于气阴两虚所致的心悸、胸闷、胸痛、气短乏力、失眠多梦、自汗、盗汗、心烦;病毒性心肌炎、冠心病心绞痛见上述证候者。

【临床应用】 急性心包炎因气阴两虚,心神失养所致。症见心悸,怔忡,胸闷胸痛,气短乏力,自汗或盗汗,心烦失眠,多梦易惊,眩晕,耳鸣,舌淡红少津,脉细弱。

【用法用量】 口服。一次 20 毫升,一日 3 次,饭后服用,或遵医嘱。28 天为一疗程。

【注意事项】
(1)痰热内盛者不宜使用。
(2)孕妇慎用。
(3)饮食宜清淡。
(4)心绞痛持续发作及心肌炎危重者应及时救治。

8. 黄芪生脉饮

【药物组成】 黄芪、党参、麦冬、五味子。

【功能主治】 益气滋阴,养心补肺。用于气阴两虚所致的心悸气短、胸闷心痛、心烦倦怠;冠心病见上述证候者。

【临床应用】 急性心包炎因气阴不足而致胸闷心痛、心悸,气短,心烦不寐,倦怠懒言,面色少华,舌红嫩少津,脉细弱无力或结代。

【用法用量】 口服。一次 10 毫升,一日 3 次。
【注意事项】 宜饭后服用。

9. 心荣口服液

【药物组成】 黄芪、地黄、赤芍、麦冬、五味子、桂枝。

【功能主治】 助阳,益气,养阴。用于心阳不振、气阴两虚所致的胸痹,症见胸闷隐痛、心悸气短、头晕目眩、倦怠懒言、面色少华;冠心病见上述证候者。

【临床应用】 急性心包炎因心阳不振,气阴两亏,心脉瘀阻所致。症见胸闷,心前区隐痛,心悸,气短,头晕目眩,倦怠懒言,面色少华。

【用法用量】 口服。一次 2 支,一日 3 次,疗程 6 周,或遵医嘱。

【注意事项】

(1)饮食宜清淡。

(2)本品久置可沉淀,摇匀后服用。

(3)心绞痛持续发作,应及时救治。

 ## 10. 生脉饮(胶囊)

【药物组成】　红参、麦冬、五味子。

【功能主治】　益气复脉,养阴生津。用于气阴两亏,心悸气短,脉微自汗。

【临床应用】　急性心包炎因气阴两虚所致,症见胸痛胸闷,心悸气短,头晕乏力,舌微红,脉微细。

【用法用量】　生脉饮:口服。一次 10 毫升,一日 3 次。胶囊剂:口服。一次 3 粒,一日 3 次。

【注意事项】

(1)里实证及表证未解者慎用。

(2)忌食辛辣、油腻食物。

(3)在治疗期间,心绞痛持续发作者,宜加用硝酸酯类药。若出现剧烈心绞痛、心肌梗死,见气促、汗出、面色苍白者,应及时救治。

 ## 11. 益心通脉颗粒

【药物组成】　黄芪、人参、丹参、川芎、郁金、北沙参、玄参、炙甘草。

【功能主治】　益气养阴,活血通络。用于气阴两虚、瘀血阻络所致的胸痹,症见胸闷心痛、心悸气短、倦怠汗出、咽喉干燥;冠心病心绞痛见上述证候者。

【临床应用】　急性心包炎因气阴两虚,瘀血阻脉而致。症见胸闷心痛,心悸,气短,倦怠,汗出,咽喉干燥,头晕,乏力,舌淡红或黯或有瘀斑,苔少,脉细数或结代。

【用法用量】　温开水冲服。一次 1 袋,一日 3 次。四周为一疗程,或遵医嘱。

【注意事项】

(1)孕妇慎用。

(2)服用本品同时忌食辛辣、油腻食物。

(3)心绞痛持续发作及严重心律失常者,应及时救治。

12. 益心舒胶囊

【药物组成】　人参、黄芪、丹参、麦冬、五味子、川芎、山楂。

【功能主治】　益气复脉,活血化瘀,养阴生津。用于气阴两虚,瘀血阻脉所致的胸痹,症见胸痛胸闷、心悸气短、脉结代;冠心病心绞痛见上述证候者。

【临床应用】 急性心包炎因气阴两虚,瘀血阻脉而致。症见胸闷隐痛,心悸,气短,动则汗出,头晕,乏力,心烦失眠,面色不华,舌淡红或紫黯或有瘀斑,苔少,脉细数或结代。

【用法用量】 口服。一次 3 粒,一日 3 次。

【注意事项】

(1)孕妇及月经期妇女慎用。

(2)忌食辛辣、油腻食物。

(3)心绞痛持续发作及严重心律失常者,应及时救治。

13. 康尔心胶囊

【药物组成】 人参、麦冬、三七、丹参、山楂、枸杞子、何首乌。

【功能主治】 益气养阴,活血止痛。用于气阴两虚、瘀血阻络所致的胸痹,症见胸闷心痛、心悸气短、腰膝酸软、耳鸣眩晕;冠心病心绞痛见上述证候者。

【临床应用】 急性心包炎因气阴亏虚,血瘀络阻,心脉失养所致。症见胸闷不适,心前区疼痛,或隐痛或刺痛,心悸不安,腰膝酸软,耳鸣,眩晕,舌淡红或有瘀点,脉细无力。

【用法用量】 口服。一次 4 粒,一日 3 次。

【注意事项】

(1)孕妇、经期妇女慎用。

(2)心绞痛持续发作者应及时救治。

(3)饮食宜清淡。

14. 洛布桑胶囊

【药物组成】 红景天、冬虫夏草、手参。

【功能主治】 益气养阴,活血通脉。用于气阴两虚、心血瘀阻所致的胸痹心痛、胸闷、胸部刺痛或隐痛、心悸气短、倦怠懒言、头晕目眩、面色少华等症。冠心病、心绞痛见上述证候者。

【临床应用】 急性心包炎因心气不足,心阴亏虚,心血瘀阻而致胸闷,胸前区刺痛或隐痛,不寐,心悸,少气懒言,头晕目眩,面色无华,倦怠乏力,脉细涩无力。

【用法用量】 口服。一次 2 粒,一日 3 次。或遵医嘱。

【注意事项】

(1)宜饭后服用。

(2)心绞痛持续发作者应及时救治。

15. 血府逐瘀口服液(胶囊)

【药物组成】 炒桃仁、红花、生地黄、川芎、赤芍、当归、牛膝、柴胡、桔梗、麸炒枳壳、甘草。

【功能主治】 活血祛瘀,行气止痛。用于气滞血瘀所致的胸痹、头痛日久、痛如针刺而有定处、内热烦闷、心悸失眠、急躁易怒。

【临床应用】 急性心包炎因气滞血瘀,心脉闭塞而致。症见胸痛,痛如针刺而有定处,烦躁,心悸,气短,舌黯红或有瘀斑,脉弦紧或涩。

【用法用量】 口服液:口服。一次 10 毫升,一日 3 次;或遵医嘱。胶囊剂:口服。一次 6 粒,一日 2 次;一个月为一疗程。

【注意事项】

(1)孕妇禁用。

(2)气虚血瘀者慎用。

(3)忌食生冷、油腻食物。

(4)在治疗期间若心痛持续发作,宜加用硝酸酯类药。如出现剧烈心绞痛、心肌梗死,应及时救治。

16. 心可舒胶囊(片)

【药物组成】 丹参、葛根、三七、山楂、木香。

【功能主治】 活血化瘀,行气止痛。用于气滞血瘀引起的胸闷、心悸、头晕、头痛、颈项疼痛;冠心病心绞痛、高血脂、高血压、心律失常见上述证候者。

【临床应用】 急性心包炎因气滞血瘀,心脉闭阻所致。症见疼痛剧烈,心前区憋闷,痛有定处,两胁胀痛,气短,心悸,头晕,舌质紫黯或瘀斑,脉弦涩或结代。

【用法用量】 胶囊剂:口服。一次 4 粒,一日 3 次;或遵医嘱。片剂:口服。一次 4 片(小片)2 片(大片),一日 3 次,或遵医嘱。

【注意事项】

(1)孕妇禁用。

(2)气虚血瘀、痰瘀互阻之胸痹、心悸者不宜单用。

(3)出血性疾病及有出血倾向者慎用。

(4)忌食生冷、辛辣、油腻食物,忌烟酒、浓茶。

(5)在治疗期间,心绞痛持续发作宜加用硝酸酯类药。如果出现剧烈心绞痛、心肌梗死等,应及时救治。

(6)脑梗死发作期应及时留观,待病情稳定后方可用药。

17. 冠脉宁片

【药物组成】 丹参、葛根、延胡索(醋制)、郁金、血竭、乳香(炒)、没药(炒)、桃仁(炒)、红花、当归、鸡血藤、制何首乌、黄精(蒸)、冰片。

【功能主治】 活血化瘀,行气止痛。用于气滞血瘀所致的胸痹,症见胸闷、心前区刺痛、心悸、舌质紫黯、脉沉弦;冠心病心绞痛见上述证候者。

【临床应用】　急性心包炎多因气滞血瘀、瘀阻心脉所致。症见胸闷而痛,或胸痛隐隐,痛有定处,舌黯红苔薄,脉弦涩。

【用法用量】　口服。一次5片,一日3次;或遵医嘱。

【注意事项】

(1)孕妇禁用。

(2)脾胃虚弱、年老体衰者不宜长期使用。

(3)有出血倾向或出血性疾病者慎用。

(4)忌食生冷、辛辣、油腻食物,忌烟酒、浓茶。

(5)在治疗期间,心绞痛持续发作,宜加用硝酸酯类药。如果出现剧烈心绞痛、心肌梗死等,应及时救治。

(6)本品含乳香、没药,胃弱者慎用。

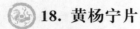

18. 黄杨宁片

【药物组成】　环维黄杨星 D。

【功能主治】　行气活血、通络止痛。用于气滞血瘀所致的胸痹心痛、脉结代;冠心病、心律失常见上述证候者。

【临床应用】　急性心包炎多因瘀血闭阻所致。症见胸部疼痛,痛处固定,甚或痛引肩背,或心悸不宁,舌质紫黯或有瘀斑,脉弦涩。

【用法用量】　口服。一次1～2毫克,一日2～3次。

【注意事项】

(1)孕妇禁用。

(2)月经期妇女慎用。

(3)在治疗期间,心绞痛持续发作,宜加用硝酸酯类药。若出现剧烈心绞痛,心肌梗死,应及时急诊救治。

(4)饮食宜清淡。忌食生冷、辛辣、油腻食物,忌烟酒、浓茶。

19. 保心宁胶囊

【药物组成】　丹参干浸膏、枳壳干浸膏、当归干浸膏、三七。

【功能主治】　活血化瘀,行气止痛,用于冠心病心绞痛、心律失常气滞血瘀证。

【临床应用】　急性心包炎因气滞血瘀,心脉痹阻所致。症见胸闷气短,胸部刺痛,固定不移,舌质紫黯或有瘀斑,脉弦涩或结代。

【用法用量】　口服,一次2～4粒,一日3次。

【注意事项】

(1)孕妇禁用。

(2)宜饭后服用。

20. 冠心安口服液

【药物组成】　川芎、三七、延胡索(醋炙)、牛膝、降香、珍珠母、野菊花、柴胡、桂枝、半夏(炙)、首乌藤、茯苓、大枣、冰片、炙甘草。

【功能主治】　活血行气,宽胸散结。用于气滞血瘀所致的胸痹,症见胸闷心悸、心前区刺痛;冠心病心绞痛见上述证候者。

【临床应用】　急性心包炎由气滞血瘀,脉络瘀阻所致。症见胸闷而痛,气短,烦躁,舌紫暗或有瘀斑,脉沉涩。

【用法用量】　口服。一次 10 毫升,一日 2～3 次。

【注意事项】

(1)孕妇禁用。

(2)气阴不足胸痹心痛者慎用。

(3)忌食生冷、辛辣、油腻食物,忌烟酒、浓茶。

(4)治疗期间心绞痛持续发作,宜加用硝酸酯类药。如果出现剧烈心绞痛、心肌梗死等,应及时救治。

21. 麝香保心丸

【药物组成】　人工麝香、人参提取物、肉桂、苏合香、蟾酥、人工牛黄、冰片。

【功能主治】　芳香温通,益气强心。用于气滞血瘀所致的胸痹,症见心前区疼痛、固定不移;心肌缺血所致的心绞痛、心肌梗死见上述证候者。

【临床应用】　急性心包炎由气滞血瘀,脉络闭塞所致。症见胸痹,胸闷,心前区疼痛,痛处固定不移,舌质黯红或紫,脉弦涩。

【用法用量】　口服。一次 1～2 丸,一日 3 次;或症状发作时服用。

【注意事项】

(1)孕妇禁用。

(2)不宜与洋地黄类药物同用。

(3)心绞痛持续发作,服药后不能缓解时应加用硝酸甘油等药物。如出现剧烈心绞痛,心肌梗死,应及时救治。

(4)忌食生冷、辛辣、油腻食物。勿食过饱,忌烟酒。

22. 速效救心丸

【药物组成】　川芎、冰片。

【功能主治】　行气活血,祛瘀止痛,增加冠脉血流量,缓解心绞痛。用于气滞血瘀型冠心病,心绞痛。

【临床应用】　急性心包炎因气滞血瘀,心脉闭阻所致。症见胸闷而痛,或心悸,或痛有定处或牵引左臂内侧,舌紫黯苔薄,脉细涩。

【用法用量】　含服。一次 4～6 粒,一日 3 次;急性发作时,一次 10～15 粒。

【注意事项】

(1)孕妇禁用。

(2)气阴两虚、心肾阴虚之胸痹心痛者慎用。

(3)有过敏史者慎用。

(4)忌食生冷、辛辣、油腻食物,忌烟酒、浓茶。

(5)伴中重度心力衰竭的心肌缺血者慎用。

(6)在治疗期间,心绞痛持续发作宜加用硝酸酯类药。如果出现剧烈心绞痛、心肌梗死等,应及时救治。

23. 复方丹参气雾剂

【药物组成】　丹参干浸膏、三七、冰片。

【功能主治】　活血化瘀,理气止痛。用于气滞血瘀所致的胸痹,症见胸闷、心前区刺痛;冠心病心绞痛见上述证候者。

【临床应用】　急性心包炎由气滞血瘀,阻塞心脉所致。症见胸前闷痛。或卒然心痛如绞,痛有定处,甚则胸痛彻背,背痛彻胸,舌紫黯或有瘀斑,脉弦涩或结代。

【用法用量】　口腔喷雾。一次喷 3～5 下,一日 3 次,或遵医嘱。

【注意事项】

(1)孕妇禁用。

(2)寒凝血瘀胸痹心痛者不宜使用。

(3)本品用于心绞痛发作时,中病则止,忌食生冷、辛辣、油腻食物,忌烟酒、浓茶。

(4)在治疗期间,心绞痛持续发作,宜加用硝酸酯类药。如果出现剧烈心绞痛、心肌梗死等,应及时救治。

24. 山玫胶囊

【药物组成】　山楂叶、刺玫果。

【功能主治】　益气化瘀。用于冠心病、脑动脉硬化气滞血瘀证,症见胸痛、痛有定处、胸闷憋气,或眩晕、心悸、气短、乏力、舌质紫黯。

【临床应用】　急性心包炎因气虚血瘀所致。症见胸痛隐隐,或痛有定处,遇劳加重,心悸气短,倦怠乏力或少气懒言,舌质紫黯或有瘀点,脉虚缓。

【用法用量】　口服。一次 3 粒,一日 3 次;或遵医嘱。

【注意事项】

(1)孕妇慎用。

(2)在治疗期间,心绞痛持续发作,宜加用硝酸酯类药。如果出现剧烈心绞痛、心肌梗死等,应及时救治。

(3)忌食生冷、辛辣、油腻食物,忌烟酒、浓茶。

第17章 慢性心包炎

心包炎是指心包的壁层和脏层发生炎症,常并发心肌炎或心内膜炎。慢性者常伴有心包粘连、缩窄,均可造成静脉瘀血和动脉缺血的临床表现。

慢性心包炎起病隐匿,常于急性心包炎数月至数年后发生心包缩窄。主要症状为呼吸困难,其次可有腹胀、乏力、心悸、肝区疼痛等。体征有肝肿大,颈静脉怒张及下肢水肿,可有 Kussmaul 征,即吸气时静脉更加扩张。心脏体征包括心尖跳动不易触及,心浊音界正常,心音减低,可以听到心包叩击音,晚期病人可出现房颤、动脉压降低、脉压变小、奇脉不明显等体征。

该病属中医学"心痛""胸痹""喘咳""心悸""痰饮"等范畴。中医辨证治疗时可根据其相应临床表现辨证论治。查阅相关临床资料发现慢性心包炎患者易出现心气不足,心阳亏虚。心肺同为上焦之官,共处胸中,气血相通。心气虚损易致肺气不足,心火耗伤而致脾土受损,肺脾同为津液水液运化之脏,两脏亏虚,易致水饮内停,上储于肺而为痰证。临床上慢性心包炎患者常表现为阳气亏虚、气血两虚、气虚痰瘀等。

一、中医辨证治疗

1. 气阴两虚证

【临床表现】 心胸隐痛,时作时休,心悸气短,动则益甚,伴倦怠乏力,声息低微,面色㿠白,易汗出,舌质淡红,舌体胖且边有齿痕,苔薄白,脉虚细缓或结代。

【治 法】 益气养阴,活血通脉。

【方 药1】 生脉散(《医学启源》)加减。

人参 15 克　　　麦冬 10 克　　　五味子 10 克　　玄参 9 克
沙参 10 克　　　牡丹皮 12 克

【方 解】 方中人参甘温,益元气,补肺气,生津液,故为君药。麦冬甘寒养阴清热,润肺生津。人参、麦冬合用,则益气养阴之功益彰。五味子酸温,敛肺止汗,生津止渴;玄参滋肾润肺,二者为佐药。四药合用,一补一润一敛,益气养阴,生津止渴,敛阴止汗,使气复津生,汗止阴存,气充脉复,故名"生脉"。

【加　减】　①方中人参性味甘温,若属阴虚有热者,可用西洋参 9 克代替。②病情急重者全方用量宜加重。

【方药2】　人参养荣汤(《三因极一病证方论》)加减。

人参 12 克	白术 15 克	茯苓 10 克	甘草 6 克
陈皮 12 克	黄芪 15 克	当归 12 克	白芍 10 克
熟地黄 9 克	五味子 10 克	桂心 9 克	远志 12 克
生姜 2 片	大枣 20 克		

【方　解】　熟地黄、当归、白芍,养血之品,合用以滋阴养血。人参、黄芪益气健脾,以资生化之源。茯苓、白术健脾燥湿,助脾生化;陈皮理气行滞,甘草和人参、白芍药酸甘化阴;远志能通肾气上达于心;桂心能导诸药入营生血。甘草、生姜、大枣调和诸药兼为使药。纵观全方,五脏交养互益,故能统治诸病,而其要则归于养荣也。

【加　减】　①阴虚内热,五心烦热者,加生地黄 9 克,知母 9 克,鳖甲 9 克清退虚热。②伴汗出者,加山茱萸 9 克,麻黄 6 克增加敛阴止汗之力。

【方药3】　炙甘草汤(《伤寒论》)加减。

炙甘草 12 克	生姜 10 克	人参 10 克	生地黄 20 克
桂枝 15 克	阿胶 6 克	麦冬 10 克	麻仁 10 克
大枣 30 克	黄酒 10 毫升		

【方　解】　方中重用生地黄滋阴养血为君,《名医别录》谓地黄"补五脏内伤不足,通血脉,益气力"。炙甘草、人参、大枣,益心气,补脾气,以资气血生化之源;阿胶、麦冬、麻仁滋心阴,养心血,充血脉,共为臣药。桂枝、生姜辛行温通,温心阳,通血脉,诸厚味滋腻之品得姜、桂则滋而不腻。用法中加黄酒煎服,以黄酒辛热,可温通血脉,以行药力,是为使药。

【加　减】　①偏于心气不足者,重用炙甘草、人参。②偏于阴血虚者重用生地黄、麦冬。③心阳偏虚者,易桂枝为肉桂 6 克,加附子 9 克以增强温心阳之力。④阴虚而内热较盛者,易人参为南沙参 9 克,并减去桂、姜、枣、酒,酌加知母 6 克,黄柏 6 克,则滋阴液降虚火之力更强。

【方药4】　加减复脉汤(《温病条辨》)加减。

| 炙甘草 18 克 | 生地黄 18 克 | 白芍 18 克 | 麦冬 15 克 |
| 阿胶 9 克 | 麻仁 9 克 | 人参 9 克 | |

【方　解】　方中重用生地黄滋阴养血为君。炙甘草、人参,二者合用益气健

脾,以资气血生化之源;阿胶、麦冬、麻仁,滋心阴,养心血,充血脉,共为臣药。白芍酸寒敛阴,合甘草酸甘化阴,并能和中缓急。全方寓酸敛于滋润之中,重在滋液敛阴而复脉,有温凉通敛之意。

【加　减】　心悸怔忡较重者,加酸枣仁9克,柏子仁9克以助养心定悸之效。

2. 心血瘀阻证

【临床表现】　心悸不安,心胸憋闷不舒,疼痛时作,痛如针刺,唇甲青紫,舌质紫暗或有瘀斑,脉涩或结或代。

【治　法】　活血化瘀,理气通络。

【方药1】　桃仁红花煎(《陈素庵妇科补解》)加减。

红花12克	当归9克	桃仁12克	香附9克
延胡索9克	赤芍9克	川芎9克	丹参9克
生地黄9克	青皮6克		

【方　解】　桃仁、红花,活血化瘀。丹参去旧血以生新血,赤芍、川芎,增强君药活血化瘀之力。佐以延胡索、香附、青皮理气通脉止痛;生地黄、当归养血活血。

【加　减】　①气滞血瘀者,加柴胡9克,枳壳9克。②兼见气虚者,加黄芪9克,党参9克。③兼血虚者,加枸杞子9克,熟地黄9克。④兼阴虚者,加麦冬9克,玉竹9克。

【方药2】　血府逐瘀汤(《医林改错》)加减。

桃仁12克	当归9克	赤芍9克	牛膝9克
川芎5克	桔梗5克	柴胡9克	枳壳6克
生地黄9克	甘草3克	红花9克	

【方　解】　桃仁,破血祛瘀。当归、红花、赤芍、牛膝、川芎助君活血祛瘀之力,其中牛膝且能通行血脉,引瘀血下行。柴胡疏肝理气,升达清阳;桔梗开宣肺气,载药上行入胸中,使气行则血行;生地黄清热以除瘀热,合当归又滋阴养血,使祛瘀而不伤正。甘草调和诸药为使。各药配伍,使血活气行,诸症自愈。

【加　减】　①若瘀痛入络,可加全蝎9克,穿山甲9克,地龙9克以破血通络止痛。②气机郁滞较重,加川楝子9克,香附9克,青皮9克以疏肝理气止痛。

【方药3】　桃红四物汤(《医垒元戎》)加减。

| 桃仁12克 | 红花9克 | 熟地黄9克 | 当归9克 |
| 赤芍9克 | 白芍9克 | 川芎9克 | |

【方　解】　桃仁、红花,破血祛瘀。熟地黄、当归滋阴补血,养血活血;赤芍活血祛瘀,白芍养血敛阴,川芎畅达血脉。全方可使血滞得散,血虚得补。

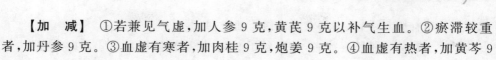

【加　减】　①若兼见气虚,加人参 9 克,黄芪 9 克以补气生血。②瘀滞较重者,加丹参 9 克。③血虚有寒者,加肉桂 9 克,炮姜 9 克。④血虚有热者,加黄芩 9 克,牡丹皮 9 克。

【方 药 4】　丹参饮(《时方歌括》)加减。

| 丹参 15 克 | 檀香 10 克 | 砂仁 10 克 | 五灵脂 10 克 |
| 蒲黄(包煎)6 克 | 玉竹 10 克 | 沙参 10 克 | |

【方　解】　丹参,活血祛瘀,通经止痛。檀香、砂仁,行气温中,以助活血。五灵脂、蒲黄,活血祛瘀,散结止痛。全方药简力专,能活血祛瘀并能行气,为气血并治之方。

【加　减】　①若瘀血甚者,可酌加当归 9 克,赤芍 9 克,川芎 9 克,桃仁 9 克,红花 9 克以加强活血祛瘀之力。②若兼见血虚者,可合四物汤同用,以增强养血调经之功。③若疼痛较剧者,可加乳香 9 克,没药 9 克,延胡索 9 克以化瘀止痛。④兼气滞者,可加香附 9 克,川楝子 9 克以行气止痛。

3. 心肾阳虚证

【临床表现】　心悸怔忡,形寒肢冷,肢体浮肿,小便不利,神疲乏力,腰膝酸冷,唇甲青紫,舌淡紫,苔白滑,脉弱。

【治　法】　温补阳气,振奋心阳。

【方 药 1】　参附汤(《济生续方》)加减。

| 人参 15 克 | 炮附子(先煎)12 克 | 黄芪 15 克 | 桂枝 15 克 |
| 炙甘草 9 克 | | | |

【方　解】　人参,药性甘温,大补元气以固脱,益脾肺之气以固后天之本,使脾肺之气旺则五脏之气旺;大辛大热之炮附子,温壮肾阳,大补先天之本,使先天之阳生则一身之阳生。臣以黄芪,助人参益气,桂枝助附子温阳。四药相伍,共奏回阳、益气、固脱之功。

【加　减】　①寒湿相搏,肢体重痛者,去人参,加白术 9 克以健脾祛湿。②休克危症急救时常加生龙骨 12 克,生牡蛎 12 克,白芍 9 克敛汗潜阳,固脱强心。

【方 药 2】　右归饮(《景岳全书》)加减。

熟地黄 15 克	山药 10 克	山茱萸 10 克	枸杞子 12 克
炙甘草 6 克	杜仲 10 克	肉桂 9 克	制附子(先煎)12 克
鹿角胶 9 克	桂枝 12 克		

【方　解】　方中以附子、肉桂、鹿角胶为君药,温补肾阳,填精补髓。熟地黄、枸杞子、山茱萸、山药滋阴益肾,养肝补脾。杜仲补益肝肾,强筋壮骨;桂枝,温通血

脉。炙甘草补脾和中,且用汤求急。诸药配合,共奏温补肾阳之功。

【加　减】①腰膝疼痛者,加菟丝子9克,加重杜仲用量。②营血亏虚者,加当归9克养血活血。

【方药3】　肾气丸(《金匮要略》)加减。

地黄9克	山药15克	山茱萸9克	茯苓10克
牡丹皮9克	泽泻12克	桂枝5克	熟附子(先煎)15克
牛膝12克	车前子(包煎)10克		

【方　解】　附子,大辛大热,温阳补火;桂枝,温通阳气,二药相合,补肾阳之虚,助气化之复,共为君药。生地黄滋补肾精;山茱萸、山药补益肝脾之精,共为臣药。泽泻、茯苓、车前子淡渗利湿,配伍桂枝温化痰饮;牡丹皮活血散瘀;牛膝入肝肾经,引血下行。

【加　减】①若畏寒肢冷较甚者,可将桂枝改为肉桂9克,并加重桂、附之量,以增温补肾阳之效。②兼痰饮咳喘者,加姜9克,细辛6克,半夏9克以温肺化饮。③夜尿多者,可加巴戟天9克,益智仁9克,金樱子9克,芡实9克以助温阳固摄之功。

【方药4】　保元汤(《博爱心鉴》)加减。

| 人参12克 | 黄芪15克 | 肉桂9克 | 甘草6克 |
| 生姜3片 | 大枣30克 | | |

【方　解】　人参,大补元气,固护原有之气。重用黄芪,以增强人参益气之功。配伍少量肉桂,引火归元,使气得生。甘草调和诸药为使,且可配合人参健脾益气,一药两用。

【加　减】①心胸疼痛者,加郁金9克,川芎9克,丹参9克活血定痛。②形寒肢冷,阳虚较重者加附子9克,巴戟天9克温补阳气。

二、中成药治疗

1. 益气复脉胶囊(颗粒)

【药物组成】　红参、麦冬、五味子。

【功能主治】　益气复脉,养阴生津。用于气阴两亏引起的心悸,气短,脉微,自汗;冠心病心绞痛和衰老见上述证候者。

【临床应用】　慢性心包炎气阴两虚,心脉失养所致,症见胸闷不适,胸痛,乏力气短,自汗,舌淡,苔少,脉细弱。

【用法用量】　胶囊剂:口服,一次3粒,一日2次。颗粒剂:口服,一次2～4

粒,一日 2 次。

【注意事项】

(1)宜饭后服用。

(2)服用本品期间忌食辛辣、油腻食物。

(3)服药期间心绞痛发作加剧者应及时救治。

 2. 心脑舒口服液

【药物组成】　人参、麦冬、党参、黄芪、五味子。

【功能主治】　补气养阴。用于气阴两虚所致的头晕目眩、失眠、健忘、心悸、怔忡、气短、肢倦、自汗、盗汗。

【临床应用】　慢性心包炎因年老体弱,或久病失养,或热病后期,以致气阴两虚而见气短懒言,肢体倦怠,神疲乏力,口干舌燥,心悸,舌淡,苔少,脉细弱。

【用法用量】　口服。一次 10 毫升,一日 2 次;短期突击用药:一次 20 毫升,一日 2～3 次,竞技或工作前服用。

【注意事项】

(1)体实者慎用。

(2)感冒者慎用。

(3)忌食辛辣、油腻、生冷食物。

(4)在治疗失眠时,睡前勿吸烟,勿喝酒、茶和咖啡。

 3. 稳心颗粒

【药物组成】　黄精、党参、三七、琥珀、甘松。

【功能主治】　益气养阴,活血化瘀。用于气阴两虚,心脉瘀阻所致的心悸不宁、气短乏力、胸闷胸痛;室性期前收缩、房性期前收缩见上述证候者。

【临床应用】　慢性心包炎由于气阴两虚,心脉瘀阻,心神失养所致。症见心悸不宁,怔忡,短气喘息,胸闷不舒,胸痛时作,神疲乏力,心烦少寐,舌黯有瘀点、瘀斑,脉虚或结代。

【用法用量】　开水冲服。一次 1 袋,一日 3 次或遵医嘱。

【注意事项】

(1)孕妇慎用。

(2)忌食生冷食物,忌烟酒、浓茶。

(3)用药时应将药液充分搅匀,勿将杯底药粉丢弃。

(4)危重病人应采取综合治疗方法。

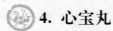 **4. 心宝丸**

【药物组成】　附子、鹿茸、人参、肉桂、洋金花、三七、麝香、蟾酥、冰片。

【功能主治】 温补心肾,活血通脉。用于心肾阳虚、心脉瘀阻所致的心悸,症见畏寒肢冷、动则喘促、心悸气短、下肢肿胀、脉结代;冠心病,心功能不全、病态窦房结综合征见上述证候者。

【临床应用】 慢性心包炎因心肾阳虚,无力运血,心脉瘀阻所致。症见畏寒肢冷,动则喘促,心悸气短,下肢肿胀,脉结代。

【用法用量】 口服。慢性心功能不全按心功能1、2、3级一次分别用120、240、360毫克,一日3次,一疗程为2个月;心功能正常后改为日维持量60～120毫克。病窦综合征病情严重者一次300～600毫克,一日3次,疗程为3～6个月。其他心律失常(期外收缩)及房颤、心肌缺血或心绞痛一次120～240毫克,一日3次,一个疗程为1～2个月。

【注意事项】

(1)孕妇、经期妇女禁用。

(2)青光眼患者禁用。

(3)本品不宜过量、久用。

(4)阴虚内热、肝阳上亢、痰火内盛者不宜使用。

(5)正在服用洋地黄类药物者慎用。

5. 芪冬颐心口服液

【药物组成】 人参、黄芪、麦冬、茯苓、地黄、龟甲(烫)、丹参、郁金、桂枝、紫石英(煅)、淫羊藿、金银花、枳壳(炒)。

【功能主治】 益气养心,安神止悸。用于气阴两虚所致的心悸、胸闷、胸痛、气短乏力、失眠多梦、自汗、盗汗、心烦;病毒性心肌炎、冠心病心绞痛见上述证候者。

【临床应用】 慢性心包炎因气阴两虚,心神失养所致。症见心悸,怔忡,胸闷胸痛,气短乏力,自汗或盗汗,心烦失眠,多梦易惊,眩晕,耳鸣,舌淡红少津,脉细弱。

【用法用量】 口服。一次20毫升,一日3次,饭后服用,或遵医嘱。28天为一疗程。

【注意事项】

(1)痰热内盛者不宜使用。

(2)孕妇慎用。

(3)饮食宜清淡。

(4)心绞痛持续发作及心肌炎危重者应及时救治。

6. 心荣口服液

【药物组成】 黄芪、生地黄、赤芍、麦冬、五味子、桂枝。

【功能主治】 助阳,益气,养阴。用于心阳不振、气阴两虚所致的胸痹,症见胸闷隐痛、心悸气短、头晕目眩、倦怠懒言、面色少华;冠心病见上述证候者。

【临床应用】 慢性心包炎因心阳不振,气阴两亏,心脉瘀阻所致。症见胸闷,心前区隐痛,心悸,气短,头晕目眩,倦怠懒言,面色少华,舌淡,苔少,脉细弱。

【用法用量】 口服。一次 2 支,一日 3 次,疗程 6 周,或遵医嘱。

【注意事项】

(1)饮食宜清淡。

(2)本品久置可沉淀,摇匀后服用。

(3)心绞痛持续发作,应及时救治。

7. 冠脉宁片

【药物组成】 丹参、葛根、延胡索(醋制)、郁金、血竭、乳香(炒)、没药(炒)、桃仁(炒)、红花、当归、鸡血藤、制何首乌、黄精(蒸)、冰片。

【功能主治】 活血化瘀,行气止痛。用于气滞血瘀所致的胸痹,症见胸闷、心前区刺痛、心悸、舌质紫黯、脉沉弦;冠心病心绞痛见上述证候者。

【临床应用】 慢性心包炎多因气滞血瘀、瘀阻心脉所致。症见胸闷而痛,或胸痛隐隐,痛有定处,舌黯红苔薄,脉弦涩。

【用法用量】 口服。一次 5 片,一日 3 次;或遵医嘱。

【注意事项】

(1)孕妇禁用。

(2)脾胃虚弱,年老体衰者不宜长期使用。

(3)有出血倾向或出血性疾病者慎用。

(4)忌食生冷、辛辣、油腻食物,忌烟酒、浓茶。

(5)在治疗期间,心绞痛持续发作,宜加用硝酸酯类药。如果出现剧烈心绞痛、心肌梗死等,应及时救治。

(6)本品含乳香、没药,胃弱者慎用。

8. 心可舒胶囊(片)

【药物组成】 丹参、葛根、三七、山楂、木香。

【功能主治】 活血化瘀,行气止痛。用于气滞血瘀引起的胸闷、心悸、头晕、头痛、颈项疼痛;冠心病心绞痛、高血脂、高血压、心律失常见上述证候者。

【临床应用】 慢性心包炎因气滞血瘀,心脉闭阻所致。症见疼痛剧烈,心前区憋闷,痛有定处,两胁胀痛,气短,心悸,头晕,舌质紫黯或瘀斑,脉弦涩或结代。

【用法用量】 胶囊剂:口服。一次 4 粒,一日 3 次;或遵医嘱。片剂:口服。一次 4 片(小片)2 片(大片),一日 3 次,或遵医嘱。

【注意事项】

（1）孕妇禁用。

（2）气虚血瘀、痰瘀互阻之胸痹、心悸者不宜单用。

（3）出血性疾病及有出血倾向者慎用。

（4）忌食生冷、辛辣、油腻食物，忌烟酒、浓茶。

（5）在治疗期间，心绞痛持续发作宜加用硝酸酯类药。如果出现剧烈心绞痛、心肌梗死等，应及时救治。

（6）脑梗死发作期应及时留观，待病情稳定后方可用药。

9. 参松养心胶囊

【药物组成】 人参、麦冬、南五味子、山茱萸、炒酸枣仁、桑寄生、丹参、赤芍、土鳖虫、甘松、黄连、龙骨。

【功能主治】 益气养阴，活血通络，清心安神。用于治疗冠心病室性早搏属气阴两虚，心络瘀阻证。症见心悸不安，气短乏力，动则加剧，胸部闷痛，失眠多梦，盗汗，神倦，懒言。

【临床应用】 慢性心包炎由气阴两虚，心络瘀阻所致。症见心悸不安，气短乏力，动则加剧，胸部闷痛，失眠多梦，盗汗，神倦，懒言，舌质黯或有瘀点，少苔，脉细弱或结代。

【用法用量】 口服。一次 4 粒，一日 3 次。

【注意事项】

（1）孕妇禁用。

（2）应注意配合原发性疾病的治疗。

（3）在治疗期间心绞痛持续发作者应及时就诊。

（4）忌食生冷、辛辣、油腻食物，忌烟酒、浓茶。

10. 心通口服液

【药物组成】 黄芪、党参、葛根、麦冬、丹参、当归、何首乌、淫羊藿、海藻、昆布、牡蛎、皂角刺、枳实。

【功能主治】 益气活血，化痰通络。用于气阴两虚，痰瘀痹阻所致的胸痹，症见心痛、胸闷、气短、呕恶、纳呆；冠心病心绞痛见上述证候者。

【临床应用】 慢性心包炎因气阴两虚，痰瘀阻痹而致。症见心胸疼痛，胸闷，气短，心悸，乏力，心烦，口干，头晕，少寐，舌淡红或黯或有齿痕，苔白腻，脉沉细、弦滑或结代。

【用法用量】 口服。一次 10～20 毫升，一日 2～3 次。

【注意事项】

(1)孕妇禁用。

(2)服本品后泛酸者可于饭后服用。

(3)过敏体质者慎用。

(4)在治疗期间,心绞痛加重持续发作,宜加用硝酸酯类药。若出现剧烈心绞痛、心肌梗死,或见气促、汗出、面色苍白者,应及时救治。

(5)服药期间忌食油腻食物。

 ## 11. 灯盏花颗粒

【药物组成】　灯盏细辛。

【功能主治】　活血化瘀,通经活络。用于脑络瘀阻,中风偏瘫,心脉痹阻,胸痹心痛;缺血性中风,冠心病心绞痛见上述证候者。

【临床应用】　慢性心包炎因瘀阻脑脉所致。症见半身不遂,肢体无力,半身麻木,言语謇涩,舌质黯或有瘀点瘀斑,脉涩。

【用法用量】　口服。一次 5～10 克,一日 3 次。

【注意事项】

(1)脑出血急性期及有出血倾向者禁用。

(2)孕妇慎用。

(3)心绞痛剧烈及持续时间长者,应做心电图及心肌酶学检查,并采取相应的医疗措施。

 ## 12. 灯盏花素片

【药物组成】　灯盏花素。

【功能主治】　活血化瘀,通经活络。用于脑络瘀阻,中风偏瘫,心脉痹阻,胸痹心痛;中风后遗症及冠心病、心绞痛见上述证候者。

【临床应用】　慢性心包炎因瘀阻脑脉所致。症见半身不遂,肢体无力,半身麻木,言语謇涩,舌质黯或有瘀点瘀斑,脉涩。

【用法用量】　口服。一次 2 片,一日 3 次。

【注意事项】

(1)脑出血急性期及有出血倾向者禁用。

(2)孕妇慎用。

(3)心绞痛剧烈及持续时间长者,应做心电图及心肌酶学检查,并采取相应的医疗措施。

 ## 13. 灯盏细辛胶囊

【药物组成】　灯盏细辛。

【功能主治】 活血化瘀,通经活络。用于脑络瘀阻,中风偏瘫,心脉痹阻,胸痹心痛,舌质黯红、紫黯或瘀斑,脉弦细、涩或结代。

【临床应用】 慢性心包炎由瘀阻脑脉所致,症见半身不遂,肢体无力,半身麻木,言语謇涩,舌质黯或有瘀点瘀斑,脉涩。

【用法用量】 口服。一次 2～3 粒,一日 3 次;或遵医嘱。

【注意事项】

(1)脑出血急性期及有出血倾向者禁用。

(2)孕妇慎用。

(3)心绞痛剧烈及持续时间长者,应做心电图及心肌酶学检查,并采取相应的医疗措施。

14. 通脉颗粒

【药物组成】 丹参、川芎、葛根。

【功能主治】 活血通脉。用于瘀血阻络所致的中风,症见半身不遂、肢体麻木及胸痹心痛、胸闷气憋;脑动脉硬化、缺血性中风及冠心病心绞痛见上述证候者。

【临床应用】 慢性心包炎由瘀阻脑络所致,症见头晕头痛,甚至半身不遂,口眼㖞斜,偏身麻木,言语謇涩,舌质黯,脉涩。

【用法用量】 口服。一次 10 克,一日 2～3 次。

【注意事项】

(1)孕妇慎用。

(2)心绞痛剧烈及持续时间长者,应做心电图及心肌酶学检查,并采取相应的医疗措施。

15. 软脉灵口服液

【药物组成】 熟地黄、人参、当归、枸杞子、制何首乌、五味子、川芎、丹参、牛膝、炙黄芪、茯苓、白芍、陈皮、淫羊藿、远志、柏子仁。

【功能主治】 滋补肝肾,益气活血。用于肝肾阴虚、气虚血瘀所致的头晕、失眠、胸闷、胸痛、心悸、气短、乏力;早期脑动脉硬化、冠心病、心肌炎、中风后遗症见上述证候者。

【临床应用】 慢性心包炎因肝肾不足,气血亏虚所致。症见头晕,伴有失眠,心悸,气短,乏力,舌淡,苔少,脉细弱。

【用法用量】 口服。一次 10 毫升,一日 1～3 次。四十天为一个疗程。

【注意事项】

(1)肝火上炎或阴虚内热所致的头晕、失眠者慎用。

(2)服药期间,冠心病急性发作,见胸痛难忍,四肢厥冷,大汗淋漓,应及时救治。

（3）服药期间，心肌炎急性发作，见心慌气短，四肢厥冷，大汗淋漓，应及时救治。

（4）中风急性期患者不宜使用。

（5）服药期间忌食辛辣、油腻食物。

16. 七叶神安片

【药物组成】　三七叶总皂苷。

【功能主治】　益气安神，活血止痛。用于心气不足、心血瘀阻所致的心悸、失眠、胸痛、胸闷。

【临床应用】　慢性心包炎因心气不足，瘀血阻滞而致，症见入睡困难，多梦易醒，胸痛胸闷，倦怠乏力，舌质淡或淡暗，或有瘀斑，瘀点，脉弱。

【用法用量】　口服。一次 50～100 毫克，一日 3 次。饭后服或遵医嘱。

【注意事项】

（1）孕妇禁用。

（2）饮食宜清淡。

（3）睡前不宜服用咖啡、浓茶等兴奋性饮品。

（4）保持心情舒畅。

（5）在治疗期间，心绞痛严重发作，应及时救治。

17. 益心酮片

【药物组成】　山楂叶提取物。

【功能主治】　活血化瘀，宣通血脉。用于瘀血阻脉所致的胸痹，症见胸闷憋气、心前区刺痛、心悸健忘、眩晕耳鸣；冠心病心绞痛、高脂血症、脑动脉供血不足见上述证候者。

【临床应用】　慢性心包炎因心血瘀阻、心脉不通所致。症见胸闷、心前区刺痛，苔薄舌黯紫，脉弦细。

【用法用量】　口服。一次 2～3 片，一日 3 次。

【注意事项】

（1）孕妇慎用。

（2）在治疗期间，心绞痛持续发作，应及时就诊。

18. 冠心安口服液

【药物组成】　川芎、三七、延胡索（醋炙）、牛膝、降香、珍珠母、野菊花、柴胡、桂枝、半夏（炙）、首乌藤、茯苓、大枣、冰片、炙甘草。

【功能主治】 活血行气,宽胸散结。用于气滞血瘀所致的胸痹,症见胸闷心悸、心前区刺痛;冠心病心绞痛见上述证候者。

【临床应用】 慢性心包炎由气滞血瘀,脉络瘀阻所致。症见胸闷而痛,气短,烦躁,舌紫暗或有瘀斑,脉沉涩。

【用法用量】 口服。一次 10 毫升,一日 2~3 次。

【注意事项】

(1)孕妇禁用。

(2)气阴不足胸痹心痛者慎用。

(3)忌食生冷、辛辣、油腻食物,忌烟酒、浓茶。

(4)治疗期间心绞痛持续发作,宜加用硝酸酯类药。如果出现剧烈心绞痛、心肌梗死等,应及时救治。

 ## 19. 心痛舒喷雾剂

【药物组成】 牡丹皮、川芎、冰片。

【功能主治】 活血化瘀,凉血止痛。用于缓解或改善心血瘀阻所致冠心病心绞痛急性发作时的临床症状和心电图异常。

【临床应用】 慢性心包炎因瘀血闭阻心脉,瘀热内生,心脉血络不通所致。症见心胸闷痛,绞痛发作,痛处固定不移,心悸不宁,面晦唇青,口苦或口干,舌质紫黯或黯红,舌下脉络纡曲,脉沉弦涩或结代。

【用法用量】 心绞痛发作时,将喷嘴对准口腔舌下,按压阀门,药液喷入舌下黏膜,一次喷 3 下,一日 3 次。1 周为一疗程。

【注意事项】

(1)孕妇禁用。

(2)月经期及有出血倾向者禁用。

(3)寒凝血瘀、痰瘀互结之胸痹心痛者慎用。

(4)饮食宜清淡、低盐、低脂。食勿过饱。忌食生冷、辛辣、油腻食物。忌烟酒、浓茶。

(5)在治疗期间,心绞痛持续发作,宜加用硝酸酯类药。若出现剧烈心绞痛,心肌梗死,或见气促、汗出、面色苍白者,应及时救治。

 ## 20. 熊胆救心丹

【药物组成】 人参、人工麝香、蟾酥、冰片、珍珠、熊胆粉、人工牛黄、猪胆粉、水牛角浓缩粉。

【功能主治】 强心益气,芳香开窍。用于心气不足所致的胸痹,症见胸闷、心痛、气短、心悸。

【临床应用】　慢性心包炎因心气不足,运血无力,心血受阻而致胸闷不舒,心前区疼痛,气短乏力,心悸,不寐,舌淡暗,苔薄白,脉细弱。

【用法用量】　口服。一次 2 粒,一日 3 次。

【注意事项】

(1)孕妇禁用。

(2)本品中蟾酥有强心作用,正在使用洋地黄类药物的患者慎用,或遵医嘱使用。

(3)在治疗期间,心绞痛持续发作,宜加用硝酸酯类药。若出现剧烈心绞痛、心肌梗死。并伴有气促、汗出、面色苍白者。应及时急诊救治。

21. 心元胶囊

【药物组成】　制何首乌、丹参、生地黄等。

【功能主治】　滋肾养心,活血化瘀。用于胸痹心肾阴虚、心血瘀阻证,症见胸闷不适、胸部刺痛或绞痛,或胸痛彻背、固定不移、入夜更甚、心悸盗汗、心烦不寐、腰酸膝软、耳鸣头晕;冠心病稳定型劳累性心绞痛、高脂血症见上述证候者。

【临床应用】　慢性心包炎由于心肾阴虚、心血瘀阻所致。症见胸闷不适,胸部刺痛或绞痛,或胸痛彻背,固定不移,入夜更甚,心悸,盗汗,心烦不寐,腰膝酸软,耳鸣,头晕,舌质紫黯,脉沉细涩。

【用法用量】　口服。一次 3～4 粒,一日 3 次。

【注意事项】

(1)孕妇慎用。

(2)忌食生冷、辛辣、油腻食物,忌烟酒、浓茶。

(3)在治疗期间,心绞痛持续发作,宜加用硝酸酯类药。若出现剧烈心绞痛、心肌梗死,见有气促、汗出、面色苍白者,应及时救治。

第18章 慢性心力衰竭

心力衰竭是由于心肌梗死、心肌病、血流动力学负荷过重、炎症等任何原因引起的心肌损伤,造成心肌结构和功能的变化,最后导致心室泵血或充盈功能低下。临床主要表现为呼吸困难、乏力和体液潴留。慢性心力衰竭是指持续存在的心力衰竭状态,可以稳定、恶化或失代偿。治疗心衰的目标不仅是改善症状、提高生活质量,而且针对心肌重构的机制,延缓和防止心肌重构的发展,降低心衰的住院率和死亡率。大多数患者有心脏病病史,针对病因治疗将显著改善心衰预后。冠心病、高血压和老年性退行性心瓣膜病是老年心衰患者的主要病因,风湿性心瓣膜病、扩张性心肌病、急性重症心肌炎等病是年轻人心衰的主要原因。收缩性心衰常见病因为冠心病,积极重建血供可防止心衰的发展和恶化;舒张性(或射血分数正常)心衰常见病因为高血压,控制血压极其重要,否则心衰进展迅速,也可诱发急性心衰。

本病中医病因病机为气虚阳微、血滞水停,气、血、水相互为病。病位以心为主,并涉及肺、脾、肾等其他脏器,证属本虚标实。临床常表现为以下几种分型。

一、中医辨证治疗

1. 气阴两虚证

【临床表现】 胸闷气短,心悸,动则加剧,口干,伴倦怠乏力,声息低微,易汗出,或见五心烦热,两颧潮红,或胸痛,入夜尤甚,或伴腰膝酸软,头晕耳鸣,或尿少肢肿;舌质淡红,舌体胖且边有齿痕,苔薄白,或舌暗红少苔或少津;脉虚细缓或结代。

【治　法】 益气养阴,活血通脉。

【方　药1】 生脉散(《医学启源》)合人参养荣汤(《三因极一病证方论》)加减。

黄芪 30 克	当归 30 克	桂心 30 克	炙甘草 30 克
橘皮 30 克	白术 30 克	人参 30 克	白芍药 90 克

熟地黄 9 克　　　五味子 4 克　　　茯苓 4 克　　　远志 15 克

【方　解】　本方中熟地、当归、芍药,养血之品。人参、黄芪、茯苓、白术、炙甘草、陈皮,补气之品,血不足而补其气,此阳生则阴长之义。且人参、黄芪、五味子补肺。炙甘草、陈皮、茯苓、白术健脾。当归、白芍养肝。熟地滋肾。远志能通肾气上达于心。桂心能导诸药入营生血。五脏交养互益,故能统治诸病。

【加　减】　胸闷、心前区疼痛者加蒲黄 10 克,五灵脂 10 克,丹参 20 克,玄胡 15 克;惊悸、夜卧不宁加柏子仁 10 克,炒酸枣仁 20 克,合欢皮 15 克,夜交藤 20 克;脉结代者(心律失常、多发性室性期前收缩或室上性期前收缩)加炙甘草 20 克,桂枝 6 克,阿胶(烊化冲服)15 克,玉竹 20 克。

【方药 2】　八珍汤(《丹溪心法》)加减。

人参 30 克　　　白术 30 克　　　茯苓 30 克　　　当归 30 克

川芎 30 克　　　白芍 30 克　　　熟地黄 30 克　　　炙甘草 30 克

【方　解】　本方所治气血两虚证多由久病失治,或病后失调。方中人参与熟地相配,益气养血,共为君药。白术、茯苓健脾渗湿,助人参益气补脾。当归、白芍养血和营,助熟地滋养心肝,均为臣药。川芎为佐,活血行气,使地、归、芍补而不滞。炙甘草为使,益气和中,调和诸药。

【加　减】　①以血虚为主,眩晕心悸明显者,可加大熟地、白芍用量。②以气虚为主,气短乏力明显者,可加大人参、白术用量。③兼见不寐者,可加酸枣仁、五味子各 20 克。

【方药 3】　参苏饮(《太平惠民和剂局方》)加减。

木香 18 克　　　紫苏叶 6 克　　　葛根 6 克　　　姜半夏 6 克

前胡 6 克　　　人参 6 克　　　茯苓 6 克　　　枳壳 9 克

桔梗 9 克　　　炙甘草 9 克　　　陈皮 9 克

【方　解】　本方所治气血两虚证多由久病失治,或病后失调。方中人参与熟地相配,益气养血,共为君药。白术、茯苓健脾渗湿,助人参益气补脾!当归、白芍养血和营,助熟地滋养心肝,均为臣药。川芎为佐,活血行气,使地、归、芍补而不滞。炙甘草为使,益气和中,调和诸药。

【加　减】　①胸闷症状较轻,可去木香。②若恶寒发热、无汗严重的,加防风 9 克,荆芥 9 克。③头痛厉害的,加白芷 9 克,川芎 9 克,藁本 9 克。

【方药 4】　炙甘草汤(《伤寒论》)加减。

炙甘草 12 克　　　生姜 9 克　　　人参 6 克　　　生地 30 克

桂枝 9 克　　　阿胶 6 克　　　麦冬 10 克　　　麻仁 10 克

大枣 6 克　　　黄酒 10 毫升

【方　解】　炙甘草、人参、大枣益心气,补脾气,以资气血生化之源;阿胶、麦冬、麻仁滋心阴,养心血,充血脉,共为臣药。佐以桂枝、生姜辛行温通,温心阳,通血脉,诸厚味滋腻之品得姜、桂则滋而不腻。用法中加黄酒煎服,以黄酒辛热,可温通血脉,以行药力,是为使药。

【加　减】　①心气不足者,重用炙甘草、人参。②阴血虚者重用生地、麦门冬。③心阳偏虚者,改桂枝为肉桂 6 克,加附子 6 克。④阴虚而内热较盛者,易人参为南沙参 9 克,并减去桂、姜、枣、酒,酌加知母 9 克,黄柏 9 克。

2. 气虚血瘀证

【临床表现】　胸闷气短,心悸,活动后诱发或加剧,神疲乏力,自汗,面色㿠白或青灰或紫暗,口唇发绀,或胸部闷痛,或肢体水肿时发,喘息不得平卧;舌淡胖浅暗又瘀斑,脉沉细或涩、结、代。

【治　法】　温阳益气,活血化瘀。

【方药1】　补阳还五汤(《医林改错》)加减。

| 黄芪 60 克 | 当归尾 15 克 | 赤芍 15 克 | 地龙 3 克 |
| 川芎 15 克 | 红花 10 克 | 桃仁 10 克 | |

【方　解】　黄芪为君,药量最大,补益脾胃之气;当归活血养血;赤芍、川芎、桃仁、红花活血化瘀,合用补血同时有利于气血运行,活血而不伤正。

【加　减】　①伴颈项强直、恶寒等加防风 10 克;②伴有心胸痛甚加五灵脂、木香各 10 克;③胁肋胀满、食欲不振、舌苔黄腻等加黄芩、柴胡各 10 克;④呕吐痰液、头重如裹等加厚朴、藿香各 10 克,砂仁 3g;⑤胸闷甚者加瓜蒌、降香;⑥心悸眠差者加龙骨、牡蛎。

【方药2】　保元汤(《博爱心鉴》)加减。

| 红参 6 克 | 炙黄芪 30 克 | 肉桂 9 克 | 炙甘草 6 克 |

【方　解】　人参补心益气,配伍黄芪则能加强补益心气作用,同时又有利水消肿功能;肉桂有温运心肾之阳、鼓动气血之行的作用。

【加　减】　①兼阴虚者加麦冬 12 克。②脾虚者加茯苓 12 克,白术 12 克。③兼有血瘀者加丹参 12 克。④兼有心阳虚者加桂枝 6 克。

【方药3】　归脾汤(《济生方》)加减。

当归 20 克	党参 20 克	黄芪 30 克	桂枝 10 克
车前子 10 克	猪苓 10 克	茯苓 15 克	泽泻 15 克
白术 15 克	远志 15 克	桂圆肉 15 克	酸枣仁 18 克
甘草 6 克			

【方　解】　当归、桂圆肉补益心血并活血。党参、黄芪、白术、甘草均为甘温之品,大补脾肺之气,以资化源,使气旺而血生,心气得复,鼓动有力,血行通畅,从而"气行则血行"。桂枝温经通脉,车前子、猪苓、茯苓、泽泻利水渗湿,配伍白术健脾燥湿,更加强了利水消肿之功,枣仁、远志养心安神。

【加　减】　①以血瘀为主,眩晕心悸明显者,可酌情合并桃红四物汤等养血活血之品。②以气虚为主,气短乏力明显者,可加党参、白术用量。

3. 心肾阳虚证

【临床表现】　心悸眩晕,胸闷痞满,渴不欲饮,小便短少,形寒肢冷,伴恶心,欲吐,流涎,舌淡胖,苔白滑,脉象弦滑或沉细而滑;或见心悸怔忡,腰膝酸软,畏寒肢冷,肢体浮肿,小便不利,神疲乏力,精神萎靡或嗜睡,唇甲青紫,舌淡黯或青紫,苔白滑,脉弱。

【治　法】　振奋心阳,化气行水,宁心安神。

【方药1】　苓桂术甘汤(《金匮要略》)加减。

茯苓 12 克　　　桂枝 15 克　　　白术 15 克　　　炙甘草 6 克
山药 15 克　　　莲子 10 克

【方　解】　茯苓,甘淡,渗湿健脾,利水化饮,使饮从小便而出。桂枝,温阳化气,布化津液,并能平冲降逆,加强君药化饮利水之功。白术,健脾燥湿,合茯苓增强健脾祛湿之功,合桂枝温运中阳;炙甘草补脾益气,兼和诸药。四药合用,共奏健脾利湿,温阳化饮之功。

【加　减】　①痰饮犯肺见咳逆咳痰较甚者,加半夏 9 克,陈皮 9 克。②脾虚见神疲乏力者,加党参 9 克,黄芪 9 克。

【方药2】　甘草干姜茯苓白术汤(《金匮要略》)加减。

甘草 6 克　　　干姜 12 克　　　茯苓 12 克　　　白术 6 克
泽泻 6 克

【方　解】　干姜,温中散寒,温阳化饮。茯苓,渗湿健脾,利水化饮。白术,健脾燥湿,增强茯苓健脾祛湿之功;泽泻,利水渗湿,增强利水化饮之力。全方温阳散寒。

【加　减】　若寒多痛甚者,可酌加附子 9 克,细辛 3 克以助温经散寒之力。

【方药3】　五苓散(《伤寒论》)加减。

泽泻 15 克　　　桂枝 6 克　　　猪苓 9 克　　　茯苓 9 克
白术 9 克

【方　解】　泽泻、猪苓、茯苓利水渗湿,白术健脾运化水湿,转输精津;桂枝通阳化气以行水。诸药合用以通阳化气行水。

【加　减】　①恶心厌食者加砂仁（后下）3克,沉香（后下）4克;②脾虚大便溏薄者,可加炒山药、炮姜;③水肿甚伴胸水、腹水者,加黑白丑末2或3克。

【方药4】　桂枝甘草龙骨牡蛎汤（《伤寒论》)加减。

桂枝 10 克	炙甘草 6 克	煅龙骨 24 克	煅牡蛎 24 克
党参 15 克	黄芪 15 克	炮附子（先煎）10 克	补骨脂 10 克
柏子仁 10 克			

【方　解】　桂枝配伍甘草温振心阳,为温通心阳要药,又温通血脉以畅血行;龙骨牡蛎安神定悸,配伍柏子仁补助心气;党参黄芪补气升阳,附子、补骨脂温肾壮阳。

【加　减】　①瘀血内阻,症见胸闷痛、唇印发绀。脉沉涩加益母草10克,泽兰10克,枳壳12克,红花10克理气化瘀;②心悸不宁加珍珠母20克,琥珀末6克,镇逆定悸。

4. 阴阳两虚证

【临床表现】　形体羸弱,精神萎顿,少气懒言,形寒肢冷,舌淡而少津,或有齿痕,或光剥,脉微细而数。

【治　法】　滋阴补阳。

【方药1】　地黄饮子（《圣济总录》)加减。

熟地黄 12 克	干地黄 12 克	巴戟天 9 克	山萸肉 9 克
石斛 9 克	肉苁蓉 9 克	五味子 6 克	肉桂 9 克
茯苓 6 克	麦门冬 9 克	菖蒲 9 克	远志 9 克
生姜 2 片	大枣 6 克		

【方　解】　熟地黄、山茱萸滋补肾阴,肉苁蓉、巴戟天温壮肾阳,四味共为君药。肉桂之辛热,以助温养下元,摄纳浮阳,引火归元;石斛、麦冬、五味子滋养肺肾,金水相生,壮水以济火,均为臣药。石菖蒲与远志、茯苓合用,是开窍化痰,交通心肾的常用组合,是为佐药。姜、枣和中调药,功兼佐使。

【加　减】　①兼有气虚者,酌加黄芪9克,人参9克以益气。②若阴虚较重,痰火偏盛者,去附、桂,酌加川贝母9克,竹沥9克,胆南星9克,天竺黄9克等以清化痰热。

【方药2】　龟鹿二仙胶（《医便》)加减。

| 鹿角 10 克 | 龟甲 10 克 | 人参 12 克 | 黄芪 12 克 |
| 枸杞子 9 克 | | | |

【方　解】　鹿角胶甘咸微温,温肾壮阳,益精养血;龟甲胶甘咸而寒,填精补髓,滋阴养血,二味俱为血肉有情之品,能补肾益髓以生阴阳精血,共为君药。人参、黄芪大补元气,与鹿、龟二胶相伍,既可补气生精以助滋阴壮阳之功,又能藉补后天脾胃以资气血生化之源;枸杞子补肾益精,养肝明目,助君药滋补肝肾精血,同为臣药。

【加　减】　①若虚阳上扰,头晕目眩者,加杭菊花9克,明天麻9克以息风止眩。②阳痿者,可加淫羊藿9克,海狗脊9克等以助暖肾壮阳之效。

【方药3】　补天大造丸(《回春》)加减。

紫河车15克	生地12克	麦冬9克	天冬9克
熟地12克	牛膝9克	当归9克	小茴香6克
黄柏6克	枸杞子6克	五味子6克	干姜6克

【方　解】　紫河车,血肉有情之品,补肾益精,益气养血;生地、熟地、麦冬、天冬、枸杞子滋补真阴;牛膝、当归补血活血;小茴香温肾阳以助滋补;五味子敛肝阴;干姜回阳通脉;黄柏泄肾浊。

【加　减】　①血虚,地黄倍之。②气虚,加人参、炙黄芪各30克。③肾虚,加覆盆子9克,巴戟9克,山茱萸9克。④腰痛,加苍术9克,草薢9克,锁阳9克,续断9克。

【方药4】　肾气丸(《金匮要略》)加减。

地黄9克	山药9克	山茱萸9克	茯苓9克
牡丹皮9克	泽泻9克	桂枝9克	附子9克
牛膝9克	车前子9克	阿胶9克	鸡子黄9克

【方　解】　附子,大辛大热,温阳补火;桂枝,温通阳气,二药相合,补肾阳之虚,助气化之复,共为君药。生地滋补肾精;山茱萸、山药补益肝脾之精;阿胶、鸡子黄填补真阴,共为臣药。泽泻、茯苓、车前子淡渗利湿,配伍桂枝温化痰饮;牡丹皮活血散瘀;牛膝入肝肾经,引血下行。

【加　减】　若阴虚重,可加知母9克,黄柏9克,熟地9克。

二、中成药治疗

1. 肾炎灵胶囊

【药物组成】　猪苓、茯苓、车前子(盐炒)、赤芍、栀子、大蓟、小蓟、地榆、马齿苋、茜草、当归、川芎、旱莲草、女贞子、狗脊(烫)、生地黄、山药。

【功能主治】　清热利尿,凉血止血,滋阴补肾。用于下焦湿热,热迫血行,肾阴不足所致的浮肿、腰痛、尿频、尿血;慢性肾炎见上述证候者。

【临床应用】 慢性心力衰竭因肾阴不足,气化不行,湿热蕴结,热迫血行所致,症见尿血,尿频,腰膝痛,神疲乏力,舌红苔黄腻,脉细数。

【用法用量】 胶囊剂:口服。一次6~7粒,一日3次。

【注意事项】

(1)孕妇禁用。

(2)脾肾阳虚水肿慎用。

(3)脾肾两亏,血失统摄所致尿血者慎用。

(4)服药期间宜低盐饮食,忌烟酒及辛辣、油腻食物。

 2. 肾炎康复片

【药物组成】 人参、西洋参、山药、生地黄、杜仲(炒)、土茯苓、白花蛇舌草、黑豆、泽泻、白茅根、丹参、益母草、桔梗。

【功能主治】 益气养阴,健脾补肾,清解余毒。用于气阴两虚,脾肾不足,湿热内停所致的神疲乏力,腰膝酸软,面目、四肢浮肿,头晕耳鸣;慢性肾炎、蛋白尿、血尿见上述证候者。

【临床应用】 慢性心力衰竭因脾肾不足,气阴两虚,水湿内停所致。症见神疲乏力,腰膝酸软,面目、四肢浮肿,头晕耳鸣,舌偏红、边有齿印,苔薄白腻,脉细弱或细数。

【用法用量】 片剂:口服。一次8片,一日3次。小儿酌减或遵医嘱。

【注意事项】

(1)孕妇禁用。

(2)急性肾炎所致的水肿慎用。

(3)服药期间宜低盐饮食,忌烟酒及辛辣油腻食物。

(4)服药期间禁房事。

 3. 健脑补肾丸

【药物组成】 红参、鹿茸、杜仲炭、金牛草、狗鞭、川牛膝、山药、茯苓、炒白术、肉桂、桂枝、炒酸枣仁、制远志、龙骨(煅)、煅牡蛎、金樱子、砂仁、豆蔻、当归、酒白芍、金银花、连翘、炒牛蒡子、蝉蜕、甘草。

【功能主治】 健脑补肾,益气健脾,安神定志。用于脾肾两虚所致的健忘、失眠、头晕目眩、耳鸣、心悸、腰膝酸软、遗精;神经衰弱和性功能障碍见上述证候者。

【临床应用】 慢性心力衰竭由脾肾两虚、心脑失养所致,症见健忘,心悸,遗精,腰膝酸软,舌淡苔薄,脉沉细。

【用法用量】 口服。用淡盐水或温开水送服,一次15丸,一日2次。

【注意事项】

（1）阴虚火旺者慎用。

（2）感冒者慎用。

（3）孕妇慎用。

（4）服药期间饮食宜清淡易于消化，忌食辛辣油腻食物。

 4. 升血调元汤

【药物组成】 骨碎补、黄芪、何首乌、女贞子、党参、鸡血藤、麦芽、佛手。

【功能主治】 补肾健脾，益气养血。用于脾肾不足、气血两亏所致的头目晕眩、心悸、气短、神疲乏力、腰膝酸软、夜尿频数；白细胞减少症见上述证候者。

【临床应用】 慢性心力衰竭由先天不足，或饮食劳倦，或久病不愈，脾肾不足、气血两亏所致，症见头目昏眩、心悸、气短少言、神疲乏力、腰膝酸软、夜尿频数、舌淡苔薄、脉细弱。

【用法用量】 口服。一次 25～50ml，一日 2 次。

【注意事项】

（1）实热证或身体壮实者慎用。

（2）感冒者慎用。

（3）服药期间忌食辛辣、油腻、生冷食物，宜食清淡易消化食物。

（4）白细胞减少症必要时采取综合治疗措施。

 5. 益气复脉胶囊（颗粒）

【药物组成】 红参、麦冬、五味子。

【功能主治】 益气复脉，养阴生津。用于气阴两亏引起的心悸，气短，脉微，自汗；冠心病心绞痛和衰老见上述证候者。

【临床应用】 慢性心力衰竭气阴两虚，心脉失养所致，症见胸闷不适，胸痛，乏力气短，自汗，舌淡，少苔，脉细弱。

【用法用量】 胶囊剂：口服，一次 3 粒，一日 2 次。颗粒剂：口服，一次 2～4 粒，一日 2 次。

【注意事项】

（1）宜饭后服用。

（2）服用本品期间忌食辛辣、油腻食物。

（3）服药期间心绞痛发作加剧者应及时救治。

 6. 心脑舒口服液

【药物组成】 人参、麦冬、党参、黄芪、五味子。

【功能主治】 补气养阴。用于气阴两虚所致的头晕目眩、失眠、健忘、心悸、怔忡、气短、肢倦、自汗、盗汗。

【临床应用】 慢性心力衰竭因年老体弱,或久病失养,或热病后期,以致气阴两虚而见气短懒言,肢体倦怠,神疲乏力,口干舌燥,心悸,舌淡,少苔,脉细弱。

【用法用量】 口服。一次 10 毫升,一日 2 次;短期突击用药:一次 20 毫升,一日 2～3 次,竞技或工作前服用。

【注意事项】

(1)体实者慎用。

(2)感冒者慎用。

(3)忌食辛辣、油腻、生冷食物。

(4)在治疗失眠时,睡前勿吸烟,勿喝酒、茶和咖啡。

7. 参松养心胶囊

【药物组成】 人参、麦冬、南五味子、山茱萸、炒酸枣仁、桑寄生、丹参、赤芍、土鳖虫、甘松、黄连、龙骨。

【功能主治】 益气养阴,活血通络,清心安神。用于治疗冠心病室性早搏属气阴两虚,心络瘀阻证。症见心悸不安,气短乏力,动则加剧,胸部闷痛,失眠多梦,盗汗,神倦,懒言。

【临床应用】 慢性心力衰竭由气阴两虚,心络瘀阻所致。症见心悸不安,气短乏力,动则加剧,胸部闷痛,失眠多梦,盗汗,神倦,懒言,舌质黯或有瘀点,少苔,脉细弱或结代。

【用法用量】 口服。一次 4 粒,一日 3 次。

【注意事项】

(1)孕妇禁用。

(2)应注意配合原发性疾病的治疗。

(3)在治疗期间心绞痛持续发作者应及时就诊。

(4)忌食生冷、辛辣、油腻食物,忌烟酒、浓茶。

8. 心通口服液

【药物组成】 黄芪、党参、葛根、麦冬、丹参、当归、何首乌、淫羊藿、海藻、昆布、牡蛎、皂角刺、枳实。

【功能主治】 益气活血,化痰通络。用于气阴两虚,痰瘀痹阻所致的胸痹,症见心痛、胸闷、气短、呕恶、纳呆;冠心病心绞痛见上述证候者。

【临床应用】 慢性心力衰竭因气阴两虚,痰瘀阻痹而致。症见心胸疼痛,胸闷,气短,心悸,乏力,心烦,口干,头晕,少寐,舌淡红或黯或有齿痕,苔白腻,脉沉

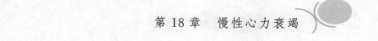

细、弦滑或结代。

【用法用量】　口服。一次 10～20 毫升，一日 2～3 次。

【注意事项】

(1)孕妇禁用。

(2)服本品后泛酸者可于饭后服用。

(3)过敏体质者慎用。

(4)在治疗期间，心绞痛加重持续发作，宜加用硝酸酯类药。若出现剧烈心绞痛、心肌梗死，或见气促、汗出、面色苍白者，应及时救治。

(5)服药期间忌食油腻食物。

 9. 稳心颗粒

【药物组成】　黄精、党参、三七、琥珀、甘松。

【功能主治】　益气养阴，活血化瘀。用于气阴两虚，心脉瘀阻所致的心悸不宁、气短乏力、胸闷胸痛；室性期前收缩、房性期前收缩见上述证候者。

【临床应用】　慢性心力衰竭由于气阴两虚，心脉瘀阻，心神失养所致。症见心悸不宁，怔忡，短气喘息，胸闷不舒，胸痛时作，神疲乏力，心烦少寐，舌黯有瘀点、瘀斑，脉虚或结代。

【用法用量】　开水冲服。一次 1 袋，一日 3 次或遵医嘱。

【注意事项】

(1)孕妇慎用。

(2)忌食生冷食物，忌烟酒、浓茶。

(3)用药时应将药液充分搅匀，勿将杯底药粉丢弃。

(4)危重病人应采取综合治疗方法。

 10. 益心复脉颗粒

【药物组成】　生晒参、黄芪、丹参、麦冬、五味子、川芎。

【功能主治】　益气养阴，活血复脉。用于气阴两虚、瘀血阻脉所致的胸痹，症见胸痛胸闷、心悸气短、脉结代。

【临床应用】　慢性心力衰竭因气阴两虚，瘀血阻脉致，症见心胸隐痛，痛处固定，胸闷不舒，心悸气短，心烦，口干，动则汗出，舌淡红或黯。

【用法用量】　开水冲服。一次 15 克，一日 2～3 次。

【注意事项】

(1)孕妇慎用。

(2)心绞痛持续发作，应及时救治。

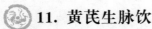

11. 黄芪生脉饮

【药物组成】 黄芪、党参、麦冬、五味子。

【功能主治】 益气滋阴,养心补肺。用于气阴两虚所致的心悸气短、胸闷心痛、心烦倦怠;冠心病见上述证候者。

【临床应用】 慢性心力衰竭因气阴不足而致胸闷心痛、心悸,气短,心烦不寐,倦怠懒言,面色少华,舌红嫩少津,脉细弱无力或结代。

【用法用量】 口服。一次 10 毫升,一日 3 次。

【注意事项】 宜饭后服用。

12. 生脉饮(胶囊)

【药物组成】 红参、麦冬、五味子。

【功能主治】 益气复脉,养阴生津。用于气阴两亏,心悸气短,脉微自汗。

【临床应用】 慢性心力衰竭因气阴两虚所致,症见胸痛胸闷,心悸气短,头晕乏力,舌微红,脉微细。

【用法用量】 生脉饮:口服。一次 10 毫升,一日 3 次。胶囊剂:口服。一次 3 粒,一日 3 次。

【注意事项】

(1)里实证及表证未解者慎用。

(2)忌食辛辣、油腻食物。

(3)在治疗期间,心绞痛持续发作者,宜加用硝酸酯类药。若出现剧烈心绞痛、心肌梗死,见气促、汗出、面色苍白者,应及时救治。

13. 心荣口服液

【药物组成】 黄芪、生地黄、赤芍、麦冬、五味子、桂枝。

【功能主治】 助阳,益气,养阴。用于心阳不振、气阴两虚所致的胸痹,症见胸闷隐痛、心悸气短、头晕目眩、倦怠懒言、面色少华;冠心病见上述证候者。

【临床应用】 慢性心力衰竭因心阳不振,气阴两亏,心脉瘀阻所致。症见胸闷,心前区隐痛,心悸,气短,头晕目眩,倦怠懒言,面色少华,舌淡,少苔,脉细弱。

【用法用量】 口服。一次 2 支,一日 3 次,疗程 6 周,或遵医嘱。

【注意事项】

(1)饮食宜清淡。

(2)本品久置可沉淀,摇匀后服用。

(3)心绞痛持续发作,应及时救治。

14. 芪冬颐心口服液

【药物组成】　人参、黄芪、麦冬、茯苓、地黄、龟甲(烫)、丹参、郁金、桂枝、紫石英(煅)、淫羊藿、金银花、枳壳(炒)。

【功能主治】　益气养心,安神止悸。用于气阴两虚所致的心悸、胸闷、胸痛、气短乏力、失眠多梦、自汗、盗汗、心烦;病毒性心肌炎、冠心病心绞痛见上述证候者。

【临床应用】　慢性心力衰竭因气阴两虚,心神失养所致。症见心悸,怔忡,胸闷胸痛,气短乏力,自汗或盗汗,心烦失眠,多梦易惊,眩晕,耳鸣,舌淡红少津,脉细弱。

【用法用量】　口服。一次20毫升,一日3次,饭后服用,或遵医嘱。28天为一疗程。

【注意事项】

(1)痰热内盛者不宜使用。

(2)孕妇慎用。

(3)饮食宜清淡。

(4)心绞痛持续发作及心肌炎危重者应及时救治。

 15. 益心通脉颗粒

【药物组成】　黄芪、人参、丹参、川芎、郁金、北沙参、玄参、炙甘草。

【功能主治】　益气养阴,活血通络。用于气阴两虚、瘀血阻络所致的胸痹,症见胸闷心痛、心悸气短、倦怠汗出、咽喉干燥;冠心病心绞痛见上述证候者。

【临床应用】　慢性心力衰竭因气阴两虚,瘀血阻脉而致。症见胸闷心痛,心悸,气短,倦怠,汗出,咽喉干燥,头晕,乏力,舌淡红或黯或有瘀斑,苔少,脉细数或结代。

【用法用量】　温开水冲服。一次1袋,一日3次。四周为一疗程,或遵医嘱。

【注意事项】

(1)孕妇慎用。

(2)服用本品同时忌食辛辣、油腻食物。

(3)心绞痛持续发作及严重心律失常者,应及时救治。

16. 康尔心胶囊

【药物组成】　人参、麦冬、三七、丹参、山楂、枸杞子、何首乌。

【功能主治】　益气养阴,活血止痛。用于气阴两虚、瘀血阻络所致的胸痹,症见胸闷心痛、心悸气短、腰膝酸软、耳鸣眩晕;冠心病心绞痛见上述证候者。

【临床应用】　慢性心力衰竭因气阴亏虚,血瘀络阻,心脉失养所致。症见胸闷不适,心前区疼痛,或隐痛或刺痛,心悸不安,腰膝酸软,耳鸣,眩晕,舌淡红或有瘀点,脉细无力。

【用法用量】 口服。一次 4 粒,一日 3 次。

【注意事项】

(1)孕妇、经期妇女慎用。

(2)心绞痛持续发作者应及时救治。

(3)饮食宜清淡。

 17. 洛布桑胶囊

【药物组成】 红景天、冬虫夏草、手参。

【功能主治】 益气养阴,活血通脉。用于气阴两虚、心血瘀阻所致的胸痹心痛、胸闷、胸部刺痛或隐痛、心悸气短、倦怠懒言、头晕目眩、面色少华等症。冠心病、心绞痛见上述证候者。

【临床应用】 慢性心力衰竭因心气不足,心阴亏虚,心血瘀阻而致胸闷,胸前区刺痛或隐痛,不寐,心悸,少气懒言,头晕目眩,面色无华,倦怠乏力,脉细涩无力。

【用法用量】 口服。一次 2 粒,一日 3 次。或遵医嘱。

【注意事项】

(1)宜饭后服用。

(2)心绞痛持续发作者应及时救治。

 18. 心元胶囊

【药物组成】 制何首乌、丹参、生地黄等。

【功能主治】 滋肾养心,活血化瘀。用于胸痹心肾阴虚、心血瘀阻证,症见胸闷不适、胸部刺痛或绞痛、或胸痛彻背、固定不移、入夜更甚、心悸盗汗、心烦不寐、腰酸膝软、耳鸣头晕;冠心病稳定型劳累性心绞痛、高脂血症见上述证候者。

【临床应用】 慢性心力衰竭由于心肾阴虚、心血瘀阻所致。症见胸闷不适,胸部刺痛或绞痛,或胸痛彻背,固定不移,入夜更甚,心悸,盗汗,心烦不寐,腰膝酸软,耳鸣,头晕,舌质紫黯,脉沉细涩。

【用法用量】 口服。一次 3~4 粒,一日 3 次。

【注意事项】

(1)孕妇慎用。

(2)忌食生冷、辛辣、油腻食物,忌烟酒、浓茶。

(3)在治疗期间,心绞痛持续发作,宜加用硝酸酯类药。若出现剧烈心绞痛、心肌梗死,见有气促、汗出、面色苍白者,应及时救治。

19. 七叶神安片

【药物组成】　三七叶总皂苷。

【功能主治】　益气安神,活血止痛。用于心气不足、心血瘀阻所致的心悸、失眠、胸痛、胸闷。

【临床应用】　慢性心力衰竭因心气不足,瘀血阻滞而致,症见入睡困难,多梦易醒,胸痛胸闷,倦怠乏力,舌质淡或淡暗,或有瘀斑、瘀点,脉弱。

【用法用量】　口服。一次 50～100 毫克,一日 3 次。饭后服或遵医嘱。

【注意事项】

(1)孕妇禁用。

(2)饮食宜清淡。

(3)睡前不宜服用咖啡、浓茶等兴奋性饮品。

(4)保持心情舒畅。

(5)在治疗期间,心绞痛严重发作,应及时救治。

20. 益心酮片

【药物组成】　山楂叶提取物。

【功能主治】　活血化瘀,宣通血脉。用于瘀血阻脉所致的胸痹,症见胸闷憋气、心前区刺痛、心悸健忘、眩晕耳鸣;冠心病心绞痛、高脂血症、脑动脉供血不足见上述证候者。

【临床应用】　慢性心力衰竭因心血瘀阻、心脉不通所致。症见胸闷、心前区刺痛,苔薄舌黯紫,脉弦细。

【用法用量】　口服。一次 2～3 片,一日 3 次。

【注意事项】

(1)孕妇慎用。

(2)在治疗期间,心绞痛持续发作,应及时就诊。

21. 灯盏花颗粒

【药物组成】　灯盏细辛。

【功能主治】　活血化瘀,通经活络。用于脑络瘀阻,中风偏瘫,心脉痹阻,胸痹心痛;缺血性中风,冠心病心绞痛见上述证候者。

【临床应用】　慢性心力衰竭因瘀阻脑脉所致。症见半身不遂,肢体无力,半身麻木,言语謇涩,舌质黯或有瘀点、瘀斑,脉涩。

【用法用量】　口服。一次 5～10 克,一日 3 次。

【注意事项】

(1)脑出血急性期及有出血倾向者禁用。

(2)孕妇慎用。

(3)心绞痛剧烈及持续时间长者,应做心电图及心肌酶学检查,并采取相应的医疗措施。

 ## 22. 灯盏花素片

【药物组成】 灯盏花素。

【功能主治】 活血化瘀,通经活络。用于脑络瘀阻,中风偏瘫,心脉痹阻,胸痹心痛;中风后遗症及冠心病、心绞痛见上述证候者。

【临床应用】 慢性心力衰竭因瘀阻脑脉所致。症见半身不遂,肢体无力,半身麻木,言语謇涩,舌质黯或有瘀点、瘀斑,脉涩。

【用法用量】 口服。一次2片,一日3次。

【注意事项】

(1)脑出血急性期及有出血倾向者禁用。

(2)孕妇慎用。

(3)心绞痛剧烈及持续时间长者,应做心电图及心肌酶学检查,并采取相应的医疗措施。

 ## 23. 灯盏细辛胶囊

【药物组成】 灯盏细辛。

【功能主治】 活血化瘀,通经活络。用于脑络瘀阻,中风偏瘫,心脉痹阻,胸痹心痛,舌质黯红、紫黯或瘀斑,脉弦细、涩或结代。

【临床应用】 慢性心力衰竭由瘀阻脑脉所致,症见半身不遂,肢体无力,半身麻木,言语謇涩,舌质黯或有瘀点、瘀斑,脉涩。

【用法用量】 口服。一次2～3粒,一日3次;或遵医嘱。

【注意事项】

(1)脑出血急性期及有出血倾向者禁用。

(2)孕妇慎用。

(3)心绞痛剧烈及持续时间长者,应做心电图及心肌酶学检查,并采取相应的医疗措施。

 ## 24. 活心丸

【药物组成】 人参、灵芝、红花、冰片、牛黄、麝香、蟾酥、珍珠、熊胆(代)、附子。

【功能主治】 益气活血,芳香开窍,宣痹止痛。用于气虚血瘀、胸阳不振所致的胸痹,症见胸闷、心痛、气短、乏力;冠心病心绞痛见上述证候者。

【临床应用】 慢性心力衰竭因心气不足,心血瘀阻,心脉痹塞,胸阳失宣所致。症见胸闷,心前区刺痛,心悸,气短,乏力,脉细,舌紫。

【用法用量】 口服。一次 1~2 粒,一日 1~3 次;或遵医嘱。

【注意事项】

(1)孕妇及月经期妇女禁用。

(2)正在服用洋地黄类药物的患者慎用,或遵医嘱。

(3)宜餐后服用。

(4)在治疗期间,心绞痛持续发作,应及时就诊。

25. 镇心痛口服液

【药物组成】 党参、三七、肉桂、薤白、葶苈子(炒)、延胡索(醋炙)、冰片、薄荷脑、地龙。

【功能主治】 益气活血,通络化痰。用于气虚血瘀、痰阻脉络、心阳失展所致的胸痹,症见胸痛、胸闷、心悸、气短、乏力肢冷;冠心病心绞痛见上述证候者。

【临床应用】 慢性心力衰竭因心气不足,心血瘀阻,痰阻胸膺,心阳失展所致。症见胸闷如窒。心痛,心悸不安,气短,乏力,舌淡暗,苔薄白,脉细涩。

【用法用量】 口服。一次 20 毫升,一日 3 次。3 周为一个疗程,或遵医嘱。

【注意事项】

(1)孕妇慎用。

(2)在治疗期间,心绞痛持续发作,应及时就诊。

(3)久放可出现轻度沉淀,稍作摇动均匀后服用。

第19章 急性心力衰竭

急性心力衰竭是指急性发作或加重的左心功能异常所致的心肌收缩力降低、心脏负荷加重,造成急性心排血量骤降、肺循环压力升高、周围循环阻力增加,引起肺循环充血而出现急性肺瘀血、肺水肿并可伴组织、器官灌注不足和心源性休克的临床综合征,以左心衰竭最为常见。急性心衰可以在原有慢性心衰基础上急性加重或突然起病,发病前患者多数合并有器质性心血管疾病,可表现为收缩性心衰,也可以表现为舒张性心衰。急性心衰常危及生命,必须紧急抢救。大多数患者有心脏病病史,冠心病、高血压和老年性退行性心瓣膜病为老年人的主要病因;风湿性心瓣膜病、扩张型心肌病、急性重症心肌炎等常为年轻人的主要病因。常见的诱因有慢性心衰治疗缺乏依从性、心脏容量超负荷、严重感染、严重颅脑损害或剧烈的精神心理紧张与波动、大手术后、肾功能减退,急性心律失常、支气管哮喘发作、肺栓塞、高心排血量综合征、应用负性肌力药物、应用非甾体类抗炎药、心肌缺血、老年急性舒张功能减退、吸毒、酗酒、嗜铬细胞瘤等。左心功能降低的早期征兆为心功能正常者出现疲乏、运动耐力明显减低、心率增加 15~20次/分,继而出现劳力性呼吸困难、夜间阵发性呼吸困难、高枕睡眠等;检查可见左心室增大、舒张早期或中期奔马律、两肺底部有湿啰音、干啰音和哮鸣音,提示已有左心功能障碍。

中医并无心力衰竭的病名,根据其临床表现,本病可归属于"心水""喘证""水肿""心悸""胸痹""痰饮"等范畴。本病为本虚标实、虚实挟杂之证,本虚为气虚、阳虚,标实为血瘀、水停、痰饮;标本俱病,虚实夹杂,是心衰的病理特点。在病程发展的不同阶段,本虚与标实可有所侧重,各脏器的虚损程度亦有所不同。心力衰竭发病演变的顺序为气虚、气阴两虚、阳虚、阳虚欲脱,并由虚致实,心力衰竭的程度除本虚外,与标实的存在和程度呈正相关。本病本虚标实,外邪引动为诱因。临床上常表现为以下五种证型。

一、中医辨证治疗

1. 水凌心肺证

【临床表现】 心悸,喘咳气逆,倚息难以平卧,咯泡沫样痰,全身浮肿,渴不欲饮,小便短少;或见怯寒肢冷,面色瘀暗,唇甲青紫;舌淡胖或胖暗,或有瘀斑瘀点,舌下青筋显露神疲乏力,脉沉细。

【治法】 温阳行水,泻肺平喘。

【方药1】 葶苈大枣泻肺汤(《金匮要略》)加减。

| 葶苈子 15 克 | 大枣 4 枚 | 炮附子(先煎)6 克 | 干姜 6 克 |
| 泽泻 10 克 | 茯苓 10 克 | 汉防己 10 克 | |

【方 解】 葶苈子泻肺降气、祛痰平喘、利水消肿,红枣配伍葶苈子,不仅能增强葶苈子逐痰清肺作用,还能抑制葶苈子苦寒伤胃的副作用。附子辛热温壮肾阳以化气行水,配伍干姜更增强其温阳通脉的作用;茯苓、泽泻、汉防己淡渗利水,诸药合用以温阳行水,泻肺平喘。

【加 减】 胸胁满闷,胸膈胀痛可加枳实 15 克以宽胸散结消饮。

【方药2】 苓桂术甘汤(《金匮要略》)合葶苈大枣泻肺汤(《金匮要略》)加减。

| 茯苓 12 克 | 桂枝 15 克 | 白术 15 克 | 炙甘草 6 克 |
| 泽泻 12 克 | 葶苈子 9 克 | 大枣 3 枚 | 炮附子(先煎)6 克 |

【方 解】 方中茯苓、泽泻利水;桂枝通阳化气利水;白术补气,运化水湿,合茯苓既可健脾利水又可输布津液,合桂枝温运中阳。附子辛热温壮肾阳以化气行水。葶苈子泻肺平喘。大枣、甘草调和诸药。诸药合用奏温阳行水,泻肺平喘之功。

【加 减】 ①痰饮壅肺,酌情合用小青龙汤或苓甘五味姜辛汤以温阳化饮。②若见有舌质紫暗或有瘀斑瘀点者,可加益母草 10 克或丹参、当归、红花等。③全身浮肿者,可合用五皮饮。

2. 喘脱危证

【临床表现】 气逆咳喘,倚息不得卧,喘悸不休,烦躁不安,面色苍白,口唇发绀,冷汗淋漓,手足逆冷,舌淡暗,苔白多湿,脉疾数无力或散乱或微细欲绝。

【治法】 回阳救逆固脱。

【方药】 参附汤(《正体类要》)加减。

| 人参 24 克 | 煅龙骨 9 克 | 煅牡蛎 9 克 | 炮附子(先煎)18 克 |

【方　解】　人参甘温大补元气;附子大辛大热,温壮元阳;煅龙骨、煅牡蛎相须为用以敛汗固精,重镇安神,诸药起回阳固脱之功。

【加　减】　①若大汗不止,可加山茱萸、五味子。②若肢冷如冰,为阳虚暴脱危象,急用参附注射液。

3. 阳虚水泛证

【临床表现】　心悸气喘,咳大量泡沫样痰,全身水肿,下肢尤甚,脘腹胀满,小便短少,面色瘀暗,唇甲青紫;舌淡胖边有齿痕或胖暗,或有瘀点、瘀斑,舌下青筋显露,脉沉细或结、代、促。

【治法】　温阳益气,利水消肿。

【方药1】　真武汤(《伤寒论》)合五苓散(《伤寒论》)加减。

茯苓 15 克	桂枝 15 克	芍药 12 克	白术 10 克
生姜 9 克	炮附子(先煎)9 克	猪苓 15 克	泽泻 15 克

【方　解】　附子辛热,主入心肾,可温壮肾阳以化气行水;茯苓、猪苓、泽泻淡渗利水;生姜,温胃散寒行水;合白术健脾益气,运化水湿;白芍酸而微寒,敛阴缓急,监制附子之温燥;桂枝,温通血脉,以助利水;诸药相配以温阳益气,利水消肿。

【加　减】　①唇质紫暗,瘀血内阻,可加益母草、丹参、当归、红花等活血药物以活血利水消肿。②若阳虚明显者,可加肉桂、干姜。

【方药2】　五皮饮(《证治准绳》)合真武汤(《伤寒论》)加减。

陈皮 9 克	茯苓 15 克	生姜 15 克	桑白皮 9 克
大腹皮 15 克	桂枝 20 克	芍药 12 克	白术 30 克
炮附子(先煎)15 克			

【方　解】　茯苓、白术、大腹皮、陈皮、桑白皮、生姜皮健脾泻肺消肿;桂枝温通心阳;附子辛热,可温壮肾阳以化气行水;白芍酸而微寒,敛阴缓急,利小便,且监制附子之温燥;诸药相配以温阳益气,利水消肿。

【加　减】　若合并眩晕,可加天麻、夏枯草、钩藤等平抑肝阳的药物。

【方药3】　附子汤(《伤寒论》)加减。

炮附子(先煎)12 克	茯苓 10 克	人参 10 克	芍药 15 克
白术 12 克	山药 15 克		

【方　解】　方中重用炮附子温经壮阳。人参,大补元气,健脾益气。茯苓、白术健脾化湿;芍药和营止痛。诸药合用,共奏温经助阳,祛寒除湿之功。

【加　减】　①气虚甚者,加黄芪 12 克,党参 9 克。②水气重者加茯苓 9 克,泽泻 9 克,猪苓 9 克以助利水。

【方药 4】　防己黄芪汤(《金匮要略》)加减。

汉防己 5 克　　黄芪 10 克　　白术 5 克　　生姜 10 克
大枣 5 克　　炙甘草 5 克

【方　解】　方中重用黄芪,补气升阳,利水退肿;汉防己祛风利湿,通行经络;白术苦温,健脾燥湿;生姜、大枣、甘草调和营卫,诸药合用奏益气健脾利水之功。

【加　减】　喘证明显者加麻黄 5 克。

【方药 5】　木防己汤(《金匮要略》)加减。

汉防己 15 克　　党参 15 克　　生黄芪 30 克　　桂枝 6 克
茯苓 30 克　　葶苈子 15 克　　益母草 15 克

【方　解】　汉防己利水消肿作用强于木防己;黄芪味甘微温,可以补气升阳、利水退肿;合桂枝辛甘温通阳;茯苓利水渗湿;而益母草可活血祛瘀、利尿消肿;葶苈子泄肺平喘、利水消肿,全方合用,扶正祛邪,共奏益气活血利水的功效。

【加　减】　喘症明显者,可酌加生石膏。

4. 心血瘀阻

【临床表现】　胸闷气短,心悸,活动后诱发或加剧,神疲乏力,自汗,面色㿠白,口唇发绀,或胸部闷痛,或肢体水肿时发,喘息不得平卧;舌淡胖浅暗有瘀斑,脉沉细或涩、结、代。

【治法】　活血化瘀,理气通络。

【方药 1】　桃仁红花煎(《陈素庵妇科补解》)加减。

红花 12 克　　当归 12 克　　桃仁 12 克　　香附 9 克
延胡索 9 克　　赤芍 9 克　　川芎 12 克　　丹参 9 克
生地 9 克　　青皮 12 克

【方　解】　桃仁、红花,活血化瘀。丹参去旧血以生新血,赤芍、川芎,增强君药活血化瘀之力。佐以元胡、香附、青皮理气通脉止痛;生地、当归养血活血。

【加　减】　①气滞血瘀者,加柴胡 9 克,枳壳 9 克。②兼见气虚者,加黄芪 9 克,党参 9 克。③兼血虚者,加枸杞子 9 克,熟地 9 克。④兼阴虚者,加麦冬 9 克,玉竹 9 克。

【方药 2】　血府逐瘀汤(《医林改错》)加减。

桃仁 12 克　　当归 10 克　　赤芍 10 克　　牛膝 12 克
川芎 10 克　　桔梗 10 克　　柴胡 12 克　　枳壳 12 克
生地 9 克　　甘草 6 克　　红花 10 克

【方　解】　桃仁,破血祛瘀。当归、红花、赤芍、牛膝、川芎助君活血祛瘀之力,其中牛膝且能通行血脉,引瘀血下行。柴胡疏肝理气,升达清阳;桔梗开宣肺气,载药上行入胸中,使气行则血行;生地清热以除瘀热,合当归又滋阴养血,使祛瘀而不伤正。甘草调和诸药为使。各药配伍,使血活气行,诸症自愈。

【加　减】　①若瘀痛入络,可加全蝎9克,穿山甲9克,地龙9克等以破血通络止痛。②气机郁滞较重,加川楝子9克,香附9克,青皮9克等以疏肝理气止痛。

【方　药3】　桃红四物汤(《医垒元戎》)加减。

桃仁12克　　　　红花10克　　　熟地9克　　　　当归10克
赤芍12克　　　　白芍15克　　　川芎12克

【方　解】　桃仁、红花,破血祛瘀。熟地、当归滋阴补血,养血活血;赤芍活血祛瘀,白芍养血敛阴,川芎畅达血脉。全方可使血滞得散,血虚得补。

【加　减】　①若兼见气虚,加人参9克,黄芪9克以补气生血。②瘀滞较重者,加丹参9克。③血虚有寒者,加肉桂9克,炮姜9克。④血虚有热者,加黄芩9克,牡丹皮9克。

【方　药4】　丹参饮(《时方歌括》)加减。

丹参15克　　　　檀香6克　　　　砂仁6克　　　　五灵脂12克
蒲黄6克　　　　玉竹10克　　　　沙参10克

【方　解】　丹参,活血祛瘀,通经止痛。檀香、砂仁,行气温中,以助活血。五灵脂、蒲黄,活血祛瘀,散结止痛。全方药简力专,能活血祛瘀并能行气,为气血并治之方。

【加　减】　①若瘀血甚者,可酌加当归9克,赤芍9克,川芎9克,桃仁9克,红花9克等以加强活血祛瘀之力。②若兼见血虚者,可合四物汤同用,以增强养血调经之功。③若疼痛较剧者,可加乳香9克,没药9克,元胡9克等以化瘀止痛。④兼气滞者,可加香附9克,川楝子9克以行气止痛。

二、中成药治疗

 1. 羚羊角胶囊

【药物组成】　羚羊角。

【功能主治】　平肝息风,清肝明目,散血解毒。用于肝风内动,肝火上扰,血热毒盛所致的高热惊痫,神昏痉厥,子痫抽搐,癫痫发狂,头痛眩晕,目赤,翳障,温毒发斑。

【临床应用】　急性心力衰竭由血热毒盛,引动肝风所致,症见高热,头痛,眩晕,神昏,惊厥,舌红,苔黄,脉数。

【用法用量】　口服。一次 0.3～0.6 克,一日 1 次。

【注意事项】

(1)阴虚火旺所致的发热慎用。

(2)孕妇慎用。

(3)服药期间忌食辛辣、油腻食物。

(4)脾胃虚寒便溏者慎用。

 2. 芪冬颐心口服液

【药物组成】　人参、黄芪、麦冬、茯苓、地黄、龟甲(烫)、丹参、郁金、桂枝、紫石英(煅)、淫羊藿、金银花、枳壳(炒)。

【功能主治】　益气养心,安神止悸。用于气阴两虚所致的心悸、胸闷、胸痛、气短乏力、失眠多梦、自汗、盗汗、心烦;病毒性心肌炎、冠心病心绞痛见上述证候者。

【临床应用】　急性心力衰竭因气阴两虚,心神失养所致。症见心悸,怔忡,胸闷胸痛,气短乏力,自汗或盗汗,心烦失眠,多梦易惊,眩晕,耳鸣,舌淡红少津,脉细弱。

【用法用量】　口服。一次 20 毫升,一日 3 次,饭后服用,或遵医嘱。28 天为一疗程。

【注意事项】

(1)痰热内盛者不宜使用。

(2)孕妇慎用。

(3)饮食宜清淡。

(4)心绞痛持续发作及心肌炎危重者应及时救治。

 3. 黄芪生脉饮

【药物组成】　黄芪、党参、麦冬、五味子。

【功能主治】　益气滋阴,养心补肺。用于气阴两虚所致的心悸气短、胸闷心痛、心烦倦怠;冠心病见上述证候者。

【临床应用】　急性心力衰竭因气阴不足而致胸闷心痛、心悸,气短,心烦不寐,倦怠懒言,面色少华,舌红嫩少津,脉细弱无力或结代。

【用法用量】　口服。一次 10 毫升,一日 3 次。

【注意事项】　宜饭后服用。

4. 生脉饮(胶囊)

【药物组成】　红参、麦冬、五味子。

【功能主治】　益气复脉,养阴生津。用于气阴两亏,心悸气短,脉微自汗。

【临床应用】 急性心力衰竭因气阴两虚所致,症见胸痛胸闷,心悸气短,头晕乏力,舌微红,脉微细。

【用法用量】 生脉饮:口服。一次 10 毫升,一日 3 次。胶囊剂:口服。一次 3 粒,一日 3 次。

【注意事项】

(1)里实证及表证未解者慎用。

(2)忌食辛辣、油腻食物。

(3)在治疗期间,心绞痛持续发作者,宜加用硝酸酯类药。若出现剧烈心绞痛、心肌梗死,见气促、汗出、面色苍白者,应及时救治。

 ## 5. 心荣口服液

【药物组成】 黄芪、生地黄、赤芍、麦冬、五味子、桂枝。

【功能主治】 助阳,益气,养阴。用于心阳不振、气阴两虚所致的胸痹,症见胸闷隐痛、心悸气短、头晕目眩、倦怠懒言、面色少华;冠心病见上述证候者。

【临床应用】 急性心力衰竭因心阳不振,气阴两亏,心脉瘀阻所致。症见胸闷,心前区隐痛,心悸,气短,头晕目眩,倦怠懒言,面色少华,舌淡暗,脉细涩。

【用法用量】 口服。一次 2 支,一日 3 次,疗程 6 周,或遵医嘱。

【注意事项】

(1)饮食宜清淡。

(2)本品久置可沉淀,摇匀后服用。

(3)心绞痛持续发作,应及时救治。

6. 天王补心丸

【药物组成】 生地黄、天冬、麦冬、炒酸枣仁、柏子仁、当归、党参、五味子、茯苓、制远志、石菖蒲、玄参、丹参、朱砂、桔梗、甘草。

【功能主治】 滋阴养血,补心安神。用于心阴不足,心悸健忘,失眠多梦,大便干燥。

【临床应用】 急性心力衰竭因心肾阴虚、心失所养所致,症见心悸、气短、舌红少苔、脉细数或结代。

【用法用量】 口服。水蜜丸一次 6 克,小蜜丸一次 9 克,大蜜丸一次 1 丸,一日 2 次;浓缩丸一次 8 丸,一日 3 次。

【注意事项】

(1)肝肾功能不全者禁用。

(2)本品含有朱砂,不宜长期服用。

(3)不宜饮用浓茶、咖啡等刺激性饮品。

(4)严重心律失常者,需急诊观察治疗。

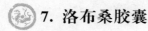 7. 洛布桑胶囊

【药物组成】　红景天、冬虫夏草、手参。

【功能主治】　益气养阴,活血通脉。用于气阴两虚、心血瘀阻所致的胸痹心痛、胸闷、胸部刺痛或隐痛、心悸气短、倦怠懒言、头晕目眩、面色少华等症。冠心病、心绞痛见上述证候者。

【临床应用】　急性心力衰竭因心气不足,心阴亏虚,心血瘀阻而致胸闷,胸前区刺痛或隐痛,不寐,心悸,少气懒言,头晕目眩,面色无华,倦怠乏力,脉细涩无力。

【用法用量】　口服。一次 2 粒,一日 3 次。或遵医嘱。

【注意事项】

(1)宜饭后服用。

(2)心绞痛持续发作者应及时救治。

8. 益心宁神片

【药物组成】　人参茎叶总皂苷、灵芝、合欢藤、五味子。

【功能主治】　补气生津,养心安神。用于心气不足、心阴亏虚所致的失眠多梦、心悸、记忆力减退;神经衰弱症见上述证候者。

【临床应用】　急性心力衰竭因心气不足,心阴亏虚,心神失养所致,症见心悸不宁,气短懒言,失眠多梦,记忆力减退,多汗,面色少华,舌淡红,苔少,脉细弱。

【用法用量】　口服。一次 5 片(小片),或一次 3 片(大片),一日 3 次。

【注意事项】

(1)胃酸过多者不宜使用。

(2)不宜服用咖啡、浓茶等兴奋性饮品。

9. 肾炎康复片

【药物组成】　人参、西洋参、山药、地黄、杜仲(炒)、土茯苓、白花蛇舌草、黑豆、泽泻、白茅根、丹参、益母草、桔梗。

【功能主治】　益气养阴,健脾补肾,清解余毒。用于气阴两虚,脾肾不足,湿热内停所致的神疲乏力,膝酸酸软,面目、四肢浮肿,头晕耳鸣;慢性肾炎、蛋白尿、血尿见上述证候者。

【临床应用】　急性心力衰竭因脾肾不足,气阴两虚,水湿内停所致。症见神疲乏力,腰膝酸软,面目、四肢浮肿,头晕耳鸣,舌偏红,边有齿印,苔薄白腻,脉细弱或细数。

【用法用量】　片剂:口服。一次 8 片,一日 3 次。小儿酌减或遵医嘱。

【注意事项】

(1)孕妇禁用。

(2)急性肾炎所致的水肿慎用。

(3)服药期间宜低盐饮食,忌烟酒及辛辣油腻食物。

(4)服药期间禁房事。

 10. 益气复脉胶囊(颗粒)

【药物组成】 红参、麦冬、五味子。

【功能主治】 益气复脉,养阴生津。用于气阴两亏引起的心悸,气短,脉微,自汗;冠心病心绞痛和衰老见上述证候者。

【临床应用】 急性心力衰竭气阴两虚,心脉失养所致,症见胸闷不适,胸痛,乏力气短,自汗,舌淡,少苔,脉细弱。

【用法用量】 胶囊剂:口服,一次 3 粒,一日 2 次。颗粒剂:口服,一次 2～4 粒,一日 2 次。

【注意事项】

(1)宜饭后服用。

(2)服用本品期间忌食辛辣、油腻食物。

(3)服药期间心绞痛发作加剧者应及时救治。

 11. 心脑舒口服液

【药物组成】 人参、麦冬、党参、黄芪、五味子。

【功能主治】 补气养阴。用于气阴两虚所致的头晕目眩、失眠、健忘、心悸、怔忡、气短、肢倦、自汗、盗汗。

【临床应用】 急性心力衰竭因年老体弱,或久病失养,或热病后期,以致气阴两虚而见气短懒言,肢体倦怠,神疲乏力,口干舌燥,心悸,舌淡,少苔,脉细弱。

【用法用量】 口服。一次 10 毫升,一日 2 次;短期突击用药:一次 20 毫升,一日 2～3 次,竞技或工作前服用。

【注意事项】

(1)体实者慎用。

(2)感冒者慎用。

(3)忌食辛辣、油腻、生冷食物。

(4)在治疗失眠时,睡前勿吸烟,勿喝酒、茶和咖啡。

 12. 稳心颗粒

【药物组成】 黄精、党参、三七、琥珀、甘松。

【功能主治】　益气养阴,活血化瘀。用于气阴两虚,心脉瘀阻所致的心悸不宁、气短乏力、胸闷胸痛;室性期前收缩、房性期前收缩见上述证候者。

【临床应用】　急性心力衰竭由于气阴两虚,心脉瘀阻,心神失养所致。症见心悸不宁,怔忡,短气喘息,胸闷不舒,胸痛时作,神疲乏力,心烦少寐,舌黯有瘀点、瘀斑,脉虚或结代。

【用法用量】　开水冲服。一次 1 袋,一日 3 次或遵医嘱。

【注意事项】

(1)孕妇慎用。

(2)忌食生冷食物,忌烟酒、浓茶。

(3)用药时应将药液充分搅匀,勿将杯底药粉丢弃。

(4)危重病人应采取综合治疗方法。

13. 参松养心胶囊

【药物组成】　人参、麦冬、南五味子、山茱萸、炒酸枣仁、桑寄生、丹参、赤芍、土鳖虫、甘松、黄连、龙骨。

【功能主治】　益气养阴,活血通络,清心安神。用于治疗冠心病室性期前收缩属气阴两虚,心络瘀阻证。症见心悸不安,气短乏力,动则加剧,胸部闷痛,失眠多梦,盗汗,神倦,懒言。

【临床应用】　急性心力衰竭由气阴两虚,心络瘀阻所致。症见心悸不安,气短乏力,动则加剧,胸部闷痛,失眠多梦,盗汗,神倦,懒言,舌质黯或有瘀点,少苔,脉细弱或结代。

【用法用量】　口服。一次 4 粒,一日 3 次。

【注意事项】

(1)孕妇禁用。

(2)应注意配合原发性疾病的治疗。

(3)在治疗期间心绞痛持续发作者应及时就诊。

(4)忌食生冷、辛辣、油腻食物,忌烟酒、浓茶。

14. 心通口服液

【药物组成】　黄芪、党参、葛根、麦冬、丹参、当归、何首乌、淫羊藿、海藻、昆布、牡蛎、皂角刺、枳实。

【功能主治】　益气活血,化痰通络。用于气阴两虚,痰瘀痹阻所致的胸痹,症见心痛、胸闷、气短、呕恶、纳呆;冠心病心绞痛见上述证候者。

【临床应用】　急性心力衰竭因气阴两虚,痰瘀阻痹而致。症见心胸疼痛,胸闷,气短,心悸,乏力,心烦,口干,头晕,少寐,舌淡红或黯或有齿痕,苔白腻,脉沉细、弦滑或结代。

【用法用量】 口服。一次 10～20 毫升,一日 2～3 次。

【注意事项】

(1)孕妇禁用。

(2)服本品后泛酸者可于饭后服用。

(3)过敏体质者慎用。

(4)在治疗期间,心绞痛加重持续发作,宜加用硝酸酯类药。若出现剧烈心绞痛、心肌梗死,或见气促、汗出、面色苍白者,应及时救治。

(5)服药期间忌食油腻食物。

15. 益心通脉颗粒

【药物组成】 黄芪、人参、丹参、川芎、郁金、北沙参、玄参、炙甘草。

【功能主治】 益气养阴,活血通络。用于气阴两虚、瘀血阻络所致的胸痹,症见胸闷心痛、心悸气短、倦怠汗出、咽喉干燥;冠心病心绞痛见上述证候者。

【临床应用】 急性心力衰竭因气阴两虚,瘀血阻脉而致。症见胸闷心痛,心悸,气短,倦怠,汗出,咽喉干燥,头晕,乏力,舌淡红或黯或有瘀斑,苔少,脉细数或结代。

【用法用量】 温开水冲服。一次 1 袋,一日 3 次。四周为一疗程,或遵医嘱。

【注意事项】

(1)孕妇慎用。

(2)服用本品同时忌食辛辣、油腻食物。

(3)心绞痛持续发作及严重心律失常者,应及时救治。

16. 康尔心胶囊

【药物组成】 人参、麦冬、三七、丹参、山楂、枸杞子、何首乌。

【功能主治】 益气养阴,活血止痛。用于气阴两虚、瘀血阻络所致的胸痹,症见胸闷心痛、心悸气短、腰膝酸软、耳鸣眩晕;冠心病心绞痛见上述证候者。

【临床应用】 急性心力衰竭因气阴亏虚,血瘀络阻,心脉失养所致。症见胸闷不适,心前区疼痛,或隐痛或刺痛,心悸不安,腰膝酸软,耳鸣,眩晕,舌淡红或有瘀点,脉细无力。

【用法用量】 口服。一次 4 粒,一日 3 次。

【注意事项】

(1)孕妇、经期妇女慎用。

(2)心绞痛持续发作者应及时救治。

(3)饮食宜清淡。

17. 正心泰胶囊(片)

【药物组成】　黄芪、丹参、川芎、槲寄生、山楂、葛根。

【功能主治】　补气活血,化瘀通络。用于气虚血瘀所致的胸痹,症见胸痛、胸闷、心悸、气短、乏力;冠心病心绞痛见上述证候者。

【临床应用】　急性心力衰竭因心气不足,心血瘀滞,心脉痹阻所致。症见胸闷心痛,心悸,气短,自汗,乏力,脉细涩,舌质淡紫。

【用法用量】　胶囊剂:口服。一次 4 粒,一日 3 次。片剂:口服。一次 4 片,一日 3 次。

【注意事项】

(1)孕妇慎用。

(2)在治疗期间,心绞痛持续发作,宜加用硝酸酯类药物;如果出现剧烈心绞痛、心肌梗死等,应及时救治。

18. 健脑补肾丸

【药物组成】　红参、鹿茸、杜仲炭、金牛草、狗鞭、川牛膝、山药、茯苓、炒白术、肉桂、桂枝、炒酸枣仁、制远志、龙骨(煅)、煅牡蛎、金樱子、砂仁、豆蔻、当归、酒白芍、金银花、连翘、炒牛蒡子、蝉蜕、甘草。

【功能主治】　健脑补肾,益气健脾,安神定志。用于脾肾两虚所致的健忘、失眠、头晕目眩、耳鸣、心悸、腰膝酸软、遗精;神经衰弱和性功能障碍见上述证候者。

【临床应用】　急性心力衰竭由脾肾两虚、心脑失养所致,症见健忘,心悸,遗精,腰膝酸软,舌淡苔薄,脉沉细。

【用法用量】　口服。用淡盐水或温开水送服,一次 15 丸,一日 2 次。

【注意事项】

(1)阴虚火旺者慎用。

(2)感冒者慎用。

(3)孕妇慎用。

(4)服药期间饮食宜清淡易于消化,忌食辛辣油腻食物。

19. 软脉灵口服液

【药物组成】　熟地黄、人参、当归、枸杞子、制何首乌、五味子、川芎、丹参、牛膝、炙黄芪、茯苓、白芍、陈皮、淫羊藿、远志、柏子仁。

【功能主治】　滋补肝肾,益气活血。用于肝肾阴虚、气虚血瘀所致的头晕、失眠、胸闷、胸痛、心悸、气短、乏力;早期脑动脉硬化、冠心病、心肌炎、中风后遗症见上述证候者。

【临床应用】 急性心力衰竭因肝肾不足,气血亏虚所致。症见头晕,伴有失眠,心悸,气短,乏力,舌红,少苔,脉细数。

【用法用量】 口服。一次 10 毫升,一日 1~3 次。四十天为一个疗程。

【注意事项】

(1)肝火上炎或阴虚内热所致的头晕、失眠者慎用。

(2)服药期间,冠心病急性发作,见胸痛难忍,四肢厥冷,大汗淋漓,应及时救治。

(3)服药期间,心肌炎急性发作,见心慌气短,四肢厥冷,大汗淋漓,应及时救治。

(4)中风急性期患者不宜使用。

(5)服药期间忌食辛辣、油腻食物。

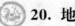 20. 地奥心血康胶囊(片)

【药物组成】 薯蓣科植物黄山药或穿龙薯蓣的根茎提取物。

【功能主治】 活血化瘀,行气止痛,扩张冠脉血管,改善心肌缺血。用于预防和治疗冠心病,心绞痛以及瘀血内阻之胸痹、眩晕、气短、心悸、胸闷或痛。

【临床应用】 急性心力衰竭因瘀血闭阻而致,症见胸部疼痛,痛处固定,甚或痛引肩背,时或心悸不宁,眩晕,气短。舌质紫黯或有瘀斑,脉弦涩或结代。

【用法用量】 胶囊剂:口服。一次 1~2 粒,一日 3 次。片剂:口服。一次 1~2 片,一日 3 次。

【注意事项】

(1)有出血倾向者禁用。

(2)孕妇及经期妇女慎用。

(3)过敏体质者慎用。

(4)在治疗期间,心绞痛持续发作,宜加用硝酸酯类药。若出现剧烈心绞痛,心肌梗死,应及时急诊救治。

21. 七叶神安片

【药物组成】 三七叶总皂苷。

【功能主治】 益气安神,活血止痛。用于心气不足、心血瘀阻所致的心悸、失眠、胸痛、胸闷。

【临床应用】 急性心力衰竭因心气不足,瘀血阻滞而致,症见入睡困难,多梦易醒,胸痛胸闷,倦怠乏力,舌质淡或淡暗,或有瘀斑、瘀点,脉弱。

【用法用量】 口服。一次 50~100 毫克,一日 3 次。饭后服或遵医嘱。

【注意事项】

(1)孕妇禁用。

(2)饮食宜清淡。

(3)睡前不宜服用咖啡、浓茶等兴奋性饮品。

(4)保持心情舒畅。

(5)在治疗期间,心绞痛严重发作,应及时救治。

 22. 益心酮片

【药物组成】　山楂叶提取物。

【功能主治】　活血化瘀,宣通血脉。用于瘀血阻脉所致的胸痹,症见胸闷憋气、心前区刺痛、心悸健忘、眩晕耳鸣;冠心病心绞痛、高脂血症、脑动脉供血不足见上述证候者。

【临床应用】　急性心力衰竭因心血瘀阻、心脉不通所致。症见胸闷、心前区刺痛,脉弦细,苔薄舌黯紫。

【用法用量】　口服。一次 2～3 片,一日 3 次。

【注意事项】

(1)孕妇慎用。

(2)在治疗期间,心绞痛持续发作,应及时就诊。

 23. 心痛舒喷雾剂

【药物组成】　牡丹皮、川芎、冰片。

【功能主治】　活血化瘀,凉血止痛。用于缓解或改善心血瘀阻所致冠心病心绞痛急性发作时的临床症状和心电图异常。

【临床应用】　急性心力衰竭因瘀血闭阻心脉,瘀热内生,心脉血络不通所致。症见心胸闷痛,绞痛发作,痛处固定不移,心悸不宁,面晦唇青,口苦或口干,舌质紫黯或黯红,舌下脉络瘀曲,脉沉弦涩或结代。

【用法用量】　心绞痛发作时,将喷嘴对准口腔舌下,按压阀门,药液喷入舌下黏膜,一次喷 3 下,一日 3 次。1 周为一疗程。

【注意事项】

(1)孕妇禁用。

(2)月经期及有出血倾向者禁用。

(3)寒凝血瘀、痰瘀互结之胸痹心痛者慎用。

(4)饮食宜清淡、低盐、低脂。食勿过饱。忌食生冷、辛辣、油腻食物。忌烟酒、浓茶。

(5)在治疗期间,心绞痛持续发作,宜加用硝酸酯类药。若出现剧烈心绞痛,心肌梗死,或见气促、汗出、面色苍白者,应及时救治。

24. 熊胆救心丹

【药物组成】 人参、人工麝香、蟾酥、冰片、珍珠、熊胆粉、人工牛黄、猪胆粉、水牛角浓缩粉。

【功能主治】 强心益气,芳香开窍。用于心气不足所致的胸痹,症见胸闷、心痛、气短、心悸。

【临床应用】 急性心力衰竭因心气不足,运血无力,心血受阻而致胸闷不舒,心前区疼痛,气短乏力,心悸,不寐,舌淡暗,脉细涩。

【用法用量】 口服。一次2粒,一日3次。

【注意事项】

(1)孕妇禁用。

(2)本品中蟾酥有强心作用,正在使用洋地黄类药物的患者慎用,或遵医嘱使用。

(3)在治疗期间,心绞痛持续发作,宜加用硝酸酯类药。若出现剧烈心绞痛、心肌梗死。并伴有气促、汗出、面色苍白者,应及时急诊救治。

25. 心元胶囊

【药物组成】 制何首乌、丹参、生地黄等。

【功能主治】 滋肾养心,活血化瘀。用于胸痹心肾阴虚、心血瘀阻证,症见胸闷不适、胸部刺痛或绞痛,或胸痛彻背、固定不移、入夜更甚、心悸盗汗、心烦不寐、腰酸膝软、耳鸣头晕;冠心病稳定型劳累性心绞痛、高脂血症见上述证候者。

【临床应用】 急性心力衰竭由于心肾阴虚、心血瘀阻所致。症见胸闷不适,胸部刺痛或绞痛,或胸痛彻背,固定不移,入夜更甚,心悸,盗汗,心烦不寐,腰膝酸软,耳鸣,头晕,舌质紫黯,脉沉细涩。

【用法用量】 口服。一次3~4粒,一日3次。

【注意事项】

(1)孕妇慎用。

(2)忌食生冷、辛辣、油腻食物,忌烟酒、浓茶。

(3)在治疗期间,心绞痛持续发作,宜加用硝酸酯类药。若出现剧烈心绞痛、心肌梗死,见有气促、汗出、面色苍白者,应及时救治。

26. 活心丸

【药物组成】 人参、灵芝、红花、冰片、牛黄、麝香、蟾酥、珍珠、熊胆、附子。

【功能主治】 益气活血,芳香开窍,宣痹止痛。用于气虚血瘀、胸阳不振所致的胸痹,症见胸闷、心痛、气短、乏力;冠心病心绞痛见上述证候者。

【临床应用】　急性心力衰竭病因心气不足,心血瘀阻,心脉痹塞,胸阳失宣所致。症见胸闷,心前区刺痛,心悸,气短,乏力,脉细,舌紫。

【用法用量】　口服。一次 1～2 粒,一日 1～3 次;或遵医嘱。

【注意事项】

(1)孕妇及月经期妇女禁用。

(2)正在服用洋地黄类药物的患者慎用,或遵医嘱。

(3)宜餐后服用。

(4)在治疗期间,心绞痛持续发作,应及时就诊。

27. 镇心痛口服液

【药物组成】　党参、三七、肉桂、薤白、葶苈子(炒)、延胡索(醋炙)、冰片、薄荷脑、地龙。

【功能主治】　益气活血,通络化痰。用于气虚血瘀、痰阻脉络、心阳失展所致的胸痹,症见胸痛、胸闷、心悸、气短、乏力肢冷;冠心病心绞痛见上述证候者。

【临床应用】　急性心力衰竭因心气不足,心血瘀阻,痰阻胸膺,心阳失展所致。症见胸闷如窒,心痛,心悸不安,气短,乏力,舌淡暗,脉细弱。

【用法用量】　口服。一次 20 毫升,一日 3 次。3 周为一个疗程,或遵医嘱。

【注意事项】

(1)孕妇慎用。

(2)在治疗期间,心绞痛持续发作,应及时就诊。

(3)久放可出现轻度沉淀,稍作摇动均匀后服用。

28. 安神补心丸(胶囊、颗粒)

【药物组成】　丹参、五味子(蒸)、石菖蒲、安神膏。

【功能主治】　养心安神。用于心血不足、虚火内扰所致的心悸失眠、头晕耳鸣。

【临床应用】　急性心力衰竭由心血不足,虚火内扰,阳不入阴而致,症见入睡困难或眠而多梦,易醒心悸,口燥咽干,盗汗,烦热,头晕,耳鸣,腰膝酸软,神疲乏力,舌淡红少苔,脉细数。

【用法用量】　丸剂:口服。一次 15 丸,一日 3 次。胶囊剂:口服。一次 4 粒,一日 3 次。颗粒剂:口服。一次 1.5 克,一日 3 次。

【注意事项】

(1)不宜饮用浓茶、咖啡等兴奋性饮品。

(2)保持心情舒畅,劳逸适度。

方剂索引

二　画

[1]　二陈汤(《太平惠民和剂局方》)半夏　陈皮　茯苓　泽泻　炙甘草　生姜片　乌梅

[2]　人参养荣汤(《三因极一病证方论》)人参　白术　茯苓　甘草　陈皮　黄芪　当归　白芍　熟地黄　五味子　桂心　远志　生姜片　大枣

[3]　人参养荣汤(《正体类要》)人参　茯苓　白术　炙甘草　当归　白芍　熟地黄　五味子　远志　陈皮

[4]　八珍汤(《丹溪心法》)人参　白术　茯苓　当归　川芎　白芍　熟地黄　炙甘草

三　画

[5]　小半夏汤(《金匮要略》)半夏　生姜　桂枝　厚朴　砂仁　甘草

四　画

[6]　天王补心丹(《校注妇人良方》)人参　茯苓　玄参　丹参　桔梗　竹叶　黄连　麦门冬　天门冬　柏子仁　酸枣仁　生地黄　大枣　五味子

[7]　天王补心丹(《校注妇人良方》)人参　茯苓　玄参　丹参　桔梗　远志　当归　麦门冬　天门冬　柏子仁　酸枣仁　生地黄　大枣

[8]　天王补心丹(《校注妇人良方》)人参　茯苓　玄参　丹参　桔梗　远志　酒当归　五味子　麦门冬　天门冬　柏子仁　炒酸枣仁　生地黄

[9]　天麻钩藤饮(《中医内科杂病证治新义》)天麻　川牛膝　钩藤　石决明　山栀　杜仲　黄芩　益母草　桑寄生　夜交藤　朱茯神

[10]　牛黄清心丸(《痘疹世医心法》)牛黄　朱砂　黄连　黄芩　栀子　郁金　川芎　大枣

[11]　丹参饮(《时方歌括》)丹参　檀香　砂仁　五灵脂　蒲黄　玉竹　沙参

[12]　乌附麻辛桂姜汤(《中医治法与方剂》)制乌头　制附子　麻黄　细辛　桂枝　干姜　蜂蜜

[13] 乌梅丸(《伤寒论》)乌梅　炮附子　细辛　干姜　当归　蜀椒　桂枝　人参

[14] 六味地黄丸(《医方考》)熟地　山药　茯苓　丹皮　泽泻　山萸肉　白芍

五　画

[15] 甘麦大枣汤(《金匮要略》)甘草　小麦　大枣　玄参　白芍

[16] 甘麦大枣汤(《金匮要略》)甘草　小麦　大枣　远志　白芍

[17] 甘草干姜茯苓白术汤(《金匮要略》)甘草　干姜　茯苓　白术　泽泻

[18] 左归丸(《景岳全书》)大怀熟地　山药　枸杞　山茱萸　川牛膝　鹿角胶　龟甲胶　菟丝子

[19] 左归丸(《景岳全书》)熟地　龟甲胶　鹿角胶　生地　丹参　柏子仁　酸枣仁　远志

[20] 右归饮(《景岳全书》)熟地　山药　山茱萸　枸杞　炙甘草　杜仲　肉桂　制附子　鹿角胶　桂枝

[21] 龙胆泻肝汤(《医方集解》)龙胆草　栀子　黄芩　醋柴胡　生地　车前草　泽泻　通草　甘草　当归　藿香　焦山楂　珍珠母　生姜片

[22] 归脾汤(《正体类要》)白术　人参　黄芪　当归　甘草　茯苓　远志　酸枣仁　木香　龙眼肉　生姜片大枣　熟地　阿胶

[23] 归脾汤(《正体类要》)白术　当归　白茯苓　炒黄芪　龙眼肉　远志　炒酸枣仁　人参　木香　炙甘草

[24] 归脾汤(《正体类要》)白术　当归　茯苓　炙黄芪　龙眼肉　远志　酸枣仁　党参　木香　炙甘草

[25] 四君子汤(《医学正传》)人参　白术　熟地　炙甘草　当归　柏子仁　茯苓

[26] 四物汤(《医学心悟》)熟地　当归　白芍　川芎　白术　山药　太子参

[27] 四逆加人参汤(《伤寒论》)附子　干姜　人参　炙甘草　肉桂　山萸肉　玉竹

[28] 四逆汤(《伤寒论》)生附子　干姜　炙甘草　人参　白术　白芍

[29] 四逆散(《伤寒论》)炙甘草　枳实　柴胡　芍药　香附　郁金

[30] 生脉散(《医学启源》)人参　麦冬　五味子　玄参　沙参　丹皮

[31] 生脉散(《医学启源》)合人参养荣汤(《三因极一病证方论》)黄芪　当归　桂心　炙甘草　橘皮　白术　人参　白芍药　熟地黄　五味子　茯苓　远志

[32] 失笑散(《太平惠民和剂局方》)五灵脂　蒲黄　柴胡　川芎　醋

[33] 瓜蒂散(《伤寒论》)瓜蒂　赤小豆　党参　炙甘草　白术　干姜

[34] 瓜蒌薤白半夏汤(《金匮要略》)瓜蒌　薤白　半夏　白酒　丹参

[35] 瓜蒌薤白半夏汤(《金匮要略》)瓜蒌　薤白　半夏　胆南星　白酒　竹茹

[36] 半夏白术天麻汤(《医学心悟》)半夏　天麻　茯苓　橘红　白术　甘草　生

姜　大枣

六　画

[37] 地黄饮子(《圣济总录》)熟地黄　干地黄　巴戟天　山萸肉　石斛　肉苁蓉　五味子　肉桂　茯苓　麦门冬　菖蒲　远志　生姜　大枣

[38] 当归四逆加吴茱萸生姜汤(《伤寒论》)当归　桂枝　白芍　赤芍　炙甘草　通草　大枣　细辛　吴茱萸　生姜

[39] 当归四逆汤(《伤寒论》)当归　桂枝　白芍　细辛　炙甘草　通草　大枣　赤芍

[40] 朱砂安神丸(《内外伤辨惑论》)朱砂　黄连　甘草　生地　当归　远志

[41] 血府逐瘀汤(《医林改错》)桃仁　当归　赤芍　牛膝　川芎　桔梗　柴胡　枳壳　生地　甘草　红花

[42] 交泰丸(《韩氏医通》)黄连　肉桂　生地　麦冬　白术　茯苓

[43] 安神定志丸(《医学心悟》)远志　石菖蒲　茯神　茯苓　朱砂(冲服)　龙齿(先煎)党参

七　画

[44] 杞菊地黄丸(《医级》)熟地　丹皮　白菊　茯苓　山萸肉　杞子　淮药　泽泻

[45] 牡蛎散(《太平惠民和剂局方》)煅牡蛎　黄芪　生地　白芍　五味子　炙甘草

[46] 龟鹿二仙胶(《医便》)鹿角　龟甲　人参　黄芪　枸杞子

[47] 补天大造丸(《回春》)紫河车　生地　麦冬　天冬　熟地　牛膝　当归　小茴香　黄柏　枸杞子　五味子　干姜

[48] 附子汤(《伤寒论》)炮附子　茯苓　人参　芍药　白术　山药

[49] 附子理中汤(《太平惠民和剂局方》)人参　白术　干姜　炙甘草　炮附子　茯苓　党参

八　画

[50] 苓甘五味姜辛汤(《金匮要略》)茯苓　猪苓　甘草　干姜　细辛　五味子

[51] 苓桂术甘汤(《金匮要略》)茯苓　桂枝　白术　炙甘草　山药　莲子

[52] 苓桂术甘汤(《金匮要略》)茯苓　桂枝　白术　炙甘草　党参　黄芪

[53] 肾气丸(《金匮要略》)地黄　山药　山茱萸　茯苓　牡丹皮　泽泻　桂枝　附子　牛膝　车前子

[54] 肾气丸(《金匮要略》)地黄　山药　山茱萸　茯苓　牡丹皮　泽泻　桂枝

附子　牛膝　车前子　阿胶　鸡子黄

[55] 肾气丸(《金匮要略》)地黄　山药　山茱萸　茯苓　泽泻　桂枝　附子　黄芪　牛膝　车前子　白术

[56] 知柏地黄丸(《景岳全书》)山萸肉　山药　熟地　丹皮　泽泻　茯苓　盐知母　盐黄柏

[57] 知柏地黄丸(《景岳全书》)黄连　黄芩　白芍　菖蒲　柴胡　浮小麦　炙甘草　炒枣仁　郁金　阿胶　大枣枚

[58] 金铃子散(《太平圣惠方》)柴胡　金铃子　元胡　郁金　厚朴

[59] 炙甘草汤(《伤寒论》)炙甘草　生姜　人参　生地　桂枝　阿胶　麦冬　麻仁　生姜片　大枣　黄酒

[60] 参苏饮(《太平惠民和剂局方》)木香　紫苏叶　葛根　姜半夏　前胡　人参　茯苓　枳壳　桔梗　炙甘草　陈皮

[61] 参附汤(《济生续方》)人参　炮附子　黄芪　桂枝　炙甘草

九　画

[62] 珍珠母丸(《普济本事方》)珍珠母　当归　熟地　人参　酸枣仁　柏子仁　远志　茯神　沉香

[63] 枳实薤白桂枝汤(《金匮要略》)枳实　厚朴　薤白　桂枝　瓜蒌　细辛　大枣

[64] 柏子养心丸(《体仁汇编》)柏子仁　党参　炙黄芪　川芎　当归　制远志　酸枣仁　肉桂　半夏曲　炙甘草　朱砂　熟地

[65] 复元活血汤(《医学发明》)柴胡　瓜蒌根　当归　红花　甘草　穿山甲　大黄　桃仁　青皮　三七　黄酒

[66] 复脉汤(《温病条辨》)炙甘草　生地　白芍　麦冬　阿胶　麻仁　人参

[67] 保元汤(《博爱心鉴》)人参　黄芪　肉桂　甘草　生姜　大枣

[68] 保元汤(《博爱心鉴》)人参　黄芪　肉桂　甘草　生姜　大枣　巴戟天

十　画

[69] 真武汤(《伤寒论》)茯苓　芍药　白术　生姜　炮附子　桂枝

[70] 真武汤(《伤寒论》)茯苓　芍药　白术　生姜　炮附子　桂枝　肉桂

[71] 桂枝甘草龙骨牡蛎汤(《伤寒论》)桂枝　炙甘草　煅龙骨　煅牡蛎　附子　肉桂

[72] 桂枝甘草龙骨牡蛎汤(《伤寒论》)桂枝　炙甘草　煅龙骨　煅牡蛎　附子　黄芪

[73] 桂枝甘草汤(《伤寒论》)桂枝　炙甘草　芍药　大枣

[74] 桂枝甘草汤(《伤寒论》)桂枝　炙甘草　芍药　大枣　干姜　附子

[75] 桃仁红花煎(《陈素庵妇科补解》)红花　当归　桃仁　香附　延胡索　赤芍　川芎　丹参　生地　青皮

[76] 桃红四物汤(《医垒元戎》)桃仁　红花　熟地　当归　赤芍　白芍　川芎

[77] 柴胡加龙骨牡蛎汤(《伤寒论》)柴胡　龙骨　牡蛎　黄芩　生姜　铅丹　人参　桂枝　茯苓　半夏　大黄　大枣

[78] 柴胡疏肝散(《医学统旨》)陈皮　柴胡　川芎　香附　枳壳　赤芍　白芍　炙甘草

[79] 柴胡疏肝散(《医学统旨》)陈皮　柴胡　川芎　香附　枳壳　赤芍　白芍　炙甘草　桃仁　红花

[80] 柴葛解肌汤(《伤寒六书》)柴胡　葛根　甘草　黄芩　羌活　白芷　赤芍　白芍　桔梗　知母

[81] 逍遥散(《太平惠民和剂局方》)柴胡　茯苓　白术　当归　白芍　炙甘草　川芎　薄荷

[82] 涤痰汤(《济生方》)姜半夏　胆南星　橘红　枳实　茯苓　菖蒲　竹茹　甘草　生姜片　大枣

[83] 通脉四逆汤(《伤寒论》)生附子　干姜　炙甘草　猪胆汁

[84] 桑菊饮(《温病条辨》)桑叶　菊花　杏仁　连翘　薄荷　桔梗　生甘草　芦根　知母

十一画

[85] 黄连温胆汤(《六因条辨》)黄连　半夏　竹茹　陈皮　甘草　茯苓　生姜片　大枣

[86] 黄连温胆汤(《六因条辨》)黄连　半夏　竹茹　陈皮　甘草　茯苓　枳实　生姜片　大枣

[87] 银翘散(《温病条辨》)银花　连翘　桔梗　薄荷　竹叶　生甘草　荆芥　淡豆豉　牛蒡子　蒲公英

[88] 麻杏石膏汤(《伤寒论》)麻黄　石膏　苦杏仁　炙甘草　荆芥

[89] 羚羊角汤(《圣济总录》)水牛角　菊花　蝉蜕　生地黄　牡丹皮　石膏　黄芩　大黄　石菖蒲　远志　甘草

十二画

[90] 紫雪(《外台秘要》)石膏　北寒水石　滑石　磁石　玄参　木香　沉香　升麻　甘草　丁香　芒硝　硝石　水牛角　羚羊角　麝香　朱砂

[91] 温胆汤(《三因极一病证方论》)半夏　竹茹　枳实　茯苓　炙甘草　酸枣仁

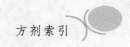

　　远志　五味子　生姜片　大枣

[92] 犀角散(《奇效良方》)犀角　麻黄　羌活　炮附子　杏仁　防风　桂心　白
　　术　人参　川芎　茯苓　细辛　当归　石膏　炙甘草

[93] 犀珀至宝丹(《重订广温热论》)犀牛角　羚羊角　郁金　琥珀　穿山甲　连
　　翘　石菖蒲　蟾酥　砂仁　血竭　玳瑁　藏红花　桂枝　牡丹皮　猪血